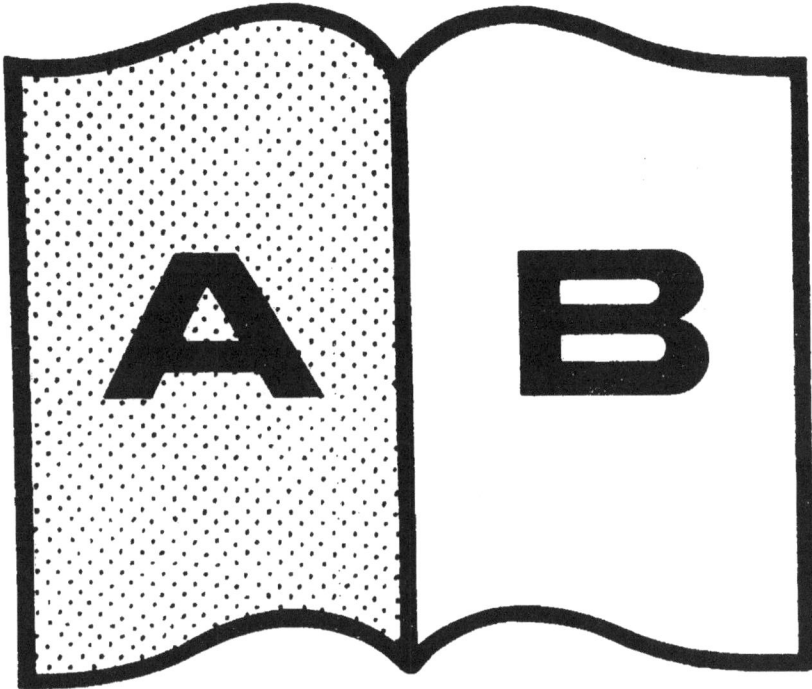

Contraste insuffisant

NF Z 43-120-14

99-0235

plaque il monture/d

TRAITÉ
DES OPÉRATIONS

QUI SE PRATIQUENT SUR L'ŒIL

PAR

ÉDOUARD MEYER

Docteur en médecine des Facultés de Berlin et de Paris,
Professeur d'ophthalmologie à l'école pratique de la Faculté de médecine de Paris,
Chevalier de la Légion d'honneur,
Chevalier de l'ordre de Charles III d'Espagne, etc.

ET LE DOCTEUR

A. DE MONTMÉJA

Ancien chef de clinique ophthalmologique, Rédacteur de la *Revue photographique des hôpitaux*,
Ex-interne provisoire des hôpitaux de Paris.

OUVRAGE CONTENANT 190 FIGURES SUR BOIS

Dessinées par LÉVEILLÉ, gravées par BADOUREAU

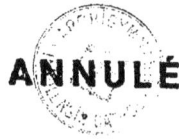

PARIS

H. LAUWEREYNS, LIBRAIRE-ÉDITEUR

21, RUE MONSIEUR-LE-PRINCE

1871

plopa el montanej d

Rés. m. T
30
(1)

TRAITÉ
DES OPÉRATIONS
QUI SE PRATIQUENT SUR L'ŒIL

PAR

ÉDOUARD MEYER

Docteur en médecine des Facultés de Berlin et de Paris,
Professeur d'ophthalmologie à l'école pratique de la Faculté de médecine de Paris,
Chevalier de la Légion d'honneur,
Chevalier de l'ordre de Charles III d'Espagne, etc.

ET LE DOCTEUR

A. DE MONTMÉJA

Ancien chef de clinique ophthalmologique, Rédacteur de la *Revue photographique des hôpitaux*,
Ex-interne provisoire des hôpitaux de Paris.

OUVRAGE CONTENANT 190 FIGURES SUR BOIS

Dessinées par LÉVEILLÉ, gravées par BADOUREAU

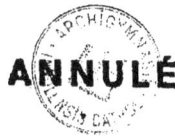

PARIS
H. LAUWEREYNS, LIBRAIRE-ÉDITEUR
21, RUE MONSIEUR-LE-PRINCE

1871

ALBRECHT VON GRAEFE

Plus que personne, le savant dont nous déplorons la fin prématurée a contribué au développement de la science à laquelle il avait consacré son existence ; plus que personne, il a contribué à donner à l'ophthalmologie le rang supérieur qu'elle occupe dans la médecine. Tant qu'il se rencontrera des affections oculaires, tant qu'il existera des hommes voués aux études médicales, le nom de Graefe sera tenu en honneur parmi ces hommes.

Éd. MEYER.

Paris, 1er juillet 1871.

PRÉFACE

Le livre que j'ai l'honneur d'offrir au public médical n'a pas été fait dans l'intention de représenter une nouvelle édition de ces manuels de médecine opératoire qui ne sont qu'une compilation de toutes les méthodes et de tous les procédés inventés dans le courant des siècles, contre les maladies oculaires. A côté du grand mérite qu'ils ont de contenir tout ce que la science a su produire, ces traités ont aussi l'inconvénient de laisser au praticien le travail indispensable de rechercher parmi ces procédés ceux qui pourraient convenir le mieux au cas spécial, et de choisir parmi ces derniers le moins dangereux, le plus simple, et celui qui, d'après les données statistiques, a fourni le plus grand nombre de succès.

Je ne pense pas que ce travail soit toujours facile, et je suis sûr que plus d'une fois mes confrères sont restés, même après une étude approfondie de ces livres, dans le doute s'ils avaient bien choisi.

Il m'a donc paru préférable de aire seulement mention des procédés qui n'ont plus qu'une valeur historique, et de n'attacher de l'importance qu'à ceux qui, d'après l'expérience des maîtres les mieux placés pour en juger, ont survécu à toutes les études comparatives, et sont seuls employés, de nos jours, par les praticiens expérimentés.

M. de Montméjà, qui, après sa collaboration avec M. le professeur Hardy, à la *Clinique photographique de l'hôpital Saint-Louis*, n'a plus à faire les preuves de son talent artistique, a mis à profit pour les planches qui accompagnent le texte son expérience acquise par des essais antérieurs et une connaissance approfondie des opérations sur les yeux.

Aidée par des planches et par des figures sur bois reproduites dans le texte, la description des actes opératoires pouvait être très-succincte sans manquer de clarté, et j'ai donné, en revanche, un plus grand développement aux indications sur l'application des différents procédés, pour exclure, autant que possible, le doute dans leur choix.

Ceci m'a paru d'autant plus nécessaire, que la pratique a démontré d'une manière incontestable combien le succès dépend, dans beaucoup de cas, de l'adaptation rationnelle du procédé opératoire à la forme particulière de la maladie.

Il n'était pas moins important d'exposer dans tous leurs détails les préparatifs de l'opération qui nous permettent d'éviter bien des difficultés, ainsi que le traitement consécutif auquel il faut souvent attribuer une part considérable dans le résultat définitif. En un mot, j'ai cherché à rendre ce travail aussi pratique que possible, dans la persuasion qu'il rendra ainsi véritablement service à ceux auxquels il est destiné. Un tel livre résumant, sous ce rapport, l'état actuel de l'ophthalmologie manquait ; j'ai espéré, en comblant cette lacune, contribuer pour ma part au progrès des études.

ÉD. MEYER.

TRAITÉ

DES OPÉRATIONS

QUI SE PRATIQUENT SUR L'ŒIL

CONSIDÉRATIONS GÉNÉRALES

Les opérations oculaires doivent être divisées en deux groupes : le premier renferme celles qui se pratiquent sur le globe de l'œil lui-même ; le second comprend celles qui intéressent les paupières, l'appareil lacrymal ou l'orbite.

Parmi les premières, il faut placer en première ligne les deux qui sont les plus fréquentes, et exigent le plus d'exercice de la part de l'opérateur : l'opération de la cataracte et l'iridectomie. Nous y ajouterons, comme se pratiquant aussi dans l'intérieur du globe oculaire, les procédés pour l'extraction des corps étrangers (cysticerques, etc.) et l'opération du décollement rétinien.

L'exposé de ces opérations sera suivi de celui du strabisme et de l'énucléation du globe oculaire ; en dernier lieu, nous aurons à traiter des opérations qui se pratiquent sur la conjonctive et la cornée, sur les paupières et les voies lacrymales.

Nous ferons précéder la description des procédés opératoires de quelques observations générales, qui se rapportent également à toutes les opérations, et nous éviterons ainsi de fréquentes redites.

Autrefois, avant de pratiquer sur l'œil une opération grave, comme celle de la cataracte, par exemple, le malade était soumis à un traitement préparatoire qui devait disposer à une bonne guérison l'organe opéré. Cette pratique est maintenant abandonnée, à moins que la santé générale ne fournisse des indi-

cations spéciales. Cependant, on ordonne encore aujourd'hui une légère
purgation la veille et l'on conseille au malade, pour des raisons faciles à comprendre, de prendre peu de nourriture le jour même de l'opération.

Le malade est généralement couché pour être opéré. Nous obtenons ainsi une
plus grande facilité pour exécuter toutes les manœuvres opératoires, une résolution plus complète des muscles, une plus grande commodité pour l'intervention des aides, et une plus grande sécurité dans les cas où le malade doit être
soumis à l'action des anesthésiques. Si l'emploi de ces derniers peut être
incontestablement évité pour les opérations qui ne sont pas assez douloureuses
pour ne pas être supportées par un malade d'énergie ordinaire, on ne saurait
nier que dans un certain nombre de cas, soit à cause de la pusillanimité des
personnes à opérer, soit à cause de l'impossibilité d'obtenir autrement l'immobilité nécessaire, les anesthésiques deviennent presque indispensables. Je ne
considère pas comme admissible l'emploi *habituel* du chloroforme ou de l'éther
pour l'opération de la cataracte : à moins d'employer ces agents jusqu'à une
résolution musculaire absolue, on s'expose à des mouvements tumultueux et
déréglés du corps et de la tête, qui bien certainement sont plus désagréables
encore que les mouvements volontaires. D'ailleurs le malade sait presque toujours réprimer et retenir ces derniers pendant les quelques minutes nécessaires
à l'opération. Je considère, en outre, comme réellement dangereux les efforts
considérables et l'agitation tumultueuse qui précèdent et accompagnent les
vomissements, suite fréquente de la chloroformisation (1). L'anesthésie des
personnes à opérer de la cataracte me paraît seulement nécessaire dans les cas
où les malades sont absolument dépourvus de l'énergie indispensable pour
supporter l'opération, ou dans ceux où une forte pression intra-oculaire
nous engage à produire une abolition complète des contractions musculaires.

Il va sans dire que l'œil à opérer doit être bien éclairé ; dans ce but, on n'a
qu'à coucher le malade, de manière que cet œil soit tourné vers une fenêtre,

(1) J'ai expérimenté aussi l'emploi du protoxyde d'azote comme anesthésique dans les opérations de
courte durée sur les yeux ; je dois dire que l'anesthésie complète survient, au bout de peu de temps
(une demi-minute à deux minutes), sans être précédée, dans le plus grand nombre des cas du moins,
d'une période d'excitation, et que le malade passe du sommeil à la pleine connaissance immédiatement
et en restant parfaitement maître de lui. J'ai rarement vu survenir, pendant ou après l'emploi
du protoxyde, la moindre indisposition. Mais le grand inconvénient de cet anesthésique, au point
de vue des opérations oculaires, consiste dans ce fait que la durée du sommeil est très-variable. Il
est des individus qui s'éveillent au bout de 30 ou 45 secondes, et pour les plonger de nouveau dans
l'anesthésie, il faudrait recommencer les inhalations, ce qui nécessite l'intervention d'au moins deux
mains (l'une pour l'occlusion des narines, l'autre pour celle des lèvres, autour de l'embouchure
du tuyau d'inhalation) qui gênent considérablement l'opérateur. Il est inutile d'ajouter que cet
nconvénient n'a pas d'importance pour les opérations qui sont pratiquées ailleurs que près de la
face ou pour celles qui peuvent être facilement interrompues.

dont on fera bien de voiler les carreaux inférieurs, pour éviter les reflets de la cornée qui peuvent facilement gêner l'opérateur.

L'aide qui écarte les paupières (pendant l'extraction à lambeau seulement, car pour toutes les autres opérations nous pouvons nous servir sans danger d'un écarteur à ressort), se trouve le mieux placé, lorsqu'il est assis vis-à-vis de l'opérateur, c'est-à-dire derrière le malade, si le chirurgien se trouve en face de ce dernier, ou en face du malade, si le chirurgien se place derrière la tête de celui-ci (voyez plus bas). Il est inutile de faire écarter les paupières au maximum, ou plus que l'opération ne l'exige, le malade ayant d'autant plus de tendance à contracter son muscle orbiculaire que la fente palpébrale est ouverte avec plus de force. L'aide doit être habitué d'ailleurs à prendre la paupière supérieure quand le malade l'a déjà relevée lui-même, et à éviter toute pression sur le globe oculaire ainsi que le renversement des paupières. — J'ai en outre adopté l'habitude de faire tenir la tête du malade un peu inclinée du côté du jour par une autre personne, qui peut se mettre à genoux derrière lui et un peu de côté.

Enfin, j'ajoute ici le conseil de se faire présenter, si c'est possible, les instruments dans l'ordre requis, de manière que l'opérateur n'ait pas besoin de quitter de son regard l'œil à opérer pendant toute la durée de l'opération. C'est là, selon mon avis, le meilleur moyen de surveiller et de suivre les mouvements que le malade pourrait faire avec son œil, mouvements qui peuvent facilement déranger la technique opératoire.

La manière dont l'opérateur doit se placer varie naturellement, selon qu'il s'agit de l'œil droit ou de l'œil gauche, selon qu'il se sert de l'une ou de l'autre main, et d'après le genre d'opération à exécuter. Prenons comme exemple l'extraction à lambeau. Pour l'œil gauche, le chirurgien peut se placer en face du malade et opérer de la main droite; pour l'œil droit, au contraire, il faut opérer de la main gauche, si l'on se trouve en face du malade, ou se placer derrière sa tête, si l'on préfère opérer de la main droite. Le malade étant couché, cette dernière manière d'agir ne présente pas la moindre difficulté, et doit être préférée par tous ceux qui n'ont pas acquis par de longs exercices, ou qui n'ont pas conservé par une pratique de tous les jours, l'habitude d'opérer aussi sûrement de la main gauche que de la droite. Quand nous considérons que pour toutes les opérations chirurgicales on se place toujours de manière à pouvoir opérer de la main droite, nous n'entrevoyons pas la nécessité d'agir autrement, surtout lorsqu'il est question de manœuvres aussi délicates que celles dont se composent les opérations pratiquées sur le globe oculaire. Ces considérations *ne doivent certainement empêcher personne d'exercer la main gauche*, car nous en avons fréquemment besoin pour des actes opératoires importants (par exemple, dans l'iridectomie) où les deux mains de l'opérateur sont engagées. Mais d'autre part je partage complétement l'avis de ceux qui préfèrent opérer de la main droite, toutes les fois que cette dernière est libre; car, en dépit de tout exercice, la main gauche n'arrive pas facilement à manier les instruments aussi sûrement que la droite; et même cette habileté, une fois acquise, se perd certainement si l'on n'a pas l'occasion d'opérer souvent, ou la précaution de l'exercer continuellement. Pourquoi alors — par pure coquetterie — se créer des difficultés inutiles, quand on peut si facilement les éviter en se plaçant selon les circonstances en face ou derrière le malade.

En tous cas, l'opérateur doit occuper une place un peu élevée pour dominer de son regard le champ de l'opération.

Lorsque la nature de l'opération le permet, nous nous servons pour écarter les paupières, de l'élévateur à ressort représenté par la figure 1. Il s'introduit

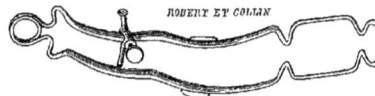

Fig. 1. — Dilatateur des paupières avec vis d'arrêt.

facilement de la manière suivante : la vis une fois desserrée et les branches rapprochées l'une de l'autre, on l'introduit d'abord sous la paupière supérieure que nous soulevons légèrement de la main gauche, tandis que le malade regarde en bas; la branche supérieure bien placée, nous faisons glisser l'autre entre la paupière inférieure et le globe oculaire, tandis que le malade dirige son œil un peu en haut. Le jeu du ressort, en écartant les branches, écarte aussi les paupières; les contractions de l'orbiculaire se calment en très-peu de temps, d'autant plus vite que nous employons la précaution de ne pas ouvrir l'écarteur outre mesure ou plus que l'opération ne l'exige. La vis arrête et maintient l'écartement des branches au degré voulu (1).

La fixation de l'œil, pendant les actes opératoires où cette fixation peut

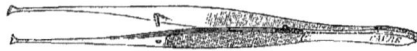

Fig. 2. — Pinces à fixation (de Waldau).

avoir lieu sans danger, se pratique à l'aide des pinces de Waldau (fig. 2) qui saisissent un pli assez large de la conjonctive sans y entrer et sans la

(1) Pour les personnes qui ont les paupières très-relâchées et chez lesquelles l'écarteur ordinaire à ressort glisserait facilement sur la conjonctive palpébrale, nous nous servons d'un écarteur disposé de manière à ce que l'extrémité des branches entre plus profondément dans le cul-de-sac conjonctival.

déchirer. Il ne faut pas oublier que ces pinces ne doivent pas exercer de traction sur le globe oculaire, mais empêcher seulement par une fixation tranquille les mouvements déréglés de l'œil, et maintenir le globe dans la position la plus favorable pour l'exécution de l'opération. Nous aurons soin de préciser, pour les différents procédés, sur quel point les pinces à fixation doivent être appliquées, et d'indiquer aussi les actes opératoires où leur emploi pourrait être nuisible et même dangereux.

Quant aux instruments (et ces derniers, cela va sans dire, doivent être dans des conditions irréprochables, car un mauvais instrument peut faire manquer une opération), nous les indiquerons, ainsi que la manière de les saisir et de s'en servir, en faisant la description de chaque procédé. Cependant nous devons dire ici qu'il faut, *dès le commencement* de l'opération, saisir tout instrument de la manière dont nous voulons l'employer, pour éviter, autant que possible, pendant l'opération même, tout changement dans la manière dont les doigts sont placés, et surtout pour que notre attention n'ait plus à se détourner de l'acte opératoire, une fois l'œil fixé et l'opération elle-même commencée. Il faut tenir les instruments aussi près de l'extrémité agissant sur l'œil que la technique de l'opération le permet, pour ne pas agir avec un bras de levier trop long. Il faut s'habituer en outre à saisir l'instrument à la fois légèrement et sûrement, de sorte qu'une fois introduit dans l'œil, il en suive facilement tous les mouvements. La flexion et l'extension des trois doigts qui tiennent l'instrument doivent suffire pour le faire marcher dans la direction voulue, tandis que le quatrième doigt se replie dans la main et que le cinquième prend un point d'appui sur la face. Chaque instrument, une fois dans l'intérieur de l'œil, doit être dirigé dans un plan déterminé que nous aurons soin d'indiquer à chaque procédé.

Le traitement consécutif à l'opération mérite certainement la plus grande attention du chirurgien consciencieux ; bien que nous prenions soin d'expliquer les détails de ce traitement dans ses particularités, pour chaque opération décrite dans ce livre, nous n'en voulons pas moins donner ici les règles générales par lesquelles nous sommes guidés.

Nous avons l'habitude d'employer chez tous nos opérés des bandages destinés à immobiliser de la manière la plus complète les paupières et le globe oculaire. Ce bandage doit exercer en même temps une légère compression, que l'on considère comme ayant une influence des plus favorables sur la guérison des plaies oculaires.

Immédiatement après la terminaison de l'opération, nous appliquons pendant quelques minutes sur les paupières fermées des compresses d'eau fraîche, pour diminuer les sensations douloureuses qui résultent directement des manœuvres opératoires, surtout de l'écartement prolongé des paupières.

L'œil ainsi rafraîchi, nous appliquons le bandage de la manière suivante : on recouvre les paupières, fermées comme pour le sommeil, d'un petit morceau de toile fine de forme ovale, qui doit empêcher la charpie, avec laquelle nous tapissons l'orbite, de se coller à la peau et aux cils ; ce morceau de toile facilite en outre l'enlèvement de la charpie, que l'on retire ainsi dans sa totalité avec la toile sur laquelle elle est placée. Les paupières ainsi couvertes, il s'agit de tapisser le pourtour de l'œil et tout l'orbite, de manière à en faire une surface *complétement unie*. Pour arriver à ce résultat, on se sert avec le plus d'avantages de petits plumasseaux de charpie très-minces, de 2 centimètres de diamètre et de forme ronde ou ovale : on commence par en mettre quelques-uns sur le morceau de toile qui recouvre les paupières, vers l'angle interne de l'œil, au-dessus du ligament palpébral interne, à l'endroit où l'orbite présente la plus forte excavation ; après avoir garni cet endroit jusqu'à la hauteur du bord orbitaire, on continue à placer des ronds de charpie dans la gouttière qui entoure le globe. Il est nécessaire d'appliquer de temps en temps, pendant que l'on tapisse ainsi l'orbite, le plat de la main sur l'œil pour sentir ainsi les endroits où l'on n'a pas encore mis assez de charpie et ceux où il y en a peut-être trop. On en enlève et l'on en ajoute selon les besoins, de sorte qu'une fois tout terminé, la main ne sente plus nulle part le globe oculaire, mais une surface complètement unie.

Parfois il arrive, lorsque les yeux sont très-proéminents, que l'on ne peut pas mettre de charpie du tout sur l'œil même, mais on en met d'autant plus dans l'excavation du côté du nez pour la remplir jusqu'au niveau de la cornée ; quelquefois, lorsque les yeux sont d'une proéminence exceptionnelle, il faut même en mettre sur le rebord orbitaire pour atteindre ce niveau. En tout cas, je le répète, la surface doit être absolument unie, pour que la compression soit la même partout, car c'est ainsi seulement qu'elle remplit réellement son but, en même temps qu'elle est moins gênante pour le malade.

Le bandage dont on se sert pour maintenir la charpie en place et pour exercer la compression, varie d'après deux modèles. L'un, de 1ᵐ,50 de longueur et de 4 centimètres de largeur, se compose dans les deux tiers de sa longueur d'une flanelle très-élastique, tandis que le dernier tiers, placé entre les deux autres, est d'un tissu de coton tricoté.

Ce bandage doit être placé de manière que la partie tricotée, moins chaude et plus élastique, traverse l'œil dans une direction oblique, partant d'un point situé entre l'oreille et l'angle de la mâchoire inférieure pour croiser le front au-dessus du nez. J'ai l'habitude, en appliquant ce bandage, de saisir chaque extrémité de la partie tricotée d'une main et d'appliquer cette partie sur la charpie pour l'immobiliser, puis de croiser le bandage derrière la tête et d'en ramener les deux extrémités vers le front où je les attache avec une épingle sur la partie tricotée, après avoir serré le bandage selon les besoins de la compression.

L'autre bandage, de 3^m,50 de longueur et de 3 centimètres et demi de largeur, tout entier de flanelle fine et aussi élastique que possible, est appliqué de la manière suivante : On commence par un tour oblique sur l'œil opéré, montant du point situé entre l'oreille et l'angle de la mâchoire inférieure pour se diriger vers le front du côté opposé ; ce tour doit surtout immobiliser la charpie. La bande, ramenée autour de l'occiput vers le front, décrit une circulaire complète pour arriver à la nuque, où commence un second tour oblique sur l'œil malade en comprimant plus fortement qu'au premier tour. On continue par une deuxième circulaire de la tête, et puis par un troisième tour montant au-dessus de l'œil ; ce dernier tour doit surtout empêcher les deux premiers de se déplacer. On termine par une troisième circulaire de la tête (1).

Nous indiquerons, après chaque opération, dans quelles circonstances l'un ou l'autre de ces deux bandages, que nous distinguons par les noms de *bandage compressif simple* et de *bandage compressif serré*, doit être employé de préférence.

L'œil non opéré est fermé à l'aide de deux bandelettes de taffetas d'Angleterre.

Après les opérations graves du globe oculaire, le malade reste dans son lit et dans une chambre obscure ; pendant les premiers jours et jusqu'à la cicatrisation complète, nous lui donnons comme nourriture, principalement, des substances liquides, pour éviter le mouvement de mastication. Vers le deuxième ou troisième jour, nous avons l'habitude de prescrire, si les évacuations alvines n'ont pas eu lieu spontanément, soit un lavement, soit une légère purgation avec l'huile de ricin ou avec de la limonade magnésienne.

Nous considérons comme un point très-important de combattre les douleurs et les insomnies, qui naturellement sont accompagnées d'agitation, par des injections sous-cutanées de morphine pratiquées à la tempe, et dont l'emploi paraît préférable à l'usage interne des narcotiques.

---

(1) Voyez pour plus de détails sur l'emploi des bandages compressifs : De Graefe, *Archiv fuer Ophthalmologie*, IX, 2, p. 111.

DE

L'OPÉRATION DE LA CATARACTE [1]

CONSIDÉRATIONS GÉNÉRALES.

Avant de se décider à l'opération de la cataracte, il est absolument nécessaire de se rendre compte de l'état général de l'œil à opérer et surtout de ses fonctions visuelles, pour ne pas être surpris après l'opération par une *amaurose imprévue*. Dans ce but, nous examinons avec attention la consistance du globe oculaire, l'état de ses parties antérieures, de l'iris, et de la pupille; nous explorons avec l'ophthalmoscope, si les milieux sont encore transparents, le fond de l'autre œil qui peut nous fournir, dans une certaine mesure, des renseignements précieux sur ce que nous pouvons préjuger de l'état des membranes profondes de l'œil cataracté, comme dans les cas de staphylôme postérieur, par exemple. Nous nous informerons, en outre, de l'état de la vision avant la cataracte, et de la manière plus ou moins rapide dont la cataracte s'est formée; mais ce qui importe le plus, c'est l'examen direct des fonctions visuelles de l'œil cataracté.

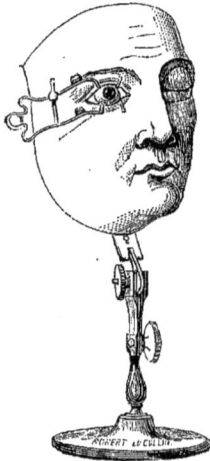

Fig. 3. — Ophthalmophantôme.

Nous savons par expérience qu'un œil atteint de cataracte, mais du reste normal, peut distinguer la clarté d'une lampe ordinaire à 4 ou 5 mètres de distance. Tout œil qui ne présente pas cette force visuelle ne peut être considéré comme un œil normal; abstraction faite de la cataracte, il doit exister alors une complication d'une autre maladie quelconque du globe oculaire. L'examen des fonctions visuelles à l'aide de la

(1) Toutes les opérations qui se pratiquent sur le globe oculaire, par exemple tous les procédés d'opérations de la cataracte et de la pupille artificielle peuvent être exercées facilement sur des yeux d'animaux que l'on place dans l'ophthalmophantôme ou dans le masque représenté par la figure 3.

lampe ne peut se pratiquer que dans une chambre obscure; on doit tenir compte aussi de l'état de réfraction de l'œil cataracté, puisqu'en effet l'emploi d'un verre concave en cas de myopie ou d'un verre convexe en cas d'hypermétropie, augmente sensiblement la force de perception des individus ainsi examinés. Il faut prendre grand soin d'explorer en même temps la périphérie du champ visuel, en faisant fixer avec l'œil cataracté une lampe placée en face et à quelques pieds de distance du malade, tandis que nous promenons une autre lampe dans toutes les directions vers les limites du champ visuel. De cette manière, nous constaterons facilement l'affaiblissement de la vision excentrique ou les défectuosités du champ visuel, résultats d'un décollement rétinien ou d'autres complications.

Cette manière d'examiner mérite la préférence sur la recherche des phosphènes, importante dans d'autres cas (1), mais dont les résultats, pour le but que nous voulons atteindre ici, sont moins sûrs que ce ournis par l'examen direct des fonctions visuelles.

L'exploration des parties externes de l'œil nous fournit souvent les renseignements les plus précieux. L'existence de synéchies, faciles à constater surtout après une instillation d'atropine, et l'état de l'iris même (décoloration, désorganisation), la dureté ou le ramollissement du globe oculaire comparé à celui de l'autre œil, nous renseigneront sur la nature des complications. L'aspect particulier de la cataracte et la jeunesse du malade, relativement à l'âge où la cataracte survient habituellement, nous inviteront souvent à l'examen le plus minutieux des fonctions visuelles, surtout lorsque l'individu aura été très-myope, et que nous pourrons constater sur l'autre œil les altérations ordinaires qui accompagnent la myopie progressive arrivée à un degré très-élevé.

Ces différentes complications, selon leur gravité et selon l'influence qu'elles exercent sur la force visuelle, nous engageront naturellement à une grande prudence dans le pronostic, ou même à l'abstention de toute opération, si nous pouvons prévoir que la vision n'en sera pas amendée.

Lorsqu'il né s'agit pour toute complication que d'une affection de la conjonctive, des paupières ou des voies lacrymales, nous tâcherons, autant que possible, d'en débarrasser le malade avant de l'opérer.

---

(1) Il arrive parfois, lorsque la cataracte a privé l'organe visuel depuis fort longtemps de l'exercice de ses fonctions ou lorsqu'il existe en même temps une altération du corps vitré, que les malades, tout en distinguant la clarté d'une lampe à la distance normale, présentent une faculté d'orientation très-défectueuse. En ce cas, ils indiquent mal la position exacte de la lampe promenée dans tout le champ visuel, et il arrive même que la clarté leur apparaît toujours du même côté (temporal), quelle que soit d'ailleurs la direction dans laquelle la flamme est placée. L'existence des phosphènes qu'il faut rechercher alors avec beaucoup de soin, est, dans ces circonstances, le moyen principal pour nous rendre compte de l'intégrité de la rétine

Faut-il opérer un œil de la cataracte lorsque l'autre est complétement sain? — M. de Graefe conseille cette pratique lorsqu'on peut être à peu près sûr que l'opération sera suivie de succès, comme, par exemple, dans les cas qui peuvent être opérés par discision ou par extraction linéaire simple ; dans d'autres cas, il vaut mieux s'abstenir.

Quand, au contraire, la cataracte a déjà débuté dans l'autre œil, ou même y est déjà arrivée à une extension telle que le malade ne puisse plus accomplir ses occupations habituelles, nous n'hésitons pas à opérer le premier œil atteint, sans attendre la cécité complète du malade.

Doit-on attendre la maturité complète de la cataracte pour l'opérer ? — L'expérience a démontré, il est vrai, que la cataracte sort plus facilement et plus complétement de la capsule, lorsqu'elle a envahi la totalité du cristallin, et pour cette raison nous préférons en général attendre ce moment. Cependant, il arrive souvent que cette maturité se fait attendre pendant très-longtemps, et nous serions ainsi obligé de retarder l'opération pendant tout ce temps d'immaturité relative où cependant le malade n'est déjà plus en état de se servir de ses yeux. Nous pouvons, dans ces cas, nous abstenir d'attendre la maturité complète et opérer le malade aussitôt que l'état de sa vision le lui fait désirer, d'autant plus que la méthode opératoire choisie permet d'opérer sans danger dans ces conditions (1). — Dans les cas de cataractes congénitales ou survenues dans la première jeunesse, il est de principe d'opérer de très-bonne heure parce que le mauvais état de la vision devient facilement à cet âge une cause de strabisme ou de nystagmus.

Doit-on opérer les deux yeux à la fois ? — En général, nous nous prononçons contre cette pratique, en donnant pour raison que la conduite du malade pendant la première opération, la marche de la guérison et le résultat définitif nous fournissent souvent des indications précieuses pour notre manière d'agir dans la seconde opération. Ce n'est que dans des conditions spéciales, soit que le malade ne puisse rester assez longtemps auprès de nous pour attendre la seconde opération, soit qu'il ne puisse y revenir, que nous nous décidons à opérer les deux yeux à la fois, si le malade le désire expressément et malgré nos réserves (2).

(1) L'opération classique de l'extraction à lambeau ne permet guère l'expulsion complète des masses cristallines lorsqu'elles se cachent derrière l'iris, et leur présence devient souvent funeste au résultat définitif par leur gonflement ultérieur. Ce danger n'existe pas dans l'opération de de Graefe, dans laquelle on ouvre largement la capsule et où l'on peut, grâce à la forme linéaire de la section cornéenne, évacuer toute la substance cristallinienne par des manœuvres opératoires qui ne présentent aucun danger (Voy. plus loin la description de ces procédés).

(2) Depuis que nous pratiquons la méthode de de Graefe, il nous arrive plus souvent d'opérer les deux

MÉTHODES OPÉRATOIRES.

L'opération de la cataracte, qui a pour but d'écarter le cristallin devenu opaque du chemin des rayons lumineux, se pratique d'après différentes méthodes : soit que l'opérateur se propose d'enlever la cataracte du champ pupillaire en la déplaçant dans l'œil même, soit que la cataracte doive être éloignée de l'œil d'un seul coup, ou enfin soumise sur place au travail de résorption qui finit par la faire disparaître. D'après ces diverses intentions, nous distinguons trois méthodes : l'*extraction*, la *discision* et l'*abaissement*.

L'*extraction* se pratiqua d'abord à travers une incision de la cornée en forme de lambeau, et prit ainsi le nom d'*extraction à lambeau*. Pour un certain groupe de cataractes, cette incision parut être inutilement grande, et on lui substitua la forme linéaire ; ce procédé a reçu le nom d'*extraction linéaire*.

Des raisons de sécurité, et d'autre part le désir d'appliquer la méthode linéaire à toutes les cataractes ont conduit à la proposition de combiner l'extraction de la cataracte avec l'excision d'une portion d'iris. La même chose a eu lieu pour la *discision*, de sorte que nous pouvons dresser des opérations de la cataracte le tableau suivant :

I. Extraction .. { 1. Extraction à lambeau. { *a.* simple. { *b.* avec iridectomie (1).
{ 2. Extraction linéaire... { *a.* simple. { *b.* avec iridectomie.

II. Discision...................... { *a.* simple. { *b.* avec iridectomie.

III. Abaissement.

DU CHOIX DE LA MÉTHODE OPÉRATOIRE.

Le choix de l'une ou l'autre de ces méthodes, dans un cas donné, dépend de l'âge du malade, de la variété de la cataracte et des différences que nous y rencontrons par rapport à la consistance du cristallin opaque.

Il existe en général une relation assez intime entre l'âge de la personne atteinte de cataracte et la consistance de cette dernière, circonstance qui nous

yeux à la fois parce que nous ne saurions pas remplacer cette méthode, même en cas d'insuccès sur le premier œil opéré, par une autre plus sûre.

(1) Les opérations de cataracte auxquelles on a ajouté la section de l'iris, ont reçu le nom d'opérations *modifiées* ou *d'opérations combinées*. Je pense que leur dénomination gagnera de clarté et de précision si l'on indique directement la combinaison en ajoutant simplement aux noms classiques des procédés les mots : avec iridectomie ; par exemple : Extraction à lambeau avec iridectomie, discision avec iridectomie, etc.

permet de rattacher aux différentes périodes de la vie les remarques suivantes, qui n'ont certainement pas pour but de donner une description détaillée de toutes les variétés de cataractes, mais plutôt de motiver le choix de la méthode opératoire (1).

Si nous faisons abstraction des opacités capsulaires, nous rencontrons dans la première période de la vie trois formes de cataractes, soit comme cataractes congénitales, soit développées dans les premières années. La *cataracte lentement progressive*, débutant au centre du cristallin, est caractérisée par une opacité grise, quelquefois blanchâtre derrière la pupille, et présente le plus d'intensité vers son centre. Lorsqu'on dilate la pupille par l'atropine, et que l'on examine attentivement à l'ophthalmoscope et à l'éclairage latéral les parties périphériques du cristallin, on y reconnaît des opacités diffuses et pointillées qui s'avancent jusqu'à la capsule. Un ou deux ans suffisent pour amener cette cataracte à la maturité. La meilleure méthode pour l'opérer est la *discision*. — Une autre forme bien différente est la *cataracte zonulaire*. Elle est caractérisée par une opacité cristallinienne peu intense, de 5 à 7 millim. de diamètre et nettement limitée ; les parties périphériques du cristallin sont transparentes. Ce dernier symptôme, qui ne manque jamais tant que cette cataracte reste *stationnaire*, assure le diagnostic contre toute erreur. Si la tache cristallinienne n'est pas très-opaque, la vision du malade est relativement bonne ; lorsque, au contraire, l'opacité est très-intense, l'état de la vision varie selon la largeur de la pupille. Avec une pupille dilatée, les malades lisent souvent une écriture fine, tandis qu'ils ont de la peine à se conduire lorsque leur pupille est étroite. La faiblesse de leur vue oblige ces malades à rapprocher de leurs yeux les objets fins sur lesquels se porte leur attention, et devient ainsi assez fréquemment la cause d'une myopie réelle. Lorsque cette cataracte est complétement *stationnaire* et la vision du malade suffisante pour ses occupations, il n'y a pas lieu d'opérer. Lorsque, dans les mêmes conditions, le malade ne peut lire facilement qu'autant que sa pupille est dilatée, nous agissons d'après les conseils de M. de Graefe en pratiquant une *iridectomie ;* celle-ci permet aux rayons lumineux de traverser les parties périphériques du cristallin restées transparentes. Lorsque la cataracte a trop d'étendue pour permettre cette manière d'agir ou qu'elle présente les signes d'une cataracte progressive, on l'opère par *discision* (v. plus loin). — La troisième forme de cataracte chez les enfants consiste dans le ramollissement total du cristallin, facile à reconnaître par l'opacité blanche laiteuse, quelquefois pointillée, qui s'avance jusqu'à la capsule. Le cristallin, d'abord légèrement gon-

---

(1) Nous ne donnons ici qu'un abrégé des travaux classiques de M. de Graefe sur ce sujet, traité plus particulièrement dans un article de l'*Archiv fuer Ophthalmologie.* 1854, 1, 2, p. 219.

flé, diminue bientôt de volume par la résorption des parties liquides. Cette cataracte s'opère facilement par la *discision*, qui ne doit être remplacée par l'extraction linéaire que dans les cas d'opacités capsulaires ou de dépôt calcaire dans le cristallin. — En résumé, les cataractes de la première jeunesse sont opérées habituellement par discision.

Dans une période plus avancée de la vie, nous rencontrons de préférence des cataractes *corticales* qui se développent rapidement et arrivent à la maturité dans l'espace de deux mois à un an. Le cristallin paraît alors proéminer et pousser l'iris en avant ; son aspect est grisâtre, quelquefois bleuâtre avec des stries larges rayonnantes et sans reflet jaunâtre au centre (absence d'un noyau). On l'opère par discision, ou mieux encore par *extraction linéaire simple*. — On rencontre encore à cet âge des cataractes ratatinées, résultant d'un ramollissement antérieur du cristallin dont les parties liquides ont été résorbées ; on les opère par *discision* ou par *extraction linéaire*, s'il s'agit d'enlever en même temps la capsule devenue opaque.

Chez des personnes ayant plus de trente ans, on rencontre encore des cataractes corticales, mais plus souvent des *cataractes mixtes*, c'est-à-dire corticales et nucléaires. Lorsqu'on constate la présence d'un noyau, il faut les opérer comme les cataractes des vieillards, c'est-à-dire par *extraction*. En effet, l'*extraction* doit être considérée comme l'opération la mieux appropriée aux cataractes séniles, et nous donnerons plus loin les raisons qui militent en faveur de l'abandon complet de la méthode d'abaissement dont nous ne faisons plus mention que comme d'un souvenir historique.

On voit par les remarques qui précèdent, que le choix de la méthode opératoire se rattache intimement à la consistance de la cataracte, et il ne sera certainement pas jugé inutile d'insister sur les moyens de reconnaître cette consistance.

Grâce au perfectionnement de nos moyens d'investigation, nous sommes arrivés maintenant à une assez grande sûreté dans le diagnostic de la consistance des cataractes. Après la dilatation de la pupille par l'atropine, qui nous permet une inspection de toute l'étendue du cristallin, nous nous servons de l'éclairage latéral (fig. 4) à travers une lentille convexe (n° 1 3/4 ou 2), pour nous rendre un compte exact de la coloration et des dessins que la surface de la cataracte présente. — Nous y découvrons d'abord l'existence du *noyau* par la coloration plus foncée légèrement ambrée ou jaunâtre de cette partie ; l'intensité de nuance et l'étendue qu'elle occupe du centre vers l'équateur du cristallin nous renseignent sur sa dureté, sa grandeur et son épaisseur.

Quant aux *masses corticales*, le diagnostic de leur consistance est bien plus difficile. En première ligne, nous jugeons cette consistance d'après le *volume* de la cataracte, en ce sens que, toutes choses égales d'ailleurs, la consistance est molle lorsque la substance corticale est très-volumineuse et fait bomber l'iris en avant ; on trouve alors la chambre antérieure moins profonde et une paresse inaccoutumée des mouvements pupillaires. Cependant ces symptômes n'ont de valeur que dans les cas où la comparaison avec l'autre œil démontre que ce n'est pas un état physiologique, et encore faut-il qu'ils ne s'expliquent pas par d'autres

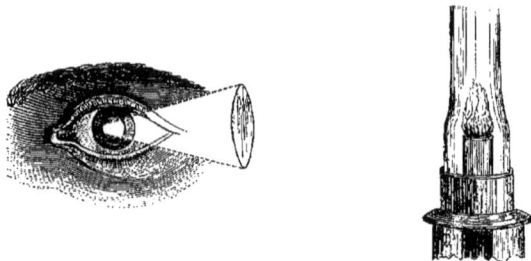

Fig. 4. — Exploration de l'œil au moyen de l'éclairage latéral (1).

raisons telles que l'augmentation de la pression intra-oculaire, par exemple. — La *conformation* des masses corticales est surtout importante pour le dia-gnostic de la consistance de la cataracte. Elle est molle lorsque nous y recon-naissons de larges stries rayonnées, bleuâtres, ou plutôt grisâtres, d'un brillant métallique, nacré ; entre ces stries, nous découvrons des parties moins opa-ques du cristallin remplies de points ou de petites plaques grisâtres et de forme irrégulière. Lorsque les stries de la cataracte sont d'une largeur moyenne, et elles sont alors ordinairement très-brillantes, la masse corticale, bien que molle, a cependant assez de consistance pour rester adhérente au noyau pendant l'expulsion. Parfois les stries sont étroites ou de largeur moyenne et blanchâtres, de sorte que, en jugeant d'après la couleur seule, on pourrait croire facilement à une consistance molle de la substance. Cependant cette dernière est dans ces cas très-cohérente et la cataracte généralement dure. Elle l'est certainement lorsque les stries sont très-étroites, linéaires, rayonnées, quelle que soit d'ailleurs leur couleur. Ajoutons en outre que, dans tous ces cas, la plus grande dimension du noyau indique, toutes choses égales d'ail-leurs, que la cataracte est probablement de consistance dure (très-cohérente). — Une substance corticale striée et assez mince pour faire reconnaître plus distinctement qu'à l'ordinaire le noyau, donne un aspect plus foncé à la

(1) Cette figure est empruntée au *Nouveau Dictionnaire de médecine et de chirurgie pratiques* (J.-B. Baillière et fils), t. VI, p. 88.

cataracte et indique que cette dernière subit la métamorphose régressive, et que la masse corticale est adhérente et de structure lamelleuse. On voit alors la cristalloïde antérieure séparée du bord pupillaire par un espace de profondeur inaccoutumée, et la substance corticale laisse passer, dans les parties périphériques, une plus grande quantité de rayons lumineux, qui donnent aux malades un peu plus de lumière et leur fait concevoir l'espoir de voir survenir la guérison spontanée de leur cataracte.

Les conclusions sur la consistance de la corticale, que nous tirons de la forme et de la couleur des stries, nous font naturellement défaut dans les cas nombreux où les stries n'existent pas, et pour ces cas le diagnostic de la consistance présente les plus grandes difficultés. Cependant nous devons attacher de l'importance aux caractères suivants : La substance corticale, tant qu'elle a conservé une partie de sa transparence normale, c'est-à dire tant qu'elle n'est pas complétement opaque et présente seulement une suffusion blanchâtre ou grisâtre, doit être considérée comme ayant sa consistance normale ; en un mot, elle n'est pas encore ramollie. Elle est, au contraire, liquide lorsqu'elle n'a plus de transparence et qu'elle offre un aspect complétement amorphe, sans stries ni plaques, et de couleur grisâtre ou blanchâtre ; dans ces cas, on reconnaît aussi facilement l'existence d'un noyau qui ne se trouve plus au centre de la cataracte, mais dans la partie inférieure des masses corticales liquides. La *position du noyau* devient ainsi un signe important pour juger du ramollissement de la corticale qui l'environne. — Lorsque la substance corticale est grisâtre, pointillée ou tachetée d'une manière uniforme à toute sa surface, nous jugeons de sa consistance surtout d'après sa transparence. Une opacité presque complète nous indique alors que la substance est molle, mais en même temps grumeuse, de sorte qu'elle reste facilement dans la pupille après l'expulsion du noyau, et que l'on est obligé de la faire sortir, soit par des manœuvres de pression, soit avec la curette. Lorsqu'on reconnaît entre les taches opaques des parties encore transparentes, la consistance est presque celle du cristallin normal, c'est-à-dire gélatineuse, et cela d'autant plus que les portions transparentes existent en grand nombre. L'existence de stries étroites entre les points indique au contraire que la substance corticale est plus dure.

En terminant ces observations sur le diagnostic de la consistance des cataractes, nous ne pouvons que répéter le conseil souvent donné par M. de Graefe : Quand on n'est pas sûr d'avoir parfaitement reconnu la consistance de la substance, il vaut mieux la considérer comme plus cohérente, parce qu'une incision un peu plus grande, pourvu qu'elle ne le soit pas à l'excès, est moins funeste pour le succès de l'opération qu'une expulsion difficile de la cataracte à travers une incision trop petite.

EXTRACTION A LAMBEAU.

HISTORIQUE. — Des recherches récentes sur l'histoire de l'opération de la cataracte paraissent établir qu'il n'existe pas dans toute la littérature médicale grecque et arabe un seul passage démontrant qu'aucun des médecins dont les noms sont venus jusqu'à nous, ait pratiqué l'extraction de la cataracte. Quelques auteurs de cette époque en parlent par ouï dire et d'autres ont copié ces passages (1). Il faudra donc, à l'avenir, cesser de nommer Antyllus ou Latyrion comme ayant les premiers opéré la cataracte par extraction. — Quoi qu'il en soit des essais d'extraction antérieurs au xviiie siècle, l'extraction était inconnue comme méthode, lorsque *de Saint-Yves*, en 1707, et *Pourfour du Petit*, en 1708, firent quelques extractions de cataractes qui étaient tombées dans la chambre antérieure, soit spontanément, soit à la suite de l'opération par abaissement. C'est à *Daviel* que revient le mérite d'avoir érigé, vers le milieu du xviiie siècle (1748-1752), l'extraction de la cataracte en méthode générale. Wenzel Richter et Beer ont eu les plus grands mérites pour le perfectionnement et la propagation de la méthode, soit en modifiant avantageusement la technique opératoire et les instruments, soit en précisant avec exactitude les indications de l'extraction. *Richter* et *Beer* essayaient aussi, les premiers, d'extraire la cataracte dans sa capsule. — Les modifications que la méthode classique de l'extraction à lambeau a subies depuis ce temps portent sur trois points: 1° la diminution de l'étendue de la section, 2° la combinaison de l'extraction avec l'iridectomie, 3° le déplacement de la section en dehors du tissu cornéen, au point de jonction de cette membrane avec la sclérotique. La diminution de l'étendue de la section a conduit à l'extraction linéaire dont nous donnerons l'historique à part. La présence de synéchies postérieures avait été la seule indication de l'excision d'une portion d'iris, lorsque *M. de Graefe* fit connaître en 1856 (*Archiv fuer ophthalmologie*, ii, 2, p. 247), qu'il avait l'habitude de pratiquer l'iridectomie avec l'extraction à lambeau, non-seulement en cas de prolapsus d'iris, mais toutes les fois que l'expulsion de la cataracte s'était accompagnée d'une contusion notable de cette membrane. M. *Mooren* conseilla en 1862 de pratiquer quinze jours avant la kératotomie une pupille artificielle, dans les cas de marasme sénile, dans ceux où l'atropine dilate peu la pupille, et enfin lorsqu'on doit opérer certaines formes de cataracte. — M. *Jacobson* a eu le mérite de placer la section du lambeau dans le limbe conjonctival (1863); il conseille en même temps de pratiquer

(1) Voy. A. Hirsch : *Un mot sur l'histoire de l'extraction de la cataracte*, dans *Zehenders Klinische. Monatsblaetter*, 1869 (août et septembre), page 282.

toujours l'iridectomie avec l'extraction de la cataracte, enfin il anesthésie tous les malades pendant la durée de l'opération. — Un grand progrès a été encore inauguré par l'introduction du bandage compressif dans le traitement consécutif de l'opération, et le mérite principal de cette pratique doit être attribué à Sichel et à M. de Graefe.

Indications. — L'extraction à lambeau ne s'applique qu'à des cataractes qui renferment un noyau dont la consistance est dure par rapport à la substance corticale environnante. Nous pouvons donc l'employer : 1° dans les cas de cataracte des vieillards, lorsqu'il existe un noyau dur d'une certaine grandeur, que la substance corticale soit de consistance normale, ramollie ou même se trouve dans la métamorphose régressive ; 2° chez des individus plus jeunes, lorsque la cataracte renferme un noyau très-grand, quelle que soit d'ailleurs sa consistance.

Préparations. — Nous instillons, la veille de l'opération, plusieurs gouttes d'atropine dans l'œil jusqu'à la dilatation aussi complète que possible de la pupille ; nous opérons le malade couché sur le lit où il doit attendre sa guérison, pour éviter tout déplacement après l'extraction à lambeau. — Il est important de pouvoir mettre à la disposition de l'opéré une garde-malade habituée à donner les soins nécessaires, car les opérés doivent pendant assez longtemps s'abstenir autant que possible de tout mouvement brusque de la tête et du corps tout entier. La chambre du malade doit être facile à obscurcir et à aérer.

Les instruments nécessaires pour cette opération sont : une pince à fixation, un couteau à cataracte à tranchant droit ou courbe (voyez fig. 5 et 6), et un

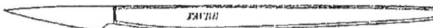

Fig. 5. — Couteau à cataracte à tranchant droit (de Beer).

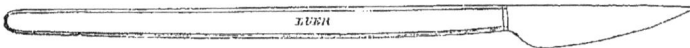

Fig. 6. — Couteau à cataracte à tranchant courbe (de Zehender).

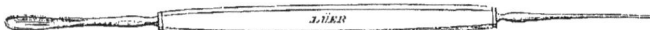

Fig. 7. — Cystitome (de Graefe), curette de Daviel.

cystitome (voyez fig. 7). Ces instruments suffisent pour les cas où l'opération est exécutée sans accidents ; en prévision de ces derniers, on fera bien d'avoir tout prêts un couteau mousse, des pinces à iris, une paire de ciseaux courbes et une curette de Critchett ou de Graefe (voyez plus loin les figures).

Description de l'opération.

(Voyez les planches photographiques n°ˢ 4-5.)

Le malade dont l'œil sain doit être couvert par un léger bandage, étant couché de manière que l'œil à opérer (nous prenons, par exemple, l'œil gauche) soit convenablement éclairé, et sa tête solidement fixée, on fait écarter les paupières par un aide placé derrière la tête du malade. Cet aide relève avec l'index et le médius de sa main droite, mise à plat sur le front du malade, le bord de la paupière supérieure, tandis qu'il abaisse avec les mêmes doigts de l'autre main la paupière inférieure, de manière à maintenir les deux paupières solidement fixées contre le bord orbitaire (voyez fig. 8). Un aide exercé doit éviter avec soin toute pression sur le globe oculaire aussi bien que le renversement des paupières, et effacer le plus possible ses bras et ses mains pour ne pas gêner les mouvements de l'opérateur. Ce dernier, lorsqu'il s'agit de l'œil gauche, est assis devant le malade, ordinairement sur le bord du lit, et de manière à dominer de son regard le champ de l'opération.

Le premier temps de l'opération est la formation du lambeau, soit dans la partie supérieure, soit dans la partie inférieure de la cornée (*kératotomie supérieure* ou *inférieure*).

L'extraction à lambeau supérieur, quoique d'une exécution plus difficile, jouit d'une préférence basée sur l'opinion qu'elle dispose moins à la sortie du corps vitré, et qu'elle permet à la paupière supérieure de jouer après l'opération le rôle d'un bandage recouvrant et comprimant légèrement la plaie. Nous ajoutons moins d'importance à ces faits depuis que nous opérons le malade couché, position dans laquelle le poids du corps vitré ne porte pas plus en bas qu'en haut, et que nous recouvrons l'œil opéré avec un bandage

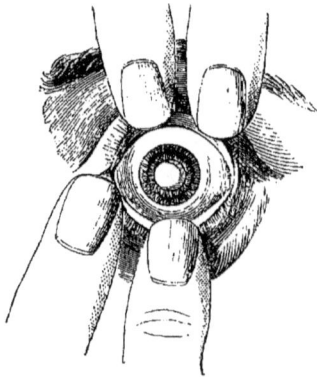

Fig. 8.

compressif, en immobilisant ainsi le globe oculaire et les paupières d'une manière beaucoup plus complète qu'au moyen des bandelettes de taffetas d'An-

gleterre usitées auparavant. J'ai l'habitude de pratiquer l'extraction par kératotomie supérieure ; mais on est forcé d'opérer en bas : 1° lorsqu'il existe
une adhérence entre le bord pupillaire supérieur et la capsule, tandis que
le bord inférieur est libre de synéchies ; 2° lorsque le malade est incapable de
diriger volontairement son œil en bas, direction indispensable pour que la
cataracte puisse sortir normalement au troisième temps de l'opération.

Commençons par la description *de la kératotomie inférieure* (voyez pl.
photogr. 2).

Premier temps de l'opération. — Section de la cornée. — L'opérateur
prend de sa main gauche les pinces à fixation, de sa main droite le couteau
à cataracte dont le tranchant doit être dirigé en bas. Avec la première il saisit
un pli conjonctival tout près du bord interne de la cornée et un peu au-dessus
de son diamètre horizontal. Les pinces, que l'opérateur meut plus facilement
lorsqu'il les tient près de l'extrémité de leurs branches, doivent fixer le globe
oculaire au moment où le malade, sur l'indication de l'opérateur, a porté son
œil dans la direction la plus favorable à l'opération, ce qui a lieu dans notre
procédé lorsque le malade regarde un peu en haut et en dehors. Une fois l'œil
fixé dans cette position, les pinces n'ont qu'à l'y maintenir en s'opposant à tout
déplacement, cependant sans tirailler et sans exercer la moindre pression
sur le globe oculaire.

Le couteau à cataracte est saisi entre les trois premiers doigts (fig. 9),
de manière que l'index et le
médius se trouvent vis-à-vis du
pouce, tandis que le quatrième
doigt se plie dans la main et que
le cinquième prend un point d'ap
pui sur l'os de la pommette. L'opérateur présente le couteau d'abord
devant l'œil dans la direction qu'il
doit occuper dans l'organe lui-
même, c'est-à-dire la pointe horizontale et le tranchant en bas,
parallèlement au plan de l'iris ;
lorsque le chirurgien s'est ainsi
assuré que le diamètre du couteau
est convenable, et que l'allongement de ses doigts suffira pour la
formation du lambeau, il ramène

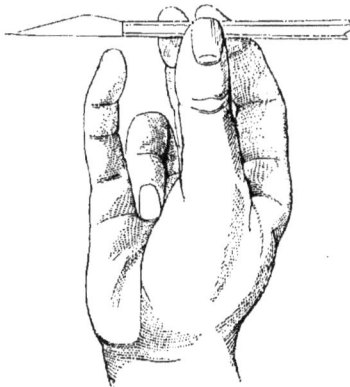

Fig. 9.

la pointe du couteau vers le bord externe de la cornée, et l'enfonce dans ce bord même à l'endroit où il touche la sclérotique, à un millimètre au-dessous du diamètre transversal de la cornée.

D'après l'ancienne méthode, il convient de faire le lambeau dans la cornée même, et par conséquent de pratiquer la ponction et la contre-ponction à un millimètre en deçà du limbe conjonctival. On se rendra facilement compte de la différence, en comparant les figures 10 et 11 qui représentent la kératotomie

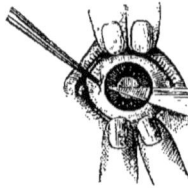 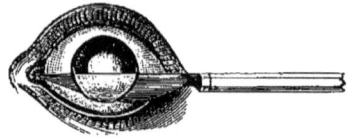

FIG. 10.   FIG. 11.

Kératotomie inférieure périphérique.

de la méthode nouvelle (Jacobson), avec les figures 12 et 13, représentant l'ancienne méthode.

Quelle que soit d'ailleurs la méthode pratiquée, le plat du couteau doit au moment de la ponction se trouver parallèle au plan de l'iris. Je préfère cette

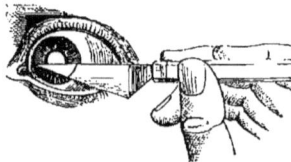 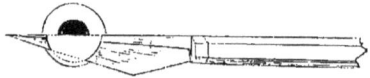

FIG. 12.   FIG. 13.

Kératotomie inférieure, d'après l'ancienne méthode.

manière d'opérer au conseil très-répandu dans les traités et qui prescrit de placer, au moment de la ponction, le couteau à cataracte perpendiculairement à la surface de la cornée, puis d'abaisser le manche de l'instrument vers la tempe, lorsque la pointe a pénétré dans la chambre antérieure. Cette manœuvre a pour but de traverser la cornée par le chemin le plus court sans s'arrêter inutilement dans les lamelles de la membrane, et en rapprochant la plaie interne autant que possible de la plaie externe; mais elle expose au danger de casser facilement la pointe du couteau au moment où l'on abaisse brusquement le manche, ou de blesser l'iris. On évite ces inconvénients lorsque, comme nous le conseillons, on dirige dès le début de l'incision, l'instrument dans un plan parallèle à l'iris, et le couteau peut malgré cela traverser la cornée perpendiculairement à la surface de cette membrane si, avant de ponctionner, l'opérateur appuie avec la pointe sur le bord sclérotical, de manière à y produire une légère dépression.

La ponction faite, l'opérateur avance rapidement la pointe du couteau dans une ligne horizontale, et toujours dans un plan parallèle à la surface antérieure de l'iris, avec fermeté et sans secousses, jusqu'au point diamétralement opposé de la cornée. Arrivé à ce point, l'opérateur fait la contre-ponction de la cornée, en traversant avec la pointe du couteau le limbe conjonctival, comme pour la ponction. En étendant de plus en plus les trois premiers doigts, l'opérateur avance la lame du couteau jusqu'à ce que le bord inférieur de la pupille ait complétement disparu derrière l'instrument ; il éloigne alors du globe oculaire les pinces à fixation, et achève la section en poussant constamment la pointe de l'instrument dans sa direction première sans jamais appuyer sur le tranchant du couteau, et en ayant soin de renverser le manche vers la tempe si la pointe menaçait de blesser le nez.

Un peu avant l'achèvement complet du lambeau, et quand il n'y a plus qu'une bride étroite de la cornée à couper, l'opérateur fera bien de ralentir le mouvement du couteau et de terminer la section par un mouvement de retrait du tranchant, en y mettant le moins de précipitation possible. Cette manœuvre a pour but d'arrondir le lambeau qui, pour être régulier, doit être taillé totalement dans le limbe conjonctival. Pendant l'achèvement du lambeau, l'aide abandonne doucement les paupières, et l'opérateur en retirant le couteau recommande au malade de tenir les yeux fermés comme pour le sommeil, c'est-à-dire sans contractions du muscle orbiculaire.

DES ACCIDENTS QUI PEUVENT SURVENIR PENDANT LE PREMIER TEMPS DE L'OPÉRATION.

S'il arrive que l'endroit de la ponction ait été mal choisi, c'est-à-dire au-dessus ou au-dessous du point où l'opérateur s'était proposé de ponctionner, l'opération n'en sera pas moins continuée, pourvu que la différence ne soit pas trop grande ; on modifiera alors l'endroit de la contre-ponction, de manière que le lambeau obtienne néanmoins la grandeur nécessaire. Mais lorsque le couteau a pénétré dans la sclérotique ou dans la cornée, à une trop grande distance du limbe conjonctival pour qu'un petit mouvement du tranchant en avant ou en arrière puisse ramener l'incision vers la périphérie de la cornée,

il vaut mieux retirer le couteau et s'abstenir pour le moment de toute opération. En agissant autrement, on s'expose à tailler un lambeau très-irrégulier,
trop petit ou trop grand, et à voir survenir des accidents inévitables pendant
les derniers temps de l'opération.

Si le couteau, en traversant la chambre antérieure, abandonne le plan parallèle à l'iris dans lequel il doit s'avancer, la pointe peut s'engager dans la
cornée, ou, ce qui arrive plus fréquemment, dans l'iris. Si la pointe du couteau
pique l'iris immédiatement après son entrée dans la chambre antérieure, l'opérateur peut avec quelque habileté dégager la pointe en changeant simplement
l'inclinaison du manche, et en évitant le moindre mouvement de retrait qui
serait suivi immédiatement de l'écoulement de l'humeur aqueuse. Mais lorsque
le couteau a déjà pénétré plus avant dans l'iris et que l'humeur aqueuse
s'écoule au moment où l'on veut dégager la pointe, il vaut mieux retirer le
couteau tout à fait et s'abstenir d'opérer pour le moment, quitte à recommencer
lorsque l'œil sera revenu à l'état normal. Lorsque la ponction de l'iris a eu lieu
près du bord pupillaire, il vaut mieux continuer l'opération sans essayer
même de dégager la pointe du couteau. Il faudra naturellement enlever complétement la portion blessée de l'iris, et s'attendre à une irrégularité plus ou
moins grande dans la forme de la pupille.

La contre-ponction peut être irrégulière, soit qu'elle ait eu lieu trop tôt dans
la cornée ou trop tard dans la sclérotique. Dans le premier cas, si l'endroit de
la contre-ponction n'est pas trop éloigné du limbe conjonctival, on arrivera
par la direction du tranchant en arrière à ramener l'incision vers ce dernier ;
dans le second cas, on atteindra le même but en dirigeant le tranchant du
couteau en avant, — Dans les cas d'écoulement prématuré de l'humeur
aqueuse, il arrive parfois que l'iris se présente au devant du tranchant
du couteau ; si la contre-ponction est déjà faite, il faut arrêter un moment le
mouvement de l'instrument, dégager l'iris par une douce pression exercée
sur la cornée avec la pulpe de l'index, et terminer rapidement la section
cornéenne ; mais le plus souvent on ne peut éviter l'excision d'un lambeau irien
plus ou moins étendu. Lorsque, en raison de cette excision, il existe une
ouverture dans l'iris, il faut la faire communiquer avec la pupille en coupant,
avant de terminer l'opération, le pont qui l'en sépare.

Quand on a affaire à un malade très-agité et qui contracte fortement ses
paupières, ou que l'on prévoit, par des irrégularités dans la ponction ou dans la
contre-ponction, que le lambeau sera trop petit, et qu'il faudra agrandir ultérieurement l'incision, on fera bien de laisser le lambeau inachevé, en conservant un pont étroit au sommet du lambeau. Ce pont sera coupé après le
second temps de l'opération, comme nous l'indiquerons plus loin. En agissant
ainsi, on évite plus facilement le prolapsus de l'iris et du corps vitré, et l'on

peut même, si l'agitation du malade l'exige, continuer la fixation du globe pendant que l'on agrandit l'incision, et même pendant le deuxième temps de l'opération.

L'irrégularité de la section peut devenir la cause d'un lambeau trop petit; pour agrandir alors l'incision de la cornée, on se sert d'un couteau à tran-

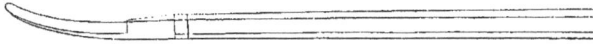

FIG. 14.

chant légèrement concave et à pointe arrondie (fig. 14), ou d'une paire de ciseaux courbes (fig. 15).

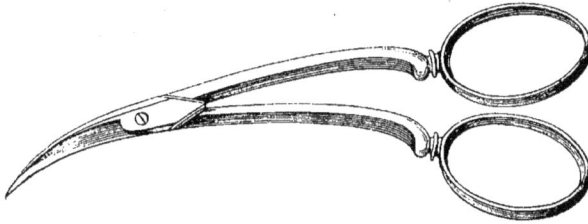

FIG. 15.

Lorsqu'on se sert du couteau, on le tient comme un couteau à cataracte, et on l'introduit à plat dans l'incision de la cornée, la pointe mousse glissant contre la surface postérieure de cette membrane, en évitant de toucher l'iris, et en dirigeant le tranchant vers l'angle à agrandir. On incise en retirant le couteau à soi, puis on l'avance de nouveau et l'on fait une nouvelle incision, toujours en ramenant l'instrument, et ainsi jusqu'à ce que l'on ait agrandi suffisamment l'incision du limbe conjonctival.

Lorsqu'on se sert de ciseaux, il faut les tenir de la manière suivante : le pouce est dans l'un des anneaux, l'annulaire dans l'autre, l'index sur l'entre-croisement des branches, et le médius à côté de la branche dirigée par l'annu-laire. La convexité de l'instrument doit toujours être tournée vers l'œil. Il faut introduire alors une des branches à plat sous le lambeau, en la faisant glisser soigneusement entre la cornée et l'iris, et saisir entre les branches une plus grande partie de la cornée que celle qu'il est utile d'inciser, car les ciseaux, en se refermant, glissent toujours un peu en arrière (voy. fig. 16). On donne généralement la préférence aux ciseaux, qui agissent plus rapidement et sans presser sur le globe oculaire, ce qui est presque inévitable avec le couteau mousse.

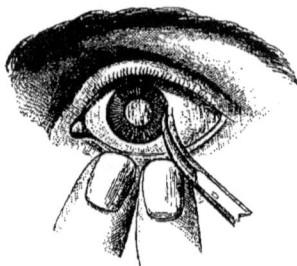

FIG. 16. — Agrandissement de l'incision
de la cornée.

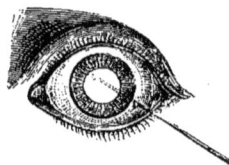

FIG. 17. — Introduction
du cystitome.

Deuxième temps. — *Ouverture de la capsule.* — Après avoir laissé au malade quelques instants de repos, et après avoir essuyé les bords des paupières avec un linge fin, l'opérateur engage son aide à relever avec beaucoup de précaution la paupière supérieure, tandis qu'il attire lui-même la paupière inférieure en bas, en évitant toute pression sur l'œil.

La paupière supérieure que l'opérateur devra relever plutôt lui-même s'il n'est pas tout à fait sûr de son aide, doit être tenue très-légèrement, et retomber sur l'œil au premier clignement énergique, à la première contraction musculaire tentée par le malade. L'opérateur introduit le cystitome sous le lambeau qu'il soulève le moins possible, en écartant plutôt les lèvres de la plaie par une douce pression du col du cystitome (voy. fig. 17). Cette introduction se fait avec le dos de l'instrument en avant, et la petite lame appliquée à plat contre la surface postérieure de la cornée qu'elle ne doit pas quitter avant que le tranchant ne se trouve dans le champ de la pupille. Tout en évitant soigneusement de toucher l'iris, le dos de l'instrument doit s'avancer jusqu'à proximité du bord supérieur de la pupille dont il peut rester éloigné d'un demi-millimètre. Arrivé là, l'opérateur tourne, par une légère rotation de l'instrument entre ses doigts, le tranchant vers la capsule et incise cette dernière en retirant l'instrument jusqu'à un demi-millimètre de distance du bord inférieur de la pupille. Pendant ces mouvements, il faut se garder de pousser le col du cystitome dans les angles de la section, et tenir le manche faiblement incliné en bas. Ce n'est qu'en agissant ainsi que l'on évite de soulever inutilement le lambeau et de pousser l'instrument trop en avant dans la substance du cristallin, dont on s'exposerait sans cela à provoquer la luxation. Si l'on juge nécessaire d'ouvrir plus largement la cristalloïde, on ramène le cystitome à plat et le long de la surface postérieure de la cornée, vers le bord interne de la pupille, et l'on procède à une nouvelle section de la capsule, perpendiculaire autant que possible, à la première. On retire le cystitome à plat et de manière que le dos de l'instrument quitte le premier la plaie, sans soulever inutilement le lambeau.

Dès que l'instrument est hors de l'œil, on laisse doucement retomber les paupières.

ACCIDENTS QUI PEUVENT SURVENIR PENDANT LE DEUXIÈME TEMPS DE L'OPÉRATION.

Il se peut qu'en soulevant la paupière supérieure pour commencer le deuxième temps, on reconnaisse un prolapsus plus ou moins grand de l'iris. Le conseil généralement donné d'exciter, pour y porter remède, la contraction du sphincter irien, par de douces frictions à travers la cornée ou de réduire le prolapsus à l'aide de la curette de Daviel, me paraît dangereux, parce que la partie de l'iris qui fait prolapsus, devient facilement le point de départ d'une inflammation consécutive à l'opération. Nous préférons dans ce cas exciser cette portion de l'iris pendant que l'aide relève la paupière supérieure ; nous aurons soin d'indiquer plus loin, en traitant de l'extraction avec iridectomie, la manière de pratiquer cette dernière.

En suivant exactement, pendant l'introduction du cystitome, les règles formulées plus haut, on évitera facilement d'accrocher l'iris ; si cela arrive, il faut tâcher de dégager l'instrument, mais pour peu que l'iris ait été tiraillé dans ce mouvement, nous préférons exciser la portion blessée.

L'incision de la capsule est parfois difficile, principalement lorsque cette membrane a augmenté de consistance, ce qui arrive surtout lorsque la cataracte a dépassé la période de maturité ; il devient alors nécessaire d'exercer avec le tranchant du cystitome, une légère pression sur la capsule. Cette manœuvre exige naturellement une grande délicatesse et une mesure que l'expérience seule peut donner, pour que le chirurgien ne s'expose pas à la rupture de la membrane hyaloïde et au prolapsus du corps vitré. D'ailleurs cette pression doit cesser aussitôt que la petite lame du cystitome a pénétré dans la masse de la cataracte, et il vaut même mieux alors placer l'instrument presque à plat pendant que l'on continue l'incision de la capsule ; sans cette précaution, on provoque facilement la luxation du cristallin. Si l'on n'est pas tout à fait sûr d'avoir suffisamment divisé la capsule, il faut répéter la discision de la

MEYER.   4

manière indiquée, avant d'enlever le cystitome de l'œil. L'ouverture complète
de la capsule se fait connaître ordinairement par une légère propulsion du
cristallin avec dilatation sensible de la pupille et un petit soulèvement du
lambeau dont on peut profiter pour retirer l'instrument.

Pendant toute la durée du deuxième temps, il faut suivre les mouvements
de l'œil avec une attention d'autant plus grande que l'on ne peut plus fixer le
globe, une fois le lambeau cornéen terminé. Souvent le malade s'oppose par
un clignement énergique au soulèvement de la paupière supérieure; il vaut
mieux alors attendre quelques moments, et bien se garder d'employer la moindre
force dans l'écartement des paupières. D'autres fois, l'œil, à l'approche du
cystitome ou même après l'introduction de cet instrument, fait des mouvements dans toutes les directions et oblige l'opérateur à saisir pour ainsi dire
au vol le moment opportun. Dans ces cas assez difficiles, j'ai souvent réussi à
donner plus de stabilité à l'œil en découvrant l'autre, et en faisant fixer par
le malade les doigts de sa main dans la direction favorable à la manœuvre du
cystitome. Ce dernier, une fois introduit dans l'œil, doit en accompagner tous
les mouvements; sans cela, il peut facilement accrocher l'iris ou même être
chassé de l'œil avant d'avoir exécuté l'ouverture de la capsule.

Lorsqu'on a ménagé au sommet du lambeau un pont de tissu cornéen, on se
sert avantageusement pour l'ouverture de la capsule d'un cystitome (fig. 18)
indiqué par M. Desmarres et qui est muni en même temps d'un tranchant, avec

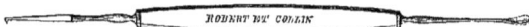

FIG. 18. — Cystitome de Desmarres, muni d'une curette de Daviel.

lequel on peut, immédiatement après la discision de la capsule, achever la
section de la cornée. En cas de besoin, la fixation de l'œil peut alors être
maintenue pendant ce temps de l'opération ; mais si l'on veut éviter la sortie
trop brusque de la cataracte, on fait bien d'écarter la pince à fixation, au
moment où le couteau achève la section de la cornée qui doit se faire le plus
lentement possible.

TROISIÈME TEMPS. — *Extraction de la cataracte* (voy. planche, photog., 5.)
— L'opérateur, soulevant avec précaution la paupière supérieure avec le pouce
de sa main gauche, abaisse légèrement avec l'index et le médium de sa main
droite la paupière inférieure et prie le malade de porter le regard en haut ;
ces manœuvres suffisent souvent pour que la cataracte s'échappe de l'œil

(voy. fig. 19). On voit dans ce cas la pupille se dilater, surtout dans son diamètre horizontal, et le bord inférieur
du cristallin ayant traversé l'ouverture
pupillaire se présenter dans la plaie ;
le lambeau soulevé par la cataracte
livre à cette dernière un passage facile
si la plaie est de dimension suffisante.

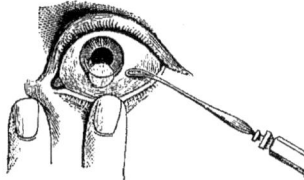

Lorsque les contractions musculaires
spontanées du malade ne suffisent pas
pour chasser le cristallin, l'opérateur
peut facilement exercer avec ses doigts,

FIG. 19.

placés dans la position indiquée, une douce pression à travers les paupières en
appuyant en haut avec modération sur le bord correspondant du cristallin, et en
exerçant en bas sur la sclérotique une légère contre-pression. Ces pressions
commencées très-doucement doivent continuer en augmentant jusqu'à ce que
le plus grand diamètre du cristallin traverse la pupille, et diminuer alors pour
cesser complétement aussitôt que le bord inférieur du cristallin se présente dans
la plaie. Nous préférons de beaucoup cette manière d'agir à la pression directe
avec des curettes sur le bord supérieur de la cornée, car ces instruments ne
peuvent pas être appliqués aussi délicatement que les doigts, et nécessitent un
plus grand écartement des paupières.

Si ces manœuvres ne réussissent pas à faire sortir la cataracte, il faut en
rechercher la cause qui peut se trouver dans une ouverture insuffisante de la
capsule, dans le rétrécissement de la pupille, ou dans l'exiguïté du lambeau.
Dans le premier cas, il devient nécessaire de réintroduire le cystitome ; dans le
second, quelle que soit la cause du rétrécissement pupillaire, il faut s'abstenir de pressions exagérées sur le globe oculaire, pressions qui pourraient
amener facilement le prolapsus du corps vitré. Il vaut mieux procéder immédiatement à l'excision d'une portion de l'iris, opération qui est en général
suivie d'une expulsion facile de la cataracte. Si cette dernière tardait encore à
se présenter malgré de légères pressions sur le globe oculaire à travers les
paupières, il deviendrait urgent de tenter l'extraction du noyau à l'aide de
la curette de Critchett (fig. 20) portée derrière la cataracte.

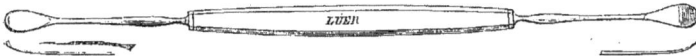

FIG. 20. — Curette de Critchett.

L'emploi de cette curette dans l'extraction à lambeau devient encore nécessaire lorsqu'un prolapsus du corps vitré, provoqué par une trop forte pression

de la part de l'aide ou du malade ou par une prédisposition particulière de l'œil opéré, survient avant la sortie du cristallin. Dans des cas exceptionnels, cet accident peut avoir lieu déjà après le premier temps de l'opération, mais il arrive plus fréquemment après la discision de la capsule. Quel que soit d'ailleurs le moment où le corps vitré se présente dans la plaie, il faut immédiatement faire retomber les paupières et engager le malade à éviter toute contraction musculaire. Il devient urgent alors de procéder sans perdre de temps et de la manière la plus sûre à l'extraction de la cataracte. De tous les instruments employés ordinairement dans ce but : pinces, crochets aigus, curettes, nous préférons et de beaucoup le dernier, pour la raison suivante :

L'introduction des pinces et l'écartement de leurs branches nécessitent naturellement une ouverture considérable de la plaie, et abstraction faite de ce premier inconvénient, il sera toujours très-difficile de saisir le cristallin sans l'écraser entre les deux branches des pinces, de manière à l'extraire avec fermeté et du premier coup. — Le crochet aigu (fig. 21) peut, il est vrai, être

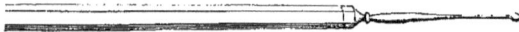

Fig. 21.

introduit facilement sans soulever le lambeau, si l'on prend la précaution de se servir d'un instrument coudé que l'on engage à plat dans la plaie, la pointe faiblement déviée vers la face postérieure de la cornée ; mais une fois dans le champ pupillaire, on n'arrive que difficilement à embrocher immédiatement le cristallin qui fuit devant l'instrument, et dans la plupart des cas, on est obligé de glisser avec le crochet derrière lui et de le saisir par sa face postérieure pour l'attirer au dehors. Après toutes ces manœuvres périlleuses, nous pouvons encore nous estimer heureux si le noyau traversé par le crochet ne se divise pas en plusieurs fragments, dont l'extraction devient alors de plus en plus difficile, et que nous ne pouvons laisser dans l'œil sans l'exposer aux plus graves dangers. — Quant à la curette que nous préférons dans ces cas aux instruments précités, nous ne voulons nier en aucune manière que son introduction derrière le cristallin ne puisse se faire sans soulever le lambeau, mais cette manœuvre exécutée par un mouvement rapide nous assure l'extraction immédiate et infaillible du noyau qui, se trouvant pris entre la concavité de la curette et la cornée, ne peut dévier d'aucun côté.

D'après notre expérience, la curette est encore le meilleur moyen d'obtenir l'évacuation du cristallin dans sa capsule, lorsque le prolapsus du corps vitré a eu lieu avant le deuxième temps de l'opération. Dans tous les cas, nous

nous servons ici d'une curette assez large, à rebord, dans le genre de celle de Critchett ou de Waldau.

Quant aux moyens d'agrandir la section cornéenne dans les cas où son peu d'étendue empêche l'expulsion de la cataracte, nous les avons exposés plus haut avec les détails nécessaires.

Lorsque, dans une opération normale, le troisième temps est terminé par la sortie heureuse du cristallin, et que nous avons laissé retomber les paupières, il nous reste, après avoir donné un moment de repos au malade, à procéder dans le *quatrième* et *dernier temps* au *nettoyage de la pupille* et du cul-de-sac conjonctival qu'il faut débarrasser des débris de cataracte qui peuvent s'y être arrêtés. En dernier lieu, il faut nous assurer d'une coaptation parfaite du lambeau.

Nous commençons par exercer avec la face palmaire du pouce, appliquée sur la paupière supérieure préalablement abaissée, des frictions douces et concentriques au bord de la cornée, pour rassembler vers le centre de la pupille les masses corticales retenues derrière l'iris. Nous dirigeons ces masses vers le sommet du lambeau en glissant doucement avec la paupière supérieure de haut en bas sur la cornée.

Je crois inutile d'entrer dans de longues explications sur la préférence que nous donnons à ce moyen d'évacuer les masses corticales. La curette de Daviel (fig. 22), employée dans ce même but, ne doit être introduite qu'à la

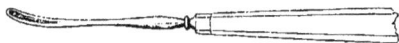

Fig. 22.

dernière extrémité, c'est-à-dire lorsque nous n'arrivons pas à détacher complétement les débris cristalliniens après des frictions, souvent et très-patiemment répétées, en laissant de temps en temps un intervalle de repos pour que l'humeur aqueuse puisse se reproduire.

L'expulsion totale des masses corticales nous paraît de la plus grande importance. Il est vrai que nous observons parfois de bonnes guérisons dans des cas où une portion même assez considérable de ces débris est restée dans l'œil, mais nous voyons aussi dans d'autres cas une portion minime de la substance cristallinienne devenir le point de départ d'une inflammation funeste au résultat de l'opération. Par conséquent, comme nous ne connaissons que très-imparfaitement les conditions (1) dans lesquelles la rétention de la substance corti-

(1) Pour expliquer les différences que nous observons à l'égard de l'influence exercée par les masses corticales restées dans l'œil, sur le résultat définitif de l'opération, il faudra tenir compte de

cale devient nuisible, il est de notre devoir de ne cesser les manœuvres desti-
nées à leur expulsion, que lorsque ces manœuvres mêmes deviennent
dangereuses.

Après l'expulsion complète des masses corticales, lorsque nous reconnaissons l'existence d'opacités capsulaires, nous tentons de les extraire à l'aide

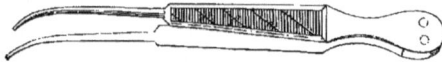

Fig. 23. — Pince courbe à mors fins.

d'une pince courbe à mors fins (voy. fig. 23), ou des pinces capsulaires de de
Graefe (fig. 24). Pendant leur introduction, il faut éviter un soulèvement inutile

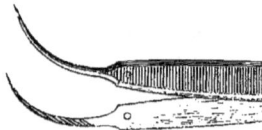

Fig. 24. — Pinces capsulaires de de Graefe.

du lambeau ; on les dirige fermées le long de la face postérieure de la cornée
pour ne pas blesser l'iris, et l'on saisit l'opacité en évitant d'accrocher la
membrane hyaloïde. C'est aussi pour cette dernière raison que nous préférons
l'usage des pinces à l'emploi du crochet aigu ; mais en dépit de toutes les
précautions, l'extraction de la capsule opaque est presque toujours suivie
d'une perte d'humeur vitrée.

La pupille, lorsqu'elle est suffisamment nettoyée, apparaît d'une couleur
noire foncée.

Notre attention doit alors se diriger sur la bonne coaptation du lambeau ;
si nous la trouvons insuffisante, il faut en rechercher la raison, soit dans la
présence de substance corticale entre les bords de la plaie, soit dans un prolapsus de l'iris, soit enfin dans une hernie du corps vitré.

Pour débarrasser la plaie de la substance corticale, il suffit généralement
d'attendre quelques instants la reproduction de l'humeur aqueuse et d'écar-

la situation de ces masses, peut-être aussi de leur composition chimique particulière dans certains
cas, et avant tout de la disposition plus ou moins grande de l'œil à réagir contre l'effet irritant de
ces substances. La difficulté de ces recherches explique les connaissances imparfaites que nous avons
sur ce sujet.

ter alors faiblement les lèvres de la plaie, pour que le courant liquide entraîne les débris de cataracte ; sinon, nous pouvons nous servir d'une curette de Daviel avec laquelle nous glissons très-légèrement, en partant du côté nasal, le long du bord sclérotical de la plaie. Lorsque les masses corticales viennent encore s'arrêter quelque part, nous déterminons leur sortie définitive en glissant avec le dos de la curette de la partie périphérique du lambeau cornéen sur la sclérotique, ou, en cas de besoin, nous enlevons ces masses directement en les saisissant avec la curette.

Si c'est un prolapsus de l'iris qui empêche la coaptation du lambeau, nous procédons sans retard à son excision. Je sais très-bien que l'on peut réussir à réduire le prolapsus en excitant la contraction du sphincter irien, ou en se servant de la curette de Daviel pour remettre l'iris en place ; mais il est aussi hors de doute que, malgré sa réduction, cette portion de l'iris, ainsi refoulée par le cristallin et par les instruments, devient très-souvent le point de départ de l'inflammation consécutive à l'opération. Par contre, l'expérience a démontré d'une manière évidente pour tout esprit exempt de préjugés, que nous n'avons dans ces conditions rien à craindre de l'iridectomie, exécutée selon les règles de l'art.—Lorsque nous jugeons cette opération nécessaire, nous saisissons avec des pinces, pendant qu'un aide relève légèrement la paupière supérieure, la partie de l'iris qui fait prolapsus, et nous l'enlevons avec des ciseaux courbes sur le plat. (Voyez plus loin la description de l'iridectomie.)

Le lambeau peut enfin être soulevé par le corps vitré qui se présente renfermé dans la membrane hyaloïde, entre les bords de la plaie. Il suffit alors d'ouvrir cette membrane par un petit coup de ciseaux ; quelques gouttes d'humeur vitrée s'écoulent, et la hernie de la membrane hyaloïde ayant disparu, la coaptation des lèvres de la plaie devient plus parfaite. C'est dans des cas semblables que le bandeau compressif, appliqué immédiatement après l'opération, agit d'une façon particulièrement favorable, en empêchant une perte plus considérable d'humeur vitrée et en maintenant la bonne position du lambeau cornéen.

Dans les cas où la forme vicieuse du lambeau s'oppose à la coaptation parfaite des bords de la plaie, c'est encore le bandeau compressif seul qui peut, autant que possible, y porter remède et diminuer les chances défavorables qui résultent de cet état de choses.

Parfois la cornée, après l'extraction du cristallin, paraît affaissée horizontalement, plissée et même déprimée assez profondément. La reproduction de l'humeur aqueuse peut rétablir sa courbure ordinaire, mais d'autres fois nous voyons persister cet affaissement jusqu'à l'application du bandeau, que nous serrons alors un peu plus qu'à l'ordinaire. Tous les observateurs sont d'accord que, malgré l'affaissement très-prononcé de la cornée immédiatement après l'opération, la guérison a souvent lieu d'une manière tout à fait normale; mais, en général, on ne doit augurer rien de bon de l'apparition des plis horizontaux, qui paraissent être le symptôme d'un amincissement extraordinaire de la cornée, d'une diminution de sa vitalité, et prédisposer certainement à la suppuration du lambeau.

Nous mentionnons seulement, ne l'ayant jamais expérimenté nous-même ni vu mettre en pratique par d'autres, la proposition (faite par M. Hasner) de ponctionner, dans les cas d'affaissement de la cornée, le corps vitré qui remplit alors la chambre antérieure, et peut amener ainsi une coaptation plus parfaite du lambeau (1).

Lorsque l'opérateur a constaté la bonne position du lambeau, il peut, pour rassurer le malade et pour relever son moral, lui faire compter les doigts ou lui présenter quelques objets pas trop brillants à reconnaître. Pendant cet examen de courte durée, il est utile d'abriter l'œil opéré, à l'aide de la main interposée comme un écran, contre une trop vive lumière.

PANSEMENT ET TRAITEMENT CONSÉCUTIF A L'EXTRACTION A LAMBEAU.

Le pansement consiste dans l'application du bandeau compressif sur l'œil opéré; l'autre est fermé par des bandelettes de taffetas, et la chambre du malade rendue un peu obscure par des rideaux foncés. L'opéré surveillé, s'il est possible, par une bonne garde-malade, doit conserver un repos absolu dans les premières vingt-quatre heures, pendant lesquelles il ne reçoit aussi que des aliments préparés de telle sorte qu'il ne soit pas nécessaire de les mâcher. Ordinairement nous revoyons le malade le soir de l'opération, et s'il ne souffre pas de son œil, si le bandage n'est pas dérangé, nous n'y touchons pas avant le lendemain. Lorsque le malade paraît agité, et que nous avons des raisons de craindre l'insomnie, nous faisons une injection sous-cutanée de morphine.

Le lendemain de l'opération, nous changeons toujours le bandage et ainsi matin et soir, durant les cinq ou six premiers jours pendant lesquels nous con-

(1) Un chirurgien américain, M. Henry Williams, de Boston, a publié un travail (London, *Ophthalmic Hospital reports*, 1867, vol. VI, p. 28-35), dans lequel il préconise l'application d'une suture au sommet du lambeau. Dans une publication plus récente encore (*Archiv fuer Augen u. Ohrenheilkunde v. Knapp und Moos*, 1869, I, 1, p. 91) le Dr Williams propose de placer la suture plutôt dans le tissu conjonctival, et, pour cette raison, prolonge le sommet du lambeau cornéen jusque dans la conjonctive. Vingt-cinq cas d'extraction à lambeau avec cette suture ont donné à cet opérateur les résultats suivants : Abstraction faite de 2 cas de cataracte compliqués, opérés probablement sans succès, il a eu 20 succès, 2 demi-succès et 1 fois perte de l'œil. Dans ce même travail, l'auteur américain ajoute qu'il a opéré de cette manière près de 100 cas avec de bons résultats; mais il ne donne pas d'autres détails.

tinuons à nous servir du bandeau compressif. Même après ce temps nous l'employons encore pour la nuit, tandis que nous appliquons pendant le jour le bandeau tricoté simple, avec lequel nous permettons aussi au malade de se lever une ou deux heures par jour. Après huit à dix jours, si la guérison marche sans entraves, le malade commence à porter sur l'œil opéré un petit bandeau flottant de soie noire (fig. 25), puis des lunettes foncées avec lesquelles il peut sortir à la fin de la deuxième semaine ou au commencement de la troisième, selon les circonstances, surtout selon l'irritabilité de son œil à la lumière.

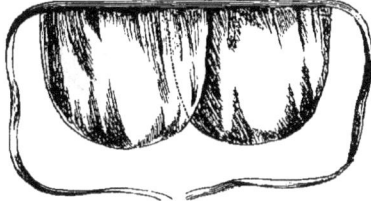

Fig. 25.

Dans les cas ordinaires, et quand les masses corticales ont été complétement expulsées par l'opération, nous jugeons inutile, sinon dangereuse, l'instillation d'une solution d'atropine immédiatement après l'opération, par le fait qu'il n'est pas rare de voir les malades contracter fortement les paupières, aussitôt que la goutte de liquide touche leur conjonctive.

Plus loin, en traitant des accidents qui peuvent survenir après l'opération et de la marche à suivre dans les différents cas, nous aurons soin d'indiquer quand et de quelle manière il faut user alors de l'atropine.

Kératotomie supérieure.

(Planches photographiques 3, 4 et 5.)

Les préparatifs sont absolument les mêmes que dans la kératotomie inférieure. L'opérateur se place pour l'œil gauche devant le malade couché ; pour l'œil droit, s'il veut se servir de sa main droite, derrière la tête de l'opéré ; l'aide se trouve toujours vis-à-vis de l'opérateur. Les pinces à fixation saisissent la conjonctive à une ligne au-dessous du diamètre horizontal de la cornée, le couteau est dirigé avec le tranchant en haut (fig. 26) et le lambeau sectionné selon les préceptes indiqués plus haut (fig 27).

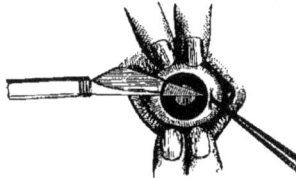

Fig. 26. — Kératotomie supérieure sur l'œil droit.

Le deuxième temps présente beaucoup plus de difficulté qu'après la section

MEYER.   5.

du lambeau inférieur, à cause de la disposition naturelle de l'œil à fuir toujours
par en haut. Il est donc préférable, surtout pour un opérateur moins exercé,
lorsqu'on choisit ce procédé et que l'on a affaire à un malade agité, de conserver un petit pont cornéen ou conjonctival au sommet du lambeau, pour pouvoir procéder à la discision de la capsule en maintenant l'œil fixé.

Pour le troisième temps, on place les mains absolument comme pour l'expul-

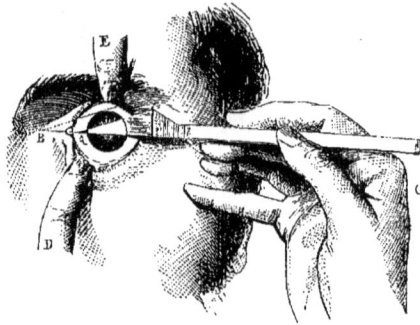

Fig. 27 (1). — A. Couteau de Beer traversant la cornée. — B. Tracé de la voie que le couteau
doit suivre.

sion du cristallin après la kératotomie inférieure; mais la pression principale
doit être exercée naturellement sur le bord inférieur du cristallin avec l'index
et le médius de la main droite (voyez planche photogr. 5).

Toutes les autres manœuvres sont les mêmes que celles qui suivent la kératotomie inférieure. Il est aisé de comprendre que l'expulsion des masses corticales devient beaucoup plus difficile et l'iridectomie, en cas de prolapsus irien,
presque impossible, si le malade ne dirige pas volontairement son œil en bas.

DES ACCIDENTS QUI PEUVENT SURVENIR APRÈS L'OPÉRATION DE L'EXTRACTION
A LAMBEAU.

Les douleurs dont le malade se plaint pendant les premières heures qui
suivent l'opération ne doivent pas nous inquiéter; chez les sujets âgés, ce
symptôme paraît même plus favorable qu'une insensibilité complète de l'or-

(1) Figure empruntée à la *Chirurgie opératoire* de M. Alphonse Guérin.

gane opéré. Parfois aussi les opérés se plaignent d'avoir mal au cœur, envie de vomir, et dans des cas rares il arrive même des vomissements. L'usage du bandeau compressif rend moins dangereux cet accident, que nous combattons en faisant prendre au malade de petits fragments de glace, une potion de Rivière ou en administrant des lavements opiacés. Si les douleurs continuent jusqu'à la nuit et font craindre l'insomnie, nous y remédions par une injection sous-cutanée de morphine, comme nous l'avons déjà indiqué plus haut.

Dans le cas où le malade se plaint du bandage, qu'il le trouve trop serré ou qu'il en est gêné d'une autre manière, il vaut mieux changer le pansement ; mais il faut se garder d'ouvrir inutilement les paupières ou de vouloir inspecter l'œil lui-même, parce que l'on pourrait ainsi déranger le lambeau et empêcher la cicatrisation qui commence. Lorsque le malade indique une forte sensation de chaleur dans l'œil, nous avons coutume de le rafraîchir en appliquant légèrement sur les paupières, pendant quelques instants, une douce éponge trempée dans de l'eau fraîche. Le bandage est appliqué de nouveau soigneusement et de la même manière que la première fois. M. de Graefe conseille de pratiquer dans ces cas, chez les individus pléthoriques, surtout lorsque la marche de l'opération n'a pas été tout à fait régulière, une saignée du bras, en même temps qu'il donne à l'intérieur une solution nitrée. Généralement, les douleurs se calment avec le sommeil ; sinon nous n'hésitons pas à renouveler l'injection de morphine pendant la nuit.

Lorsque le malade, le lendemain de l'opération ou à une époque ultérieure, se plaint de douleurs dans l'œil ou dans le front et la tête du côté opéré, il est indispensable d'en rechercher la cause en examinant l'organe attentivement. Cet examen se fait le mieux à l'aide d'une simple bougie dont nous nous servons très-avantageusement pour l'éclairage latéral direct, ou en concentrant la lumière par un verre convexe sur les points isolés que nous devons soumettre à l'examen.

Le résultat de cet examen est loin d'être toujours le même. Dans un certain nombre de cas nous observons une coaptation défectueuse du lambeau, dont le bord peut déjà être le siége d'une infiltration, caractérisée par une coloration blanche jaunâtre et par des stries grisâtres qui, partant du bord du lambeau, se dirigent vers le centre de la cornée. Généralement, cet état s'annonce déjà avant l'ouverture des paupières par une légère tuméfaction de la paupière supérieure, surtout vers l'angle interne de l'œil, et par une sécrétion plus copieuse de larmes, dont on reconnaît, d'ailleurs, l'existence en observant l'humidité plus ou moins grande du linge placé sur l'œil, sous le bandeau compressif. Le meilleur moyen pour arrêter ce commencement de suppuration et pour forcer la coaptation du lambeau, est l'application d'un bandeau compressif très-serré. L'emploi de compresses glacées sur l'œil ou de sangsues à son voisinage

doit être rejeté de la manière la plus formelle comme étant réellement dangereux. Selon la durée des douleurs, nous renouvelons le bandeau serré plus
ou moins souvent, en faisant appliquer sur les paupières, pendant un quart
d'heure avant chaque pansement, des compresses imbibées d'une infusion de
camomille, à une température qui soit agréable au malade. (Nous commen-
mençons toujours avec 35 ou 40 degrés centigrades que l'on doit varier selon la
sensation éprouvée.) Les douleurs sont combattues le plus efficacement par les
injections sous-cutanées de morphine.

Dans d'autres cas, observés rarement, sauf chez des opérés atteints d'un marasme sénile avancé, nous trouvons, habituellement dans l'espace de vingt-
quatre à quarante-huit heures après l'opération, la paupière supérieure très-
gonflée et luisante, une sécrétion profuse de masses jaunâtres ou d'un gris
sale, presque liquides, dont nous voyons les traces sur les linges du bandeau
et que nous trouvons accumulées dans le grand angle de l'œil. En ouvrant les
paupières, nous voyons s'échapper ces mêmes matières mêlées de larmes, nous
constatons l'existence d'un chémosis conjonctival et d'une infiltration générale
de la cornée, infiltration plus prononcée dans le lambeau où nous voyons
s'établir petit à petit une suppuration diffuse se propageant sur toute la cornée.
Lorsque cette suppuration diffuse est très-bien établie, ni les médicaments ni
les bandages ne présentent plus une utilité quelconque ; des fomentations chaudes et plus tard des cataplasmes peuvent seuls servir à apaiser les douleurs.

En dehors de ces accidents qui prennent leur point de départ dans le lambeau, nous voyons surgir d'autres dangers du côté de l'iris. Ils ne se manifes-
tent ordinairement que quelques jours après l'opération, sauf dans les cas où
ils sont provoqués par des masses corticales retenues dans l'œil. Les malades
se plaignent au début de l'iritis de douleurs gravatives dans la région périor-
bitaire ; l'œil devient larmoyant, s'injecte et présente parfois un peu de chémosis séreux. L'humeur aqueuse est trouble et la pupille commence à se rétrécir. Dans ces circonstances, nous attachons la plus grande importance aux
instillations d'atropine ; nous employons alors une très-forte solution (je vais
jusqu'à une solution au centième) dont nous instillons entre les paupières une
goutte toutes les cinq minutes pendant une demi-heure ; nous répétons ces
instillations plusieurs fois par jour (1). Des injections sous-cutanées de morphine combattent les douleurs et procurent le sommeil, si salutaire dans ces
affections. En même temps, nous prescrivons des frictions mercurielles et

(1) Nous avons soin d'exercer pendant ce temps une légère compression avec la pulpe de l'index
vers l'angle interne de l'œil, pour éviter l'absorption de l'atropine par les conduits lacrymaux, et,
à l'aide d'un compte-gouttes tenu tout près de l'œil , nous laissons tomber l'atropine sur la surface
interne de la paupière inférieure légèrement renversée.

l'usage intérieur du calomel à doses réfractées. L'application des sangsues devant ou derrière l'oreille du côté opéré est d'un bon effet lorsqu'on n'a pas affaire à des individus trop affaiblis.

Lorsque cette iritis survient au moment de la cicatrisation et paraît provoquée par un prolapsus irien, nous persistons dans l'emploi du bandeau compressif, qui est certainement le moyen le plus utile pour accélérer la marche de la cicatrisation et pour éviter les modifications de courbure de la cornée qui résultent presque constamment de l'enclavement permanent d'une partie de l'iris dans la plaie. Les cautérisations de la hernie irienne sont toujours dangereuses dans ces circonstances, l'ablation ne devient profitable qu'après la cicatrisation du lambeau.

Le régime général ainsi que le traitement général des accidents doivent dépendre dans tous ces cas de la constitution des opérés, de leur âge et de leur tempérament. Nous donnons aux individus congestionnés de légères purgations et des boissons tempérantes ; aux individus âgés et affaiblis, un régime fortifiant, du vin, de la quinine, etc.

Extraction à lambeau, combinée avec l'Iridectomie.

L'extraction de la cataracte, dans les cas où des adhérences attachaient le cristallin au bord pupillaire ou à la face postérieure de l'iris, avait naturellement pour conséquence de rendre nécessaire l'excision d'une partie de l'iris. On avait l'habitude de pratiquer cette iridectomie, d'après le procédé de Wenzel, au moment où le couteau à cataracte traversait la chambre antérieure ; mais ce n'est pas de ces cas exceptionnels que nous voulons parler ici.

L'étude attentive des accidents qui deviennent la cause des insuccès après l'extraction à lambeau, a démontré que les inflammations prennent fréquemment leur point de départ dans la partie de l'iris qui a été contusionnée par le passage de la cataracte, ou exposée directement à la pression des masses corticales restées dans l'œil et gonflées au contact de l'humeur aqueuse ; de là cette pensée toute naturelle de livrer un passage plus facile à la cataracte sortante, en excisant préalablement la partie de l'iris située derrière le lambeau.

L'iridectomie ne fut pratiquée d'abord que dans les cas où l'iris avait été visiblement contusionné ou même poussé entre les bords de la plaie (de Graefe). Plus tard, on arriva à préférer cette combinaison de l'iridectomie avec l'extraction à lambeau pour tous les cas où il y avait lieu d'user de précautions toutes particulières (Mooren), comme, par exemple, lorsqu'un individu avait déjà perdu un œil par une iritis à la suite d'une opération de la cataracte, ou lorsque la dilatation lente ou imparfaite de la pupille, après les instillations d'atropine, indiquait, déjà avant l'opération, une certaine roideur de l'iris et une prédisposition prononcée de cette membrane à l'inflammation. Enfin, on a proposé, en dernier lieu, de combiner toujours l'iridectomie avec l'extraction à lambeau, en indiquant comme raison que le plus grand nombre de résultats heureux devait prévaloir sur les inconvénients de la déformation de la pupille (Jacobson).

La combinaison méthodique de l'iridectomie avec l'extraction à lambeau se faisait d'après deux manières différentes ; tantôt on exécutait l'opération de l'iridectomie plusieurs semaines (quinze jours à six semaines) avant l'extraction de la cataracte (Mooren) ; tantôt on pratiquait les deux opérations en même temps (Jacobson).

Le premier de ces procédés (à temps espacés) présente l'inconvénient de soumettre le malade à deux opérations et l'oblige, lorsqu'il n'habite pas la ville de l'opérateur, à un séjour prolongé ou à deux voyages. En revanche, il permet d'exécuter la kératotomie supérieure et de pratiquer la pupille artificielle en haut, avec l'avantage incontestable de placer alors le coloboma de l'iris sous la paupière supérieure et d'éviter ainsi presque complétement les inconvénients optiques d'une pupille déformée.

Par contre, l'iridectomie, faite en même temps que l'extraction à lambeau, abrége la durée du traitement, mais elle oblige l'opérateur à pratiquer la kératotomie inférieure et par conséquent à faire l'iridectomie en bas. En effet, la difficulté d'exciser en haut un lambeau de l'iris, sur un œil largement ouvert, est telle que l'on ne peut y penser sérieusement. On pourrait, il est vrai, conserver un pont cornéen au sommet du lambeau pour maintenir l'œil fixé pendant l'iridectomie ; mais, même dans ce cas, on s'expose encore à un écoulement de sang dans la chambre antérieure, lequel gêne la discision régulière de la capsule et surtout l'évacuation complète de la cataracte.

M. Jacobson qui a érigé en méthode générale l'extraction à lambeau, combinée avec l'iridectomie, taille le lambeau à la périphérie inférieure de la cornée et tout à fait dans le limbe conjonctival. C'est à lui que revient le mérite d'avoir attiré par son procédé l'attention des opérateurs sur la situation périphérique de la section et sur les grands avantages qui en résultent pour la guérison, avantages qu'il faut attribuer probablement à plusieurs causes. Ces causes sont : 1° la grande quantité de vaisseaux du limbe conjonctival qui explique aussi le fait très-connu que les lésions et les ulcérations de la cornée guérissent d'autant plus facilement qu'elles sont plus près du bord de la cornée ; 2° la possibilité d'exciser, après une section aussi périphérique, l'iris jusqu'à son bord ciliaire ; on empêche ainsi les masses corticales de se cacher derrière l'iris et de devenir, après leur gonflement, une cause d'irritation ;

3° la possibilité d'ouvrir avec le cystitome, une fois l'iridectomie faite, la capsule jusque dans le voisinage du bord cristallinien. La sortie complète de la substance corticale trouve sa raison surtout dans cette condition ; 4° l'expulsion plus facile de la cataracte dont le bord se trouve immédiatement près de l'ouverture et la franchit dans sa position naturelle, sans rotation autour de son axe.

Par contre, le lambeau périphérique prédispose bien plus que le lambeau classique au prolapsus du corps vitré, et cette circonstance a obligé M. Jacobson à prescrire l'emploi habituel et méthodique de l'anesthésie complète pendant cette opération.

Nous devons reconnaître que les statistiques publiées par l'auteur de cette méthode, renfermaient certainement le plus grand nombre de résultats favorables obtenus jusqu'alors dans l'extraction à lambeau ; mais il faut ajouter aussi que l'élargissement notable de la pupille par l'iridectomie pratiquée en bas, sans nuire à l'acuité de la vue, exerce une influence fâcheuse sur la tolérance des variations d'éclairage, produit ainsi des éblouissements gênants, augmente la difficulté d'orientation chez ces malades, et leur rend plus difficile de distinguer, sans changer de verres, des objets placés à des distances différentes (1).

Pour ce qui regarde le mode d'exécution de l'extraction à lambeau, combinée avec l'iridectomie, il ne se distingue de celui de l'extraction classique que par l'intercalation, entre le premier et le deuxième temps, de l'excision d'une partie de l'iris. Si l'on préfère conserver la fixation de l'œil pendant l'iridectomie, il faut ménager un pont cornéen à côté du sommet du lambeau.

La pince à fixation, une fois le premier temps exécuté, doit être remise entre les mains d'un aide, si l'opérateur veut couper lui-même l'iris. Dans ce cas, il introduit, de sa main gauche, la pince à iris sous le lambeau, en pressant légèrement avec sa partie convexe sur le bord sclérotical de la plaie, pour y entrer plus facilement ; puis il conduit la pince fermée le long de la surface postérieure de la cornée jusqu'à proximité du bord pupillaire. Ouvrant alors les branches de 3 à 4 millimètres, il saisit l'iris, l'attire au dehors et, le soulevant légèrement, enlève cette partie de la membrane, près de la cornée, par un ou deux coups des ciseaux qu'il tient de l'autre main.

Le sang qui s'écoule quelquefois après l'iridectomie, et qui peut masquer la pupille, est facilement évacué par de légères pressions exécutées sur l'œil

____

(1) C'est pour ces raisons que l'auteur de la méthode a déclaré (*Archiv für Ophthalmologie*, 1868, XVI, 2, p. 269), abandonner lui-même son procédé en faveur de la méthode de Graefe (voy. plus loin). M. Jacobson est d'avis que la méthode de Graefe tient compte de tous les progrès réalisé jusque-là, et doit sa supériorité à plusieurs causes que nous exposerons en traitant de cette opération.

à travers la paupière supérieure. Malgré ces manœuvres, s'il reste du sang dans la chambre antérieure, il faut procéder à l'ouverture de la capsule comme à l'ordinaire, et l'on verra, dès que la masse corticale pénétrera dans l'ouverture capsulaire, le sang se retirer vers la périphérie de la chambre antérieure. Le pansement, comme le traitement consécutif, ne diffère en rien de celui prescrit après l'extraction classique.

EXTRACTION DE LA CATARACTE, PAR UNE INCISION LINÉAIRE.

HISTORIQUE (1). —Au commencement du siècle dernier *Saint-Yves* (1707) (2) et *Pourfour du Petit* (1708) (3) firent les premiers des incisions linéaires dans la cornée pour extraire des cataractes ou des rudiments de cataracte tombées dans la chambre antérieure. Les incisions proposées par Siegwart Wardrop et Palucci ne méritent pas le nom d'incisions linéaires ; mais il est vrai que *Palucci* (4) a fait, dans un cas isolé, une section linéaire pour extraire une capsule cristallinienne remontée. Au commencement de ce siècle, *Gibson* (1811) (5) a fait de l'incision linéaire une méthode pour l'extraction des cataractes capsulaires ; il a introduit aussi la section linéaire comme opération des cataractes molles, après la discision préalable faite quelques semaines avant l'extraction. *Travers* (1814) (6) fut amené, par des études indépendantes de celles de Gibson, d'abord à réunir dans une seule opération l'acte préparatoire (luxation du cristallin dans la chambre antérieure à l'aide d'une aiguille introduite par la sclérotique) et l'extraction à travers une petite section de la cornée. Plus tard, il abandonna complétement l'opération préparatoire, il employa seulement une incision un peu plus grande (*quarter section*) pour les cataractes complétement molles. Si la cataracte était plus cohérente, il introduisait une curette et faisait sortir la cataracte par fragments. Quant aux cataractes dures, il déconseille les petites incisions comme insuffisantes et les réserve pour le

---

(1) Voy., pour plus de détails, les recherches historiques de M. de Graefe publiées en 1865, *Archiv für Ophthalmologie*, XI, 3, p. 80, et *Clinique ophthalmologique*. Édition française, par Éd. Meyer. Paris, 1867, p. 100.

(2) *Nouveau traité sur les maladies des yeux*. Paris, 1722.

(3) Méry, rapport à l'Académie royale des sciences, dans les *Mémoires* de cette Académie, 1708, page 310.

(4) *Histoire de l'opération de la cataracte faite à six soldats invalides*. Paris, 1750.

(5) *Practical observations on the formation of an artificial pupil in several deranged states of the eye*, to which are annexed Remarks on the extraction of the soft cataract, and these of the membraneous kind, through a puncture of the cornea. Illustrated by plates. London, 1811.

(6) *Further observations of cataract* (*Medico-chirurgical transactions of London* 1814).

procédé du lambeau. Après Gibson, mais indépendamment de celui-ci, *Friederich von Jaeger* (1812) enseigne à extraire les cataractes capsulaires, par une petite incision de la cornée et nomma cette opération : *extraction partielle*, dénomination qui a été remplacée plus tard par le nom d'*extraction linéaire* créé par Friederich et Édouard de Jaeger.

Abstraction faite de l'extraction des cataractes capsulaires, le procédé linéaire resta complétement négligé jusqu'au milieu de ce siècle ; il faut attribuer ce fait à l'incertitude qui régnait alors dans la détermination pratique de la consistance des cataractes. Éclairage oblique et atropine étaient alors inconnus ; la belladone même n'était pas encore généralement employée, et il est tout naturel que des erreurs nombreuses aient eu lieu quand il s'agissait de déterminer si la consistance de la cataracte permettait une petite incision. Dans cet état de choses, nous ne pouvons nous étonner qu'une méthode qui exige la plus grande certitude de diagnostic n'ait pu supporter la comparaison avec les méthodes employées par la plupart des opérateurs. — M. *de Graefe* (1) fut le premier qui en 1855 reprit ces études en se posant la question : Quelles sont les cataractes que l'on doit extraire à travers une section linéaire? Il établit alors nettement les indications de cette méthode et il donne la description du procédé dont il se sert. — En 1859, M. *Desmarres* (2) tenta de répandre l'extraction linéaire pour des cataractes consistantes en certaines circonstances, en proposant de broyer, au moyen de la curette de Daviel, le noyau contre la surface postérieure de la cornée. — Dans la même année, M. *de Graefe* (3) publia son premier travail sur la combinaison de l'extraction linéaire avec l'iridectomie, combinaison dont nous suivrons les différentes phases dans un article spécial.

CONSIDÉRATIONS GÉNÉRALES.

Les dangers de l'extraction à lambeau qui résultent d'une incision intéressant presque la moitié de la circonférence cornéenne et de la mauvaise coaptation du lambeau, ont dû naturellement conduire à l'idée de restreindre le plus possible la section destinée à livrer passage à la cataracte. D'autre part, on ne pouvait méconnaître que l'expulsion du cristallin à travers une plaie, trop petite pour laisser passer facilement la cataracte, ne dût amener la contusion des bords de la plaie et le tiraillement de ses angles. La pratique nous

(1) *Ueber die lineare Extraction des Staares nebst Bemerkungen ueber die Diagnose der Staar-consistenz, und ueber die Wahl der verschiedenen Operationsmethoden* (*Archiv fuer Ophthalmologie*, 1855, I, 2, p. 219).

(2) *Clinique européenne*, 1859, n° 3.

(3) *Ueber zwei Modificationen der Staaroperation* (*Archiv fuer Ophthalmologie*, 1859, V, 1, p. 158).

avertit, en effet, tous les jours, qu'il faut éviter soigneusement l'évacuation laborieuse de la cataracte, si l'on ne veut pas s'exposer à des accidents graves pendant la période de cicatrisation.

Par conséquent, l'étendue de l'incision cornéenne doit être en rapport direct avec la consistance de la cataracte et sa grandeur. Ce n'est donc que depuis l'époque où les moyens perfectionnés d'exploration nous mettent en état de juger avec exactitude de l'état particulier de la cataracte que ces études sur les moyens de restreindre, autant que possible, la grandeur de la plaie oculaire, ont pu être reprises fructueusement et sans compromettre la valeur du procédé en général. On pouvait dès lors déterminer la variété de cataracte à laquelle il était permis d'appliquer une autre incision que celle à lambeau. Pour cette nouvelle incision de la cornée on choisissait, autant que possible, la forme linéaire en adoptant aussi pour l'œil le principe chirurgical qui enseigne que les lèvres d'une plaie linéaire se réunissent facilement et presque spontanément.

C'est un des grands mérites de M. de Graefe que d'avoir établi le premier l'extraction linéaire sur son véritable terrain, et d'avoir restreint son usage à des groupes déterminés de cataractes.

EXTRACTION LINÉAIRE SIMPLE.

Indications. — Ce procédé ne convient qu'aux cataractes entièrement molles ou liquides, qu'elles se soient développées spontanément ou qu'elles résultent d'une blessure de la cristalloïde chez des individus jeunes.

Cette variété de cataracte s'observe presque exclusivement chez les enfants et chez les adultes jusqu'à l'âge de vingt à vingt-cinq ans. A un âge plus avancé, elle se développe parfois à la suite de maladies profondes de l'œil, et nous invite à un examen rigoureux de l'état fonctionnel avant de nous décider à l'opération. Si cet examen révèle l'absence de la faculté visuelle, l'opération de la cataracte ne pourrait plus avoir d'autre but que de rendre à la pupille son reflet noir habituel.

L'extraction d'une opacité capsulaire à travers une plaie linéaire de la cornée ne doit être conseillée que dans les cas où il n'existe pas de continuité directe entre les débris capsulaires et le bord de la pupille ; même alors, nous devons engager l'opérateur à une grande précaution et à l'abstention, si de légères tractions n'amènent pas l'opacité au dehors. Un tiraillement prolongé exercé sur l'iris ou sur les procès ciliaires devient fréquemment la cause d'iritis ou d'irido-cyclites pouvant amener la perte de l'œil. Nous indiquerons plus loin le procédé qui convient pour ces cas (voy. le chapitre *Opération de la cataracte secondaire par discision*).

Description du procédé de l'extraction linéaire simple.

(Voyez planches photographiques n°s 6 et 7.)

Avant l'extraction linéaire comme avant l'extraction à lambeau, nous avons coutume de donner au malade une légère purgation la veille de l'opération, et de lui instiller de l'atropine jusqu'à dilatation complète de la pupille ; nous ne permettons qu'une nourriture légère et peu abondante le matin même de l'opération.

Les instruments nécessaires pour l'opération sont : 1° Des écarteurs à ressort des paupières (voy. fig. 1, p. 4) ; 2° une pince à fixation (voy. p. 4,

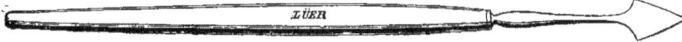

Fig. 28. — Couteau lancéolaire.

fig. 2) ; 3° un couteau lancéolaire large (fig. 28) ; 4° un cystitome de Graefe (voy. p. 17, fig. 7) ; 5° une curette large (fig. 29).

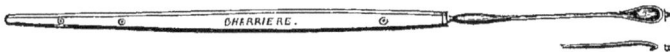

Fig. 29. — Curette large, A vue de face, B vue de profil.

On peut tenir prêt au besoin le couteau mousse pour agrandir la plaie, si cela est nécessaire, et des pinces à iris, avec des ciseaux courbes, pour le cas où il faudrait exciser un prolapsus de l'iris.

Premier temps : SECTION DE LA CORNÉE. — Le malade étant couché comme à l'ordinaire, l'opérateur assis devant sa tête, s'il s'agit de l'œil droit, ou derrière, s'il doit opérer l'œil gauche, place l'écarteur sous les paupières de la manière déjà indiquée plus haut (voy. p. 10), et avec la précaution de ne pas forcer inutilement l'écartement des paupières. Ayant pris dans la main gauche des pinces à fixation et dans la droite le couteau lancéolaire, le chirurgien saisit un pli conjonctival près du bord interne de la cornée et à l'extrémité nasale de son diamètre horizontal (fig. 30, p. 44), et procède à l'incision de la cornée de la manière suivante : Le couteau lancéolaire étant dirigé vers les pinces à fixation, l'opérateur appuie la pointe de l'instrument mis à plat, sur le point de la cornée qui est situé dans le diamètre horizontal de cette membrane et à 2 millimètres de distance de l'anneau sclérotical. Ayant produit à cet endroit une légère dépression (1), il pénètre dans la chambre antérieure et pousse la pointe du couteau, en le dirigeant parallèlement au plan de l'iris, tout droit dans la direction des pinces à fixation (voy. fig. 30), jusqu'à ce que la plaie ait atteint une étendue de 6 à 7 millimètres. Abaissant alors le manche de l'instrument vers la tempe du malade pour que la pointe se rapproche de la face postérieure de la cornée pendant que l'humeur aqueuse s'écoule, il retire le couteau lentement et en dilatant la plaie interne de la cornée. Cet agrandissement de la plaie interne, importante pour la régularité de l'ouverture, est facile à produire si, en retirant le couteau, on dirige le

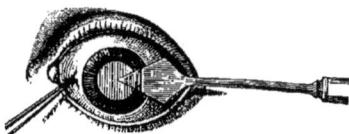

Fig. 30. — Incision linéaire.   Fig. 31. — Introduction du cystitome.

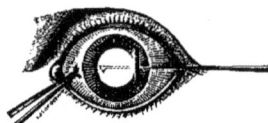

manche de l'instrument vers la joue du malade lorsqu'on veut agir sur l'angle supérieur de la plaie, ou vers le front lorsqu'il s'agit d'élargir la plaie à son angle inférieur.

Second temps : DISCISION DE LA CAPSULE. — Sans avoir enlevé la pince à fixation, on saisit le cystitome dont on place la petite lame à plat sur la lèvre externe de la plaie (voy. fig. 31); on déprime doucement cette dernière et on introduit l'instrument, le dos de la lame toujours en avant, dans la chambre antérieure le long de la face postérieure de la cornée. Arrivé à proximité du bord pupillaire interne (fig. 31, voy. la ligne ponctuée), on tourne le tranchant du cystitome vers la capsule que l'on ouvre, tout en retirant l'instrument jusqu'à ce que sa pointe soit arrivée à une courte distance du bord pupillaire externe. Si l'on a obtenu ainsi une large ouverture de la capsule, on remet la lame de l'instrument à plat, le dos tourné vers la plaie, et, en l'appliquant contre la face postérieure de la cornée, on la retire de la chambre antérieure de manière que la pointe du cystitome quitte la plaie la dernière.

(1) Cette manœuvre de dépression a pour but de traverser la cornée dans une direction perpendiculaire à sa surface et sans s'arrêter inutilement dans les lamelles de la membrane. Nous préférons cette manière d'agir à celle de placer d'abord l'instrument perpendiculairement à la surface de la cornée, puis d'abaisser le manche de l'instrument vers la tempe, aussitôt qu'on a pénétré dans la chambre antérieure. En dehors du danger de voir se casser à ce moment la pointe de l'instrument, un opérateur peu exercé peut, pendant cette manœuvre, glisser hors de la plaie ou blesser, en pénétrant dans la chambre antérieure, l'iris plus facilement que s'il dirige l'instrument, dès le début de l'incision, dans un plan parallèle à cette membrane.

Troisième temps : EXTRACTION DE LA CATARACTE. — Tout en maintenant l'œil fixé, on appuie légèrement le dos d'une large curette contre la
lèvre externe de l'incision pour entre-bâiller la plaie, en même temps que l'on
exerce, à l'aide des pinces à fixation ou du doigt, une douce pression sur la
partie interne du globe (voy. fig. 32). L'émulsion cristallinienne ne tarde pas à

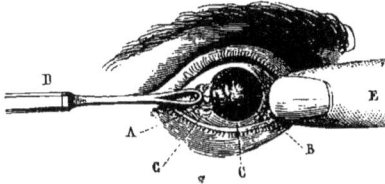

Fig. 32. — A. Incision de la cornée. — B. Pupille. — CC. Cataracte en partie sortie de l'œil
— D. Curette. — E. Doigt appuyant sur l'œil.

s'échapper d'entre les lèvres de la plaie. Nous laissons se fermer celle-ci en
enlevant la curette aussitôt que la pupille a recouvré sa coloration noire
foncée.

Il ne reste plus alors qu'à enlever la pince à fixation et l'écarteur des
paupières.

Lorsque la cataracte n'est pas sortie complétement, nous laissons retomber
les paupières, et tout en exerçant quelques frictions légères à travers la paupière supérieure sur la périphérie de la cornée, afin de ramener les masses
cristalliniennes dans le champ pupillaire, nous attendons patiemment la reproduction d'une partie de l'humeur aqueuse. Les débris, retenus dans l'œil, sont
ordinairement entraînés par le courant de l'humeur aqueuse, lorsqu'on lui
ouvre passage à travers la plaie. Ces manœuvres peuvent être répétées, à plusieurs reprises, sans le moindre danger pour l'œil, et sont de beaucoup préfé-
rables à l'introduction de la curette dans la chambre antérieure. D'ailleurs, la
rétention dans la chambre antérieure d'une faible partie de la cataracte ramollie
n'a pas d'influence remarquable sur le résultat de l'opération, parce que la
résorption de ces masses a lieu rapidement chez les individus jeunes. Néanmoins, pour les raisons émises à l'occasion de l'extraction à lambeau (voy.
p. 29), nous préférons évacuer les masses cristalliniennes aussi complétement
que possible ; en usant de patience et en répétant assez souvent les
manœuvres indiquées, on arrive presque toujours à ce résultat.

L'opération ainsi terminée, nous plaçons pendant quelques instants une
éponge trempée dans de l'eau fraîche sur les paupières fermées, et, après

avoir instillé quelques gouttes d'atropine entre les paupières, nous appliquons
le bandeau compressif, comme après l'extraction à lambeau ; l'autre œil
est maintenu fermé par des bandelettes de taffetas d'Angleterre.

Le traitement consécutif est des plus simples. Pendant les deux premiers
jours qui suivent l'opération, nous continuons l'application du bandeau que
nous avons soin de changer, matin et soir, en instillant, à chaque pansement,
quelques gouttes d'atropine dans l'œil. Après ce temps, tout en continuant les
instillations d'atropine, nous remplaçons le bandeau compressif par un petit
bandeau de soie noir flottant devant l'œil, et après quelques jours passés dans
une chambre obscure, nous habituons petit à petit le malade au jour. On peut
lui permettre de sortir quand toute irritation de l'organe opéré a disparu,
généralement au bout d'une semaine après l'opération, tout en prescrivant
encore l'usage de lunettes à verres bleus en forme de coquille.

DES ACCIDENTS QUI PEUVENT SURVENIR PENDANT ET APRÈS L'OPÉRATION.

Une mauvaise direction du couteau lancéolaire, après la ponction de la cornée,
peut amener la blessure de l'iris et l'ouverture immédiate de la capsule du
cristallin. Quant au premier de ces accidents, nous en avons parlé longuement
à l'occasion de l'extraction à lambeau. L'ouverture de la capsule avec la pointe
du couteau lancéolaire ne présente pas grand inconvénient : on n'a qu'à
retirer le couteau et à agrandir en cas de besoin l'incision de la cornée à l'aide
du couteau mousse dont on se sert de la manière déjà indiquée à propos de l'extraction à lambeau (voy. p. 23). L'opération est terminée comme à l'ordinaire.

Des accidents plus sérieux consistent dans le prolapsus de l'iris ou du corps
vitré ; en cas de prolapsus irien, nous ne suivons pas le conseil généralе-
ment donné d'en provoquer la réduction par de douces frictions sur la cornée
à travers la paupière supérieure, ou de le repousser à l'aide d'un instrument.
Il est vrai que ces manœuvres sont presque toujours suivies du résultat désiré ;
bien plus, souvent après l'expulsion de la cataracte, le prolapsus rentre
de lui-même ; mais il est hors de doute que cette partie de l'iris devient fréquemment le point de départ d'un processus inflammatoire qui peut compliquer d'un danger sérieux une opération ordinairement presque inoffensive. Ce
danger est surtout à craindre lorsque le prolapsus de l'iris a eu lieu après le
premier temps, parce que le cystitome, en pénétrant dans la chambre antérieure
ainsi qu'en sortant, peut aussi bien que les masses cristalliniennes, contu-
sionner la portion d'iris qui fait prolapsus. Voilà pourquoi nous n'hésitons
jamais à enlever, par un coup de ciseaux, la partie herniée de l'iris, saisie
de la manière ordinaire avec des pinces. Cette petite iridectomie agrandit

la pupille normale d'une manière presque insignifiante, parce qu'elle ne peut jamais enlever le bord pupillaire de l'iris que jusqu'à la lèvre interne de l'incision. Elle est, d'ailleurs, indispensable lorsque le prolapsus irien persiste après l'expulsion de la cataracte, parce qu'en la négligeant le lambeau hernié reste enclavé dans la plaie ; il peut devenir ainsi la cause d'une cicatrisation vicieuse, même d'une irritation permanente, et, comme toutes les synéchies de l'iris, provoquer les dangers les plus graves pour l'organe visuel.

Le prolapsus du corps vitré est un accident bien plus rare ; il peut être causé par le cystitome, lorsque celui-ci pénètre directement à travers une cataracte mince dans le corps vitré, ou par une contraction violente des muscles de l'œil, ou enfin par une pression maladroite sur le globe oculaire. Si cet accident survient avant l'expulsion de la cataracte, il faut procéder immédiatement à l'extraction du cristallin au moyen d'une curette introduite dans l'œil. En dehors de l'inconvénient d'une expulsion devenue ainsi plus difficile et ordinairement plus incomplète, il faut signaler encore l'enclavement d'une portion du corps vitré dans la plaie. Nous appliquons, dans ce cas, le bandeau compressif serré dont nous continuons l'emploi pendant plusieurs jours. Malgré cette précaution, on observe quelquefois une irritation des lèvres de la plaie, et la formation d'une cicatrice beaucoup plus apparente que la ligne blanchâtre presque imperceptible, qui indique ordinairement la place de l'incision linéaire dans la cornée.

Si l'opérateur avait commis une erreur de diagnostic au point de vue de la consistance de la cataracte, et qu'il reconnût après coup l'existence d'un noyau de grandeur moyenne, il faudrait agrandir la plaie cornéenne à l'aide du couteau mousse, exciser une portion de l'iris et pratiquer l'extraction du noyau à l'aide de la curette.

En cas de présence dans le champ de la pupille d'opacités capsulaires, après l'expulsion de la cataracte, on parvient facilement à les extraire en introduisant, par la plaie cornéenne, des pinces ou un petit crochet.

On a rarement l'occasion d'observer, après une opération normale, des accidents graves pendant la période de la guérison.

En cas d'iritis consécutif, il faudrait suivre les mêmes prescriptions que celles indiquées après l'extraction à lambeau (voy. p. 36) (1).

_____

(1) Nous voulons mentionner ici les expériences reprises dans ces derniers temps, surtout en Angleterre, pour extraire les cataractes entièrement ramollies par succion ou aspiration, à l'aide d'une aiguille à succion construite par M. Langier en 1847, et modifiée avantageusement par Bowman. L'introduction de cet instrument est précédée d'une petite incision linéaire de la cornée et de l'ouverture de la capsule. — Il paraît évident que les cataractes entièrement liquides, qui seules peuvent être opérées par l'aiguille à succion, sortiront aussi bien directement et par les manœuvres ordinaires à travers la section linéaire. Une ouverture de la cornée est aussi indispensable pour l'introduction de l'instrument aspirant, dont l'emploi semble ainsi superflu.

DE L'EXTRACTION LINÉAIRE COMBINÉE AVEC L'IRIDECTOMIE.

CONSIDÉRATIONS GÉNÉRALES.

La guérison rapide et facile des sections linéaires de la cornée, comparée aux dangers auxquels l'œil est exposé par l'ouverture en forme de lambeau, a provoqué naturellement le désir de pouvoir appliquer la méthode linéaire aux variétés de cataracte réservées pour l'extraction à lambeau. Les premières tentatives faites dans le but d'étendre l'extraction linéaire aux cataractes dures renfermant un grand noyau consistant, démontrèrent bien vite les graves dangers auxquels on s'expose lorsqu'on veut forcer l'expulsion de la cataracte à travers un passage trop étroit. La contusion violente de l'iris et des bords de la plaie qui résulte d'une inégalité entre la grandeur, la consistance de la cataracte et l'exiguïté de l'ouverture, devait compromettre gravement la guérison, et les résultats de cette manière d'agir étaient tels, que l'usage de l'extraction linéaire restait pour tous les observateurs judicieux et consciencieux restreint aux cataractes entièrement molles.

L'attention de ceux qui continuaient ces études devait se porter naturellement sur la possibilité d'élargir le passage et de faciliter, en outre, l'expulsion d'une cataracte renfermant un noyau, soit par son broiement préalable (*Desmarres*), soit par l'emploi d'instruments à traction. Dans ce but, on augmenta d'abord l'étendue de l'incision linéaire jusqu'à lui faire comprendre un quart de la circonférence cornéenne, abandonnant ainsi, dans une certaine mesure, le principe d'une plaie linéaire tout en conservant à l'incision la forme d'une fente dont les bords tendaient à se réunir exactement une fois le cristallin passé. A cet élargissement de la plaie cornéenne, placée près du bord sclérotical, on ajoutait l'excision d'une partie de l'iris (*de Graefe*), pour dérober cette membrane aux dangers de la contusion, et pour agrandir l'ouverture pupillaire, dont la contraction pouvait s'opposer facilement à l'application convenable d'une curette (plus large, plus plate et munie d'un bord plus tranchant que la curette de Daviel) qui devait attirer la cataracte au dehors. Cependant M. de Graefe, qui, le premier, proposa l'extraction linéaire combinée avec l'iridectomie et l'application d'une curette (voy. *Archiv fuer Ophthalmologie*, 1859, V, 1, p. 158), ne voulait l'employer que dans certaines variétés de cataracte dont le noyau est de grandeur moyenne et la substance corticale ramollie et copieuse. Il proposa de substituer ce procédé à l'extraction à lambeau, surtout dans les cas où cette dernière paraît dangereuse pour des raisons de santé générale, telles que le marasme sénile, un catarrhe invétéré des bronches, l'asthme ou d'autres affections qui ne permettent pas un séjour prolongé du malade au lit. Il recommande encore ce procédé pour les cataractes molles adhérentes et enfin lorsque la cataracte renferme un corps étranger. — *M. Waldau* entreprit de généraliser la méthode, en comprenant dans ses indications les cataractes séniles. Il avait construit des instruments à tractions qui avaient la forme d'une large curette à rebords ; celle-ci introduite derrière le noyau, forçait, en effet, le passage des cataractes les plus dures à travers l'incision linéaire pratiquée au bord externe de la cornée. Cependant les résultats obtenus par ce procédé employé comme méthode générale, n'étaient pas assez heureux pour faire abandonner, à son profit, la méthode classique de l'extraction à lambeau.

Le procédé de l'incision linéaire combinée avec l'iridectomie et l'extraction de la cataracte à l'aide d'une curette, subit entre les mains de M. *Critchett* des modifications importantes. Ce chirurgien donna à l'incision des dimensions plus considérables (jusqu'à un tiers de la circonférence cornéenne) et la pratiqua au bord supérieur de la cornée (voy. fig. 33) pour que la déformation de la pupille par l'iridectomie se trouvât cachée derrière la paupière supérieure. Cette manière de procéder réduit, en effet, considérablement les inconvénients que l'on peut reprocher à l'agrandissement pupillaire. M. Critchett remplaçait, en outre, les curettes de M. Waldau par une autre curette bien moins épaisse, complétement plate et n'ayant

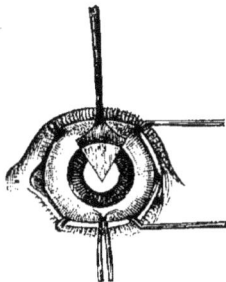

Fig. 33. — Incision linéaire au bord supérieur de la cornée.

de rebord qu'à son extrémité (voyez fig. 34). Mais malgré les modifications

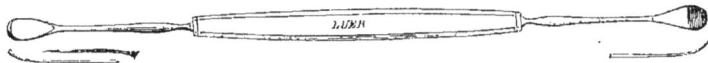

Fig. 34. — Curette de Critchett.

importantes (une incision plus longue et un instrument plus propre à saisir la cataracte) qui distinguent essentiellement le procédé anglais (*spoon extraction*) de celui de Waldau, il ne pouvait pas prétendre à remplacer d'une manière générale la méthode de l'extraction à lambeau. Il est vrai que dans le procédé anglais, le traitement consécutif est plus court et plus simple; le nombre des yeux opérés avec un succès complet était à peu près le même qu'après l'extraction à lambeau, mais le nombre des guérisons imparfaites était bien plus grand après l'extraction linéaire qu'après l'extraction à lambeau.

. Par conséquent, l'extraction linéaire avec iridectomie ne pouvait être considérée à cette époque que comme un procédé exceptionnel, applicable seulement à de certaines formes de cataracte ; il n'y avait pas de raison d'abandonner alors le procédé classique pratiqué depuis un si grand nombre d'années,
et sur une large échelle, pour ce nouveau procédé, exigeant d'ailleurs que les
chirurgiens se familiarisent avec des manœuvres inaccoutumées, et se prému-
nissent contre des difficultés inattendues.

Tel était l'état de la question qui nous occupe, lorsque M. *de Graefe* fut
amené, par des études continuelles et des recherches actives, à proposer un
procédé nouveau qui, réalisant plus complétement les avantages de l'incision
linéaire et l'expulsion facile des cataractes séniles, fut immédiatement appliqué
sur une large échelle par l'auteur même, ainsi que par un certain nombre de
chirurgiens ; de sorte que, dans un temps relativement court, ce nouveau
procédé gagna le suffrage de tous ceux qui avaient pu se persuader des grands
avantages qu'avaient réalisés les combinaisons heureuses du professeur de Berlin.

Nous pouvons résumer les avantages que cette méthode présente sur les
autres méthodes linéaires dans les points suivants :

1° La situation et la forme de la plaie. L'incision, remplissant aussi complétement que possible les conditions d'une plaie linéaire, occupe une situation
très-périphérique, et se trouve juste à l'endroit où se rencontrera le bord du
cristallin une fois l'humeur aqueuse écoulée. La cataracte pourra donc sortir,
après l'excision de l'iris, directement et sans faire le mouvement de bascule en
avant, indispensable quand l'incision est située dans la cornée même. Cette
situation très-périphérique donne en outre un caractère moins dangereux à
l'opération, puisque l'observation des blessures et des opérations a fourni souvent la preuve que les plaies situées à la jonction de la cornée et de la sclérotique se trouvent dans des conditions de cicatrisation plus favorables, et présentent moins de dangers pendant la guérison que celles situées dans la cornée
même.

2° L'iris, à la suite de la section périphérique de la cornée, peut être excisé jusqu'à son bord ciliaire. Il devient alors possible de pratiquer l'ouverture
de la capsule jusqu'à l'équateur de la cataracte, d'obtenir une sortie plus facile de cette dernière ainsi que l'expulsion plus complète des masses corticales
qui quittent le noyau au moment où il traverse la plaie de la cornée. En effet,
ces débris cristalliniens restés dans l'œil se cachent habituellement derrière
l'iris dans le voisinage de la section cornéenne.

3° La cataracte glisse facilement à travers cette incision linéaire sans qu'il
soit nécessaire d'introduire un instrument tracteur dans l'œil. Cet avantage
annihile le grave reproche que l'on était en droit d'adresser à la méthode d'ex-

traction à curette : la nécessité d'introduire la curette dans le globe oculaire, nécessité qui, de l'avis de tous les observateurs, est dans cette méthode une des principales causes du grand nombre des résultats imparfaits.

4° La plaie est recouverte par un lambeau conjonctival, circonstance qui augmente sans doute la rapidité de la guérison, si elle n'a pas une influence notable sur le succès définitif de l'opération.

Enfin, la forme vraiment linéaire de la plaie permet d'employer sans le moindre danger les manœuvres utiles pour faire sortir aussi complètement que possible la substance corticale.

Ces avantages, et plus que toutes les considérations théoriques, le chiffre des résultats publiés permettent incontestablement de remplacer tous les autres procédés d'extraction linéaire par celui de M. de Graefe. Par conséquent, nous donnerons dans tous ses détails la description de ce procédé.

EXTRACTION LINÉAIRE PÉRIPHÉRIQUE (PROCÉDÉ DE GRAEFE).

(Voyez planches photographiques nᵒˢ 8-13).

Indications. — L'extraction linéaire avec iridectomie avait trouvé son véritable terrain dans les cas de cataracte composée d'un noyau relativement peu volumineux et d'épaisses masses corticales ramollies. Le nouveau procédé, qui permet même aux cataractes les plus grandes et les plus consistantes une sortie facile sans emploi d'instrument à traction, a étendu le terrain primitif de la méthode linéaire à toutes les cataractes séniles. Il peut donc remplacer l'extraction à lambeau ordinaire.

Description du procédé de Graefe.

Le malade, préparé la veille de la manière ordinaire, par une légère purgation et par des instillations d'atropine dans l'œil, est couché convenablement, et l'opérateur se place à côté de lui, devant sa tête s'il doit opérer l'œil gauche, derrière sa tête pour l'œil droit.

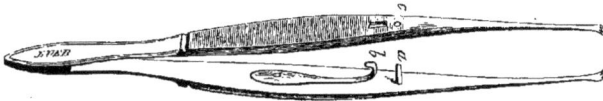

FIG. 35. — Pinces à fixation à ressort (*b*).

Les instruments nécessaires pour l'opération sont : 1° des écarteurs à ressort; 2° une pince à fixation de Waldau, avec ressort (fig. 35); 3° un couteau de Graefe (fig. 36) ; 4° des pinces à iris, droites et courbes, d'un

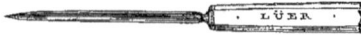

FIG. 36. — Couteau à cataracte de Graefe.

très-petit modèle indiqué par de Graefe (fig. 37 et 38); 5° une paire de
ciseaux coudés (fig. 39) ; 6° un cystitome coudé (fig. 40) ; 7° une curette (de
Graefe) de caoutchouc durci (fig. 41).

Premier temps. — SECTION PÉRIPHÉRIQUE. — Après avoir placé l'écarteur
sous les paupières avec les précautions déjà indiquées, l'opérateur fixe le

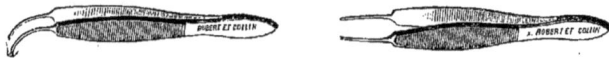

FIG. 37 et 38. — Pinces à iris courbes et droites (modèles de Graefe).

globe oculaire et l'attire doucement en bas, en saisissant immédiatement au-
dessous du bord inférieur de la cornée un large pli conjonctival au moyen de

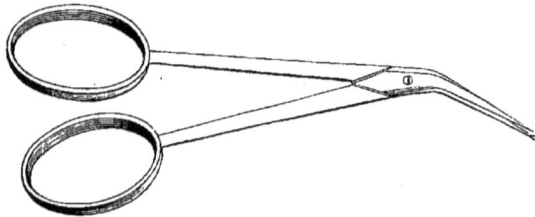

FIG. 39. — Ciseaux coudés.

la pince. Avec le couteau étroit, dont le tranchant est tourné en haut et le plat
en avant, il ponctionne la sclérotique au point A (de la fig. 42) situé à une

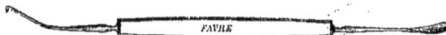

FIG. 40. — Cystitome coudé.

distance d'une demi-ligne à peu près du bord cornéen, et de deux tiers de ligne
au-dessous de la tangente au sommet de la cornée (1). La pointe du couteau,

---

(1) La figure 42 indique les points de ponction et de contre-ponction, ainsi que le point vers
lequel la pointe du couteau doit être dirigée au moment où il pénètre dans la chambre antérieure.

en pénétrant dans la chambre antérieure, est dirigée d'abord vers le centre de la cornée, jusqu'à ce que l'instrument se soit avancé de 7 à 8 millimètres ; tout en abaissant alors le manche de l'instrument, on en relève la

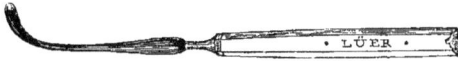

Fig. 41. — Curette de Graefe.

pointe pour la conduire sous le bord sclérotical vers le point de la contre-ponction B de la fig. 42. Ce dernier doit être symétrique au point de ponction, c'est-à-dire situé à la même distance du bord de la sclérotique et de

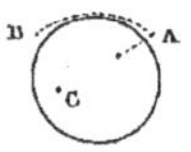

Fig. 42. — Incision linéaire de Graefe : A. Ponction. — B. Contre-ponction. — C. Point sur lequel la pointe du couteau est dirigée en pénétrant dans la chambre antérieure.

la tangente au sommet de la cornée : on sent que la contre-ponction est faite quand la pointe n'éprouve plus de résistance; on tourne alors le tranchant du couteau, dirigé jusque-là en haut, obliquement en avant vers le bord de la cornée, et l'on imprime à l'instrument un mouvement de scie en l'enfonçant de toute sa longueur et en le retirant ensuite. Ce dernier mouvement suffit le plus souvent pour achever la section du bord de la sclérotique, sinon on répète le mouvement de scie jusqu'à ce que le couteau, ayant coupé la dernière bride du tissu sclérotical, se trouve libre et mobile sous la conjonctive. Pour sectionner celle-ci, on dirige le tranchant du couteau en avant et même un peu en bas, afin d'éviter une longueur exagérée du lambeau conjonctival.

Quelques opérateurs préfèrent placer l'incision tout entière dans la cornée, et indiquent pour raison de cette manière d'agir une disposition moins prononcée au prolapsus du corps vitré. Depuis que nous exécutons la méthode exactement selon les règles indiquées par M. de Graefe, nous voyons survenir cet accident si rarement que nous ne sommes pas disposé à abandonner les avantages d'une incision périphérique, d'autant moins que nous croyons pouvoir attribuer en grande partie à ces avantages les bons résultats obtenus par la méthode de Graefe.

M. Ad. Weber a construit un couteau lancéolaire de forme particulière (fig. 43) avec lequel on obtient une incision linéaire analogue à celle que nous venons de décrire. On l'introduit à la base de la cornée dans un plan parallèle à cette base, et on l'avance dans la chambre antérieure jusqu'au point opposé à la ponction. M. Weber recommande deux couteaux de grandeur différente selon la grandeur de la cataracte.

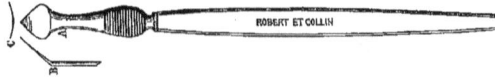

FIG. 43. — Couteau lancéolaire de Weber.

Deuxième temps. — IRIDECTOMIE. — Après avoir confié la pince à fixation à un aide, on saisit le lambeau conjonctival avec la pince droite à iris, et on

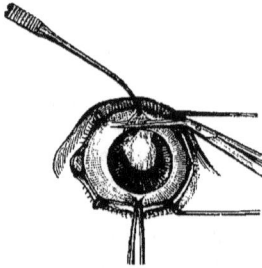

FIG. 44. — Iridectomie.

le renverse sur la cornée; le prolapsus de l'iris apparaît alors complétement à nu. A l'aide de la même pince on saisit l'iris vers la partie externe de la plaie et on l'attire doucement; il se déploie généralement sous la forme d'un lambeau triangulaire qu'on incise dans l'angle de la plaie même; puis on attire l'iris de nouveau; par un second coup de ciseaux, on le détache au centre et par un troisième à l'angle interne de la plaie (fig. 44). L'incision de l'iris doit être pratiquée aussi soigneusement que possible, et cela pour éviter des enclavements iriens dans les angles de la plaie. Pour être tout à fait rassuré à ce sujet il faut observer attentivement après l'iridectomie si le sphincter de l'iris est rentré dans la chambre antérieure, et favoriser sa rentrée par des pressions douces exécutées avec le dos de la curette de caoutchouc sur les angles de la plaie.

Troisième temps. — OUVERTURE DE LA CAPSULE. — Après avoir repris la pince à fixation des mains de l'aide, on ouvre, à l'aide du cystitome coudé, la capsule par deux incisions qui, partant toutes deux du bord inférieur de la pupille, montent l'une vers son bord nasal, l'autre vers son bord temporal jusqu'au bord supérieur du cristallin. Il est important d'introduire le cystitome avec précaution dans la chambre antérieure en le conduisant à plat le long de la surface postérieure de la cornée. Lorsque la pointe de l'instrument a pénétré dans la capsule, on fait bien de la placer presque parallèlement à la surface de la capsule pour ne pas pénétrer trop profondément dans la cataracte; en négligeant cette précaution, il arrive facilement que l'on provoque la luxation de cette dernière.

Pour obtenir une ouverture encore plus complète de la capsule, M. Ad.

Weber se sert d'un crochet double dont les dents très-fines sont placées l'une au-dessous de l'autre (voy. fig. 45). Il le conduit dans la capsule d'un côté de

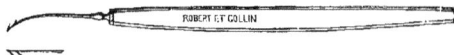

Fig. 45. — Crochet double de Weber.

la pupille à l'autre et des deux angles de la plaie capsulaire vers l'incision de la cornée, et il coupe alors les lambeaux de la capsule qui peuvent rester attachés au crochet. — J'ai fait construire un cystitome (fig. 46) que l'on introduit

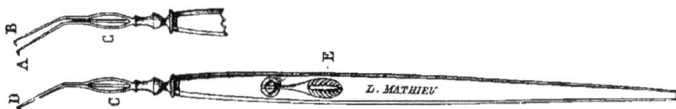

Fig. 46. — Cystitome double de Meyer.

comme à l'ordinaire dans la chambre antérieure ; arrivé au bord inférieur de la pupille, il se dédouble par une pression sur la pédale et pratique, lorsque on le ramène vers le bord de la cornée, une large ouverture centrale dans la capsule. Avant de le retirer de la plaie, je le laisse se refermer et amener au dehors le lambeau capsulaire qui fait seulement défaut lorsqu'on a incliné trop fortement l'instrument de crainte de l'enfoncer dans la cataracte. En ce cas, il arrive souvent qu'une pointe seulement pénètre dans la capsule qui se trouve alors ouverte comme par le cystitome ordinaire.

Quatrième temps. — EXTRACTION DE LA CATARACTE. — La sortie du cristallin est effectuée de la manière suivante :

On prend une curette large et l'on appuie légèrement le dos de l'instrument contre la sclérotique tout près du milieu de la plaie, afin de rendre cette dernière béante, en même temps qu'à l'aide des pinces à fixation on attire le globe de l'œil doucement en bas (fig. 47). Pendant cette manœuvre, les masses corticales s'avancent, et le bord supérieur du noyau commence à se présenter ; pour en faciliter l'expulsion, on fait glisser doucement le dos de la curette sur la sclérotique, d'un angle de la plaie à l'autre, et *vice versa* (manœuvre de glissement). La pression doit être augmentée graduellement et avec prudence jusqu'au moment où le plus grand diamètre du noyau franchit la plaie. Graduellement aussi on la diminuera alors, en même temps que l'on éloigne la curette de la plaie en glissant sur la sclérotique, de bas en haut, suivant une ligne correspondant au milieu de la plaie. Au moment où le bord inférieur du

noyau quitte la plaie, il est avantageux, pour éviter un écartement inutile des
lèvres de la plaie, de diriger le globe de l'œil un peu en haut, et c'est dans
cette position qu'on doit enlever la pince à fixation. C'est aussi le moment de
retirer l'écarteur des paupières.

Un autre moyen indiqué par M. de Graefe, pour amener l'expulsion de la
cataracte, est le suivant : le dos d'une curette de caoutchouc est appliqué
sur la sclérotique vers le bord inférieur de la cornée (fig. 48). Une légère

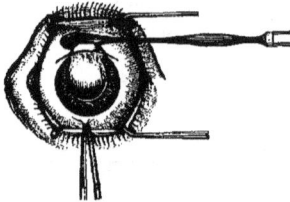

Fig. 47. — Sortie du cristallin par   Fig. 48. — Sortie de la cataracte avec application
glissement.   de la curette de caoutchouc au bord inférieur de
                                          la cornée.

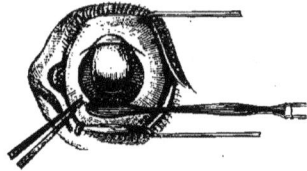

pression sur cette région, exercée dans la direction du centre du globe, fait
paraître le bord supérieur du cristallin dans la plaie. On dirige alors la curette,
légèrement inclinée en avant, sur la cornée, de bas en haut, de manière à
pousser pour ainsi dire la cataracte hors de la plaie. Si l'on se sert de cette
seconde manière, il faut placer, dès le commencement de l'opération, la pince
à fixation un peu plus vers le côté nasal de la périphérie cornéenne, pour avoir
la place nécessaire à une bonne application de la curette. Dans quelques cas
d'expulsion difficile de la cataracte, il paraît utile de confier la pince à fixation
à un aide et de faciliter la sortie du cristallin par une seconde curette appliquée
sur le bord sclérotical de l'incision, qui s'ouvre ainsi plus aisément.

Cinquième temps. — Il arrive fort souvent que toute la substance corticale
n'accompagne pas le noyau à sa sortie. Pour des raisons déjà indiquées, il
importe de la faire sortir de l'œil aussi complétement que possible ; dans ce
but, après avoir laissé les paupières fermées au moins jusqu'à ce que l'humeur
aqueuse se soit partiellement reproduite, on pratique de douces frictions à
travers la paupière supérieure, comme nous l'avons déjà décrit plus haut
(voy. p. 29), pour réunir les masses corticales autant que possible dans le
champ pupillaire ; puis on fait regarder le malade en bas, et en faisant entre-
bailler la plaie par une légère pression à travers la paupière supérieure relevée,
on repousse à travers l'inférieure les débris cristalliniens vers la plaie. Lorsque

la pupille apparaît tout à fait noire, il nous reste à nettoyer la plaie et l'œil, en enlevant avec précaution et à l'aide de petites pinces les caillots sanguins qui s'y trouvent ordinairement. Enfin, on évacue une dernière fois l'humeur aqueuse souvent mêlée d'un peu de sang, et on place le lambeau conjonctival sur la plaie, en glissant avec la face convexe des petites pinces courbes, ou avec le dos de la curette de caoutchouc, de la cornée sur la sclérotique; cette manœuvre fait sortir en même temps d'entre les lèvres de la plaie les débris de la substance corticale et du pigment irien parfois cachés à cet endroit.

Pansement et traitement consécutifs.

Le pansement est le même que celui de l'extraction à lambeau.

Il n'y a que peu de choses à dire sur le traitement qui suit l'opération. Le bandeau compressif, renouvelé pour la première fois cinq ou six heures après l'opération, doit être changé ensuite deux fois par jour. Par rapport à la lumière, il faut prendre, pendant les premiers jours, les précautions usitées après toute opération de cataracte. On doit recommander le repos, mais moins rigoureusement pourtant qu'après l'opération de l'extraction à lambeau. Au besoin, les malades peuvent déjà passer les premiers jours hors du lit. Dans le régime, on peut permettre tout ce qui n'échauffe pas et ne rend pas nécessaire le mouvement des mâchoires. Dans le cas où une portion des masses corticales est restée dans l'œil, j'instille déjà, lors du premier renouvellement du pansement, quelques gouttes d'atropine, et je répète ces instillations à chaque nouveau pansement, sauf dans les cas où la sécrétion conjonctivale est augmentée par un catarrhe préexistant, ou montre une tendance à s'accroître après l'opération. Si la substance corticale a été expulsée complétement, on instille de l'atropine dès le deuxième jour pour empêcher les adhérences des bords de la pupille artificielle au sac capsulaire. On peut remplacer le bandeau compressif après trois ou quatre jours par le petit bandeau flottant, et permettre au malade de sortir vers la fin de la deuxième semaine en protégeant ses yeux par des lunettes bleues. Lorsque l'opération a été tout à fait normale, il est rare de voir survenir des écarts dans la marche normale de la guérison.

DES ACCIDENTS QUI PEUVENT SURVENIR PENDANT L'OPÉRATION.

Si, pendant l'application de l'écarteur à ressort ou des pinces à fixation, le malade se débat beaucoup, on fait mieux d'employer, jusqu'à l'anesthésie complète, le chloroforme, dont les inconvénients, en raison de la forme linéaire de la plaie, sont naturellement moins à craindre dans cette opération que dans l'extraction à lambeau. Je l'emploie également si la palpation du globe oculaire me fait reconnaître une pression interne oculaire très-notable.

Quand on a mal choisi le point de ponction par rapport au bord de la cornée, et que le couteau est déjà entré dans la chambre antérieure, on doit le retirer et s'abstenir pour le moment de continuer l'opération. La plaie, extrêmement insignifiante, est bientôt guérie et, après peu de jours, on peut recommencer l'opération. Si le point de ponction est à la distance normale du bord de la cornée, mais trop haut ou trop bas, on peut compenser cette différence par le choix du point de contre-ponction sans changer la grandeur de l'incision ; il n'en résulte d'autre inconvénient qu'une légère déviation du colobome qui, selon la règle, devait être dirigé droit en haut.

Quand on a conduit la pointe du couteau vers un endroit de contre-ponction autre que celui qui est prescrit, et que l'on s'en est aperçu avant que la pointe ait percé le bord sclérotical, on peut retirer sans crainte la pointe de l'instrument jusque dans la chambre antérieure, pour la diriger ensuite vers le vrai point de contre-ponction ; la forme du couteau empêche l'écoulement de l'humeur aqueuse. Cette dernière s'échappe aussitôt que la pointe du couteau, au moment de la contre-ponction, a traversé la sclérotique et soulève parfois la conjonctive sous la forme d'une vésicule assez considérable. Ce soulèvement, qui n'est pas sans effrayer lorsqu'on l'observe pour la première fois, ne doit changer en rien notre manière d'agir ; il disparaît ordinairement avec la section du lambeau conjonctival, pendant laquelle il ne faut pas négliger de diriger le tranchant du couteau tout à fait en bas.

Si l'iris n'a pas fait spontanément prolapsus dans la plaie, circonstance qui s'explique par les synéchies du bord pupillaire ou, en leur absence, par la force relativement petite de la pression intra-oculaire, nous agissons de différentes manières. En cas de synéchies, il faudrait, comme dans l'iridectomie, introduire des pinces courbes dans la chambre antérieure ; lorsque la pression intra-oculaire seule ne suffit pas pour amener la procidence de l'iris, nous la provoquons facilement en promenant hardiment, d'après le conseil de M. de Graefe, une éponge fine et légèrement mouillée sur la cornée, en la dirigeant du nez vers la tempe. — L'écoulement du sang dans la chambre antérieure qui suit quelquefois l'excision de l'iris, surtout lorsqu'on n'a pas attiré cette membrane suffisamment au dehors, peut devenir gênant pour l'exécution exacte de la cystitomie ; on peut essayer de faire écouler le sang en entrebâillant légèrement la plaie, mais dans la plupart des cas on sera forcé de passer outre, et nous pouvons ajouter qu'avec un peu d'habitude on réussit malgré l'épanchement de sang à ouvrir la capsule.

Le prolapsus du corps vitré survient à la suite d'une plaie trop périphérique, ou par les contractions musculaires volontaires du malade, ou enfin par une

pression trop forte des instruments sur l'œil ; d'autres fois il faut l'attribuer à
une prédisposition morbide de l'œil (atrophie ou même absence partielle de la
zonule). Il présente naturellement le plus grand inconvénient, lorsqu'il a lieu
avant l'expulsion de la cataracte. Si par hasard cet accident se produit déjà
après le premier temps, nous conseillons d'enlever, sans retard, la pince à fixation et l'écarteur à ressort, et de soumettre le malade à l'action du chloroforme
jusqu'à l'anesthésie la plus complète. Un aide exercé peut alors de ses doigts
écarter doucement les paupières, tandis que l'opérateur accomplit avec précaution les différents actes de l'opération. Il devient presque toujours nécessaire alors de se servir de la curette pour faire sortir le cristallin, parce que
toutes les autres manœuvres pourraient augmenter la procidence du corps
vitré sans amener avec autant de sécurité l'expulsion de la cataracte.

Lorsqu'au contraire le prolapsus du corps vitré a lieu après l'excision de
l'iris, ou après la discision de la capsule, nous conseillons d'introduire immédiatement la curette dans l'œil pour extraire le cristallin du même coup. Il va
sans dire que, dans tous ces cas, on n'a plus qu'à fermer les paupières en
négligeant le cinquième temps, pour appliquer immédiatement le bandage
compressif.

Les anomalies de la guérison exigent le même traitement qu'après l'extraction à lambeau (voy. p. 34). Il est rare de voir survenir un accident sérieux
après deux ou trois jours d'une marche normale de la guérison.

On a observé, à différentes reprises, des épanchements de sang dans la
chambre antérieure survenant le lendemain ou le surlendemain de l'opération,
et même plus tard encore, persistant quelquefois pendant quelques jours et se
renouvelant même après une résorption complète. Ces petites hémorrhagies
qui proviennent du canal de Schlemm ou des bords du colobome de l'iris, ne
sont jamais considérables et disparaissent par l'emploi prolongé du bandage
compressif.

Il n'est pas rare de voir survenir, le deuxième, le troisième et même le qua-
rième jour après l'opération, un léger chémosis séreux sans tuméfaction des paupières, sans augmentation de la sécrétion, sans infiltration de la plaie, en un mot,
sans aucun autre symptôme d'irritation ou d'inflammation. Ce chémosis résulte
probablement de la lésion du tissu conjonctival et sous-conjonctival. Le malade
accuse une légère sensation de pression dans l'œil qui disparaît lorsqu'on
incise le chémosis à l'aide de ciseaux courbes.

Lorsque l'iris n'a pas été excisé avec soin jusque dans les angles de la plaie
même, il peut se faire, surtout dans les yeux relativement durs, un enclavement
de cette membrane dans la cicatrice et par ce motif un prolongement de la
période de cicatrisation et une sensibilité bien plus persistante de l'œil. En
outre, la pupille se dilate alors mal sous l'influence de l'atropine ; il se développe

de petits staphylômes près des angles de la plaie et par suite de la rétraction cicatricielle qui atteint aussi le sphincter de l'iris enclavé dans la plaie, le bord libre de la pupille est attiré de plus en plus en haut. De cette façon la pupille pnerd une forme très-défavorable pour la vision. Il est bien difficile d'améliorer

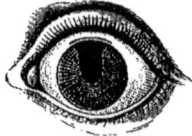

ultérieurement cet état de choses, et cet inconvénient nous engage à insister encore une fois sur la nécessité d'exciser soigneusement le prolapsus de l'iris et de contrôler avec attention pendant et après l'opération la position du sphincter. Nous n'hésitons jamais à compléter, en cas de besoin, l'iridectomie par une nouvelle excision dans les points désignés, et nous ne nous déclarons jamais

Fig. 49.— Rentrée du sphincter de l'iris dans la chambre antérieure, après l'iridectomie.

satisfait de l'opération, avant de voir le sphincter rentré complétement dans la chambre antérieure et placé à une certaine distance de la plaie cornéenne, comme la figure 49 l'indique.

DE L'EXTRACTION DE LA CATARACTE DANS SA CAPSULE.

Depuis que l'extraction a été pratiquée comme méthode générale de l'opération de la cataracte, on a souvent renouvelé les tentatives d'extraction du système cristallinien dans sa totalité, c'est-à-dire de la cataracte renfermée dans sa capsule. Ces tentatives, basées sur ce motif que la capsule laissée dans l'œil, devient souvent la cause d'une vision imparfaite, ont été cependant abandonnées à cause des dangers que cette manière d'agir fait courir à l'œil. En effet, cette opération dans la plupart des cas provoque une perte plus ou moins considérable d'humeur vitrée, qui expose l'organe opéré à des dangers sérieux et souvent occasionne la perte de l'œil. Mais il est juste d'ajouter que, lorsque cette opération réussit, elle fournit les plus beaux résultats quant à l'acuité visuelle. Ce fait explique aussi qu'un certain nombre de nos confrères en Italie et en Espagne se servent exclusivement dans leurs opérations de cataracte de la méthode d'extraction avec la capsule. Dans ces derniers temps, et surtout depuis l'introduction dans la pratique des incisions très-périphériques et de la combinaison de l'iridectomie avec l'extraction de la cataracte, les essais d'extraire cette dernière dans sa capsule ont été repris par MM. Sperino, Wecker (1) et Pagenstecher.

(1) M. Wecker, qui a suivi cette pratique dans un certain nombre d'opérations, fait à ce sujet la déclaration suivante :
« Ce qui nous a le plus impressionné dans le procédé opératoire dont nous traitons, et ce qui

La statistique publiée par ce dernier, et qui porte sur 63 cas, en met 11 de côté, parce qu'il s'agissait de cataractes compliquées, et sur les 52 restants nous trouvons : 2 insuccès par suppuration du corps vitré ; des autres cas, la moitié des malades pouvait lire les n°s 1 et 2 des échelles typographiques de Jaeger, 12 le n° 5, 2 le n° 8, 3 le n° 16, et 4 ne sachant pas lire comptaient les doigts à 20 pieds de distance.

La plupart des opérateurs qui ont adopté cette méthode insistent sur la nécessité d'une anesthésie complète pour l'emploi de l'extraction avec la capsule, et cela évidemment dans le but d'empêcher chez les malades les contractions musculaires qui augmentent le danger du prolapsus du corps vitré.

Pour exécuter l'extraction de la cataracte dans sa capsule, on pratique généralement une grande incision intéressant la moitié inférieure de la cornée. M. Pagenstecher place cette section dans la sclérotique à un millimètre de distance du bord cornéen et laisse son lambeau inachevé, en conservant un petit pont conjonctival ; puis il pratique l'iridectomie, complète la section et procède à l'évacuation du cristallin complet, en introduisant derrière lui une curette très-large. D'autres font la section du lambeau en un seul temps.

Quant à nous, tout en accordant en principe que l'extraction de la cataracte dans sa capsule est certainement la plus parfaite de toutes les méthodes opératoires, nous ne pouvons pas nous décider à pratiquer une opération qui laisse, dans les cas les plus heureux, de grands colobomes de l'iris derrière la moitié inférieure de la cornée, et qui expose l'opéré aux dangers les plus graves, non-seulement immédiatement après l'opération, mais même à des époques plus éloignées (voyez la note de la page précédente).

Avant d'abandonner ce chapitre, nous devons mentionner encore les tentatives qu'a faites M. *Knapp* pour faire sortir la cataracte dans sa capsule, à l'aide du procédé de Graefe, tentatives qui ne sont pas encore assez nombreuses pour permettre un jugement quelconque sur l'admissibilité de cette manière d'agir. Cependant depuis qu'il m'est arrivé dans le procédé de Graefe de faire sortir sans le moindre accident la cataracte dans sa capsule, j'essaye d'obtenir l'expulsion complète du système cristallinien, toutes les fois que j'ai à opérer soit une cataracte compliquée d'opacités capsulaires, soit une cataracte dans la période regressive. Je m'en abstiens seulement, lorsqu'à la palpation la pression intra-oculaire me paraît très-notable, et lorsqu'à la première tentative je m'aperçois que le système cristallinien ne se présente pas facilement. Je me garde en tout cas d'employer une pression exagérée, et je préfère ouvrir la

---

nous a détourné de poursuivre, avec notre ardeur première, un mode opératoire si rationnel, ce sont deux observations de décollement rétinien, et trois cas où des hémorrhagies très-tardives ont amené : chez deux, le développement d'opacités nombreuses, qui ont occupé tout le corps vitré, chez le troisième, cité plus haut, une perte de l'œil par complication glaucomateuse.

capsule plutôt que de m'exposer au prolapsus du corps vitré avant la sortie du cristallin.

D'après une communication de M. *Delgado* de Madrid, ce confrère a tenté dernièrement l'extraction de la cataracte dans sa capsule de la manière sui-

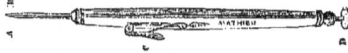

Fig. 50. — Instrument de Delgado pour pénétrer dans la chambre antérieure.

vante : il commence par introduire dans la chambre antérieure comme pour une discision *per corneam* un instrument construit *ad hoc* (voy. fig. 50 et 51),

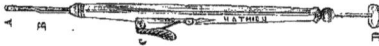

Fig. 51. — Le même instrument formant spatule pour mobiliser le système cristallinien.

à l'aide duquel il détache et mobilise le système cristallinien par des pressions douces sur la périphérie de la cataracte. Ceci obtenu, il retire l'instrument, attend quelques moments jusqu'à ce que l'humeur aqueuse ait rempli de nouveau la chambre antérieure, et pratique alors l'extraction de la cataracte dans sa capsule en faisant l'incision périphérique de Graefe et l'iridectomie en haut. Treize opérations pratiquées de cette manière lui ont fourni des résultats très-satisfaisants.

QUEL PROCÉDÉ FAUT-IL CHOISIR POUR L'OPÉRATION DE LA CATARACTE SÉNILE ORDINAIRE.

Il est évident que de toutes les méthodes d'opérer la cataracte sénile, l'extraction à lambeau est la méthode opératoire la plus parfaite, lorsqu'elle réussit. Elle conserve une pupille ronde, mobile, et tous les avantages qui en résultent pour l'aspect normal de l'œil et pour le fonctionnement de l'iris ; mais les opinions émises dans les écrits des opérateurs les plus habiles et les plus consciencieux ne laissent pas de doute sur le nombre relativement grand des insuccès que l'on rencontre après l'extraction classique, ainsi que sur les dangers à redouter même après les opérations tout à fait normales. Il est aujourd'hui constaté par tous les opérateurs qui ont pratiqué sur une large échelle la méthode de Graefe, que cette dernière permet de réaliser un plus grand nombre de succès parfaits, que les insuccès complets y sont bien moins rares, et qu'en somme le résultat de l'opération y est en raison plus directe de l'exécution normale. Les dangers qui accompagnent, pendant près de quinze jours et au delà, la guérison d'un œil opéré par l'extraction à lambeau, n'existent déjà plus deux ou trois jours après l'extraction linéaire, et la marche comme la durée de la convalescence n'éprouvent pas au même degré la patience du malade et du médecin. Il faut ajouter enfin que la santé générale du malade qui, dans de certaines conditions, comme par exemple dans le diabète, inspire toujours quelques craintes, paraît influencer à un degré moindre la cicatrisation normale de la plaie linéaire que celle de l'incision semi-lunaire qui forme le lambeau cornéen.

Ceci posé, et les avantages de la méthode de Graefe, au point de vue de la rareté des insuccès et de la durée de la guérison, ainsi reconnus, il faut se demander quelles sont les raisons qui empêchent de remplacer d'emblée par cette méthode l'extraction à lambeau. Pour beaucoup d'opérateurs, et j'ose dire, pour tous ceux qui se sont familiarisés complétement avec la méthode de Graefe, la question paraît jugée dans le sens affirmatif. Cependant, nous ne voulons pas éviter de répondre à deux reproches qui ont été faits théoriquement, pour ainsi dire, à la nouvelle méthode : c'est d'abord l'excision d'une portion de l'iris, et puis la plus grande difficulté de l'opération. Quant à cette dernière, il est évident que même l'opérateur le plus habile, habitué de longue date à un procédé, se décidera toujours difficilement à l'abandonner pour un autre, et cette répugnance s'augmentera encore, quand il faudra se familiariser avec tous les détails d'une méthode dont le succès dépend en grande partie d'une exécution irréprochable. Cependant cette raison ne peut pas nous guider dans l'appréciation d'une méthode reconnue supérieure, et elle perd encore plus de sa valeur vis-à-vis de ceux qui, avant d'être rompus aux difficultés de l'une ou de l'autre des deux méthodes, demandent aux leçons de l'expérience laquelle des deux fournit le plus de résultats pratiques. D'ailleurs, je peux affirmer, d'après ce que j'ai été à même d'observer dans les opérations que je dirige, que les élèves apprennent aussi vite à manier le couteau étroit de Graefe que l'ancien couteau triangulaire.

Ceux qui reprochent à cette méthode la combinaison avec l'iridectomie, s'appuient d'une part sur la plus grande lésion produite sur l'œil, et d'autre part sur la difformité consécutive de la pupille.

Quelles que soient les raisons théoriques qui puissent être alléguées à l'appui de cette objection, la pratique journalière démontre que la combinaison de l'extraction avec l'iridectomie, loin d'augmenter les dangers ou de retarder la guérison, paraît plutôt influencer cette dernière d'une manière avantageuse, soit qu'elle facilite l'expulsion complète de la cataracte, soit qu'elle modifie heureusement les conditions de la circulation et de la pression intra-oculaire. Avouons d'ailleurs que cette excision de l'iris est inévitable, quand nous voulons profiter du bénéfice de l'incision linéaire périphérique, qui entraîne inévitablement un prolapsus de l'iris qu'il serait dangereux de réduire.

Quant à la déformation de la pupille qui résulte de l'iridectomie, je pense qu'il ne serait pas juste d'en cacher les inconvénients optiques, c'est-à-dire un léger éblouissement et une irradiation plus prononcée que l'on constate chez un certain nombre d'opérés qui, cependant, n'en jouissent pas moins de l'acuité visuelle acquise. D'ailleurs, lorsqu'on opère selon les prescriptions posées par l'auteur de la méthode, en pratiquant l'opération au bord supérieur de la cornée, et en évitant l'enclavement du tissu irien dans la plaie, la partie artificielle de la pupille se trouve masquée par la paupière supérieure, et même les inconvénients que nous venons de citer n'existent plus.

Enfin quel médecin consciencieux et quel malade intelligent hésiteraient à opter en faveur d'une méthode reconnue supérieure par le nombre des résultats satisfaisants, même au prix d'un léger inconvénient optique ou cosmétique.

Les défenseurs de l'extraction à lambeau ont toujours été obligés de reconnaître que cette méthode n'est pas applicable dans certains cas, soit que l'état général du malade empêche la position prolongée sur le dos, soit que l'état particulier des yeux, leur proéminence ou leur enfoncement, rende ce procédé d'autant plus dangereux. La méthode de Graefe ne connaît pas même ces exceptions, et nous sommes convaincu qu'elle s'affirmera chaque jour davantage comme méthode générale de l'opération de la cataracte sénile, surtout lorsque la pratique journalière aura démontré à tous les chirurgiens que c'est le procédé qui donne le plus grand nombre de succès et permet de rendre les opérés plus vite à leurs travaux. L'opinion que nous venons d'émettre et qui résume l'état actuel de la science, sans préjudice des perfectionnements ultérieurs, s'appuie sur des statistiques nombreuses et remplies de faits qui ont été publiés successivement par les opérateurs, ainsi que sur les différentes discussions dans les congrès ophthalmologiques composés des hommes les plus consciencieux et les plus compétents dans cette question.

DISCISION DE LA CATARACTE.

Historique. — Richter (1) paraît avoir été le premier qui ait conseillé de ponctionner la cataracte laiteuse à travers la cornée (1773). *Beer* (2) et *Con-*

(1) *Abhandlung von der Ausziehung des grauen Staares.* Göttingen, 1773.
(2) *Praktische Beobachtungen über den grauen Staar und die Krankheiten der Hornhaut.* Wien, 1791.

radi (de Nordheim) (1797) ont les premiers tenté de provoquer la résorption des cataractes molles par l'incision de la capsule à travers la cornée. En 1816, *Buchhorn* (1) publia ses expériences faites sur des animaux. Cependant il était réservé à *C. J. M. Langenbeck* (2) de perfectionner la méthode de la discision (1811) et de la vulgariser.

M. *de Graefe* (3) a le grand mérite d'avoir le premier nettement établi les indications de ce procédé, et d'avoir précisé les rapports nécessaires entre la consistance de la cataracte et l'étendue de la discision. Il a aussi proposé le premier de combiner dans certaines circonstances cette opération avec l'iridectomie.

Indications. — Ce procédé peut s'appliquer à toutes les cataractes corticales des enfants et des adolescents jusqu'à l'âge de vingt à vingt-cinq ans. On l'emploie encore dans les cas de cataractes zonulaires, où l'étendue de l'opacité ne permet pas d'espérer une vision satisfaisante par l'établissement d'une pupille artificielle (voy. plus loin). Il sert enfin pour diviser les cataractes secondaires très-minces.

Après l'âge de trente à trente-cinq ans, la consistance de la cataracte est habituellement telle, que la résorption ne pourrait se faire qu'avec une très-grande lenteur et après des discisions multipliées. En outre, l'iris supporte alors plus difficilement le contact des flocons cristalliniens sortis de l'ouverture capsulaire, ou la pression que la cataracte, ramollie et gonflée par la pénétration de l'humeur aqueuse, exerce sur cette membrane ; de sorte que la discision des cataractes survenues à un âge avancé exposerait l'œil au danger sérieux d'une inflammation de l'iris et de ses conséquences.

Par le procédé en question, nous nous proposons d'inciser la capsule antérieure, et de mettre en contact la cataracte avec l'humeur aqueuse qui, en pénétrant dans la substance cristallinienne, la ramollit et prépare sa résorption. Le temps nécessaire pour cette dernière varie de quelques semaines à plusieurs mois, selon l'âge des opérés et le degré de consistance de la cataracte. Elle se fait d'autant plus vite qu'une plus grande quantité d'humeur aqueuse a pénétré dans la masse cristallinienne, ce qui arrive lorsque la capsule a été déchirée sur une très-grande étendue. Le libre accès de l'humeur aqueuse dans la cataracte produit une augmentation de volume en rapport avec la consistance de cette dernière et l'étendue de l'ouverture capsulaire.

Les dangers de la pression subite exercée par une cataracte volumineuse sur l'iris, exige donc une étude préalable de la consistance de la cataracte et de

---

(1) Buchhorn, *Dissertatio de keratonyxide*. Hallac, 1806. — Buchhorn, *De keratonyxide*. Magdebourg, 1810. — Buchhorn, *Die Keratonyxis, eine gefahrlose Methode*. Magdebourg, 1811.
(2) Langenbeck, *Pruefung der Keratonyxis*, etc., Göttingen, 1811, et *Biblioth. f. Chirurgie*, t. IV.
(3) *Arch. f. Ophthalm.*, 1855, I, 2, p. 251 et 1859; V, 1, p. 173.

l'irritabilité de la membrane irienne. — Les signes particuliers qui font reconnaître le degré de consistance de la cataracte ont été exposés plus haut en détail (voy. p. 13). L'irritabilité de l'iris peut être reconnue dans une certaine mesure par l'effet de l'atropine sur la pupille (de Graefe). Si, cette dernière se dilate rapidement, et si la dilatation se maintient, nous sommes autorisé à admettre que l'iris supportera plus facilement les conséquences de l'opération.

Il résulte de ce que nous venons de dire que nous pouvons ouvrir la capsule largement, si la cataracte est très-molle et l'iris peu irritable, circonstances qui se rencontrent le plus souvent chez les enfants très-jeunes. Dans le cas contraire, il faut adapter l'étendue de la discision aux circonstances indiquées, et en thèse générale, *il vaut mieux faire l'ouverture capsulaire trop petite que trop grande*. Dans les circonstances les moins favorables, il est indiqué de ne faire qu'une simple ponction de la capsule, et de répéter l'opération si le travail de résorption s'arrête.

Dans les cas de cataractes zonulaires, il est toujours utile de ne commencer que par une petite incision, à cause de la présence de masses corticales transparentes, dont l'imbibition rapide augmente considérablement le volume du cristallin.

PRÉPARATIFS DE L'OPÉRATION. — La discision de la cataracte exige une dilatation complète de la pupille ; par conséquent il est nécessaire d'instiller préalablement une quantité suffisante d'une forte solution d'atropine. Si l'on opère sur un enfant, il faut immobiliser ses membres en entourant son corps d'une couverture. Il est difficile, dans ces conditions, d'éviter l'anesthésie.

Les instruments nécessaires pour l'opération sont : une pince à fixation et une aiguille à discision ; cette dernière doit avoir une forme telle, que son col bouche complétement la petite ouverture faite par l'aiguille, pour éviter l'écoulement prématuré de l'humeur aqueuse. Nous nous servons habituellement

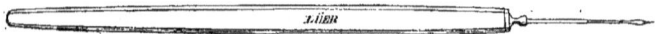

FIG. 52. — Aiguille à discision.

de l'aiguille de Bowman (fig. 52), qui est munie d'un point d'arrêt au delà duquel on ne doit pas l'enfoncer dans l'œil.

La tête du malade, couché comme d'habitude, est tenue immobile, ainsi que nous l'avons décrit plus haut, et un aide exercé doit écarter largement les paupières. A défaut d'un aide, on peut aussi se servir du releveur à ressort. L'opérateur se place devant le malade lorsqu'il doit opérer sur l'œil gauche, derrière la tête du malade lorsqu'il veut opérer l'œil droit et qu'il préfère se servir de sa main droite.

Description de l'opération de la cataracte par discision.

L'opérateur ayant les pinces à fixation dans la main gauche, l'aiguille dans la main droite, saisit avec les premières la conjonctive près du bord interne et supérieur de la cornée. L'aiguille, placée de manière que son tranchant regarde la surface de la cornée, traverse celle-ci presque perpendiculairement et vis-à-vis du bord de la pupille dilatée. La ponction doit être pratiquée en bas et en dehors, et il faut éviter de blesser l'iris. Lorsque l'aiguille a passé dans la chambre antérieure, l'opérateur abaisse le manche de l'instrument, et conduit l'aiguille vers la partie supérieure du cristallin, jusqu'à un millimètre de distance du bord pupillaire (fig. 53). Il pratique alors une incision longitudinale dans la capsule, en retirant un peu l'instrument dans la plaie pour ne pas péné-

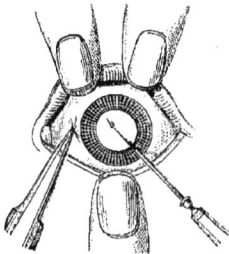

Fig. 53. — Discision.

trer profondément dans la substance cristallinienne. Dans le cas où, d'après les règles indiquées plus haut, l'opération doit se borner à cette simple incision, on n'a plus qu'à retirer l'aiguille, ainsi que les pinces à fixation. L'aide laisse retomber les paupières, et tout est terminé. Lorsque, au contraire, les circonstances permettent une discision plus étendue, on imprime à l'aiguille, après l'incision longitudinale, un mouvement de demi-rotation, de sorte que les deux tranchants regardent vers les angles de l'œil. On dirige la pointe de l'aiguille vers le bord interne de la pupille jusqu'à un millimètre de distance du bord de l'iris, et l'on pratique une seconde incision transversale, qui doit s'arrêter également à un millimètre du bord externe de la pupille. Pendant cette seconde incision, il faut aussi, et pour la raison déjà indiquée, retirer un peu l'instrument de la plaie.

L'opérateur doit éviter soigneusement d'exercer avec le col de l'aiguille une pression exagérée sur la plaie de la cornée, et diriger sa main, pendant les différents actes de l'opération, de façon que l'ouverture de la cornée soit le centre de rotation de tous les mouvements imprimés à l'aiguille.

L'opération terminée, on applique le bandage compressif. Il est prudent de laisser l'opéré couché pendant les premières vingt-quatre heures dans une chambre obscure. On change le bandage comme d'habitude, en instillant chaque fois quelques gouttes d'atropine, dont l'emploi doit être continué pendant tout le temps que dure le travail de résorption, c'est-à-dire jusqu'à la disparition complète de toutes les opacités cristalliniennes. En négligeant cette dernière précaution, on expose l'iris, qui naturellement revient à sa place normale, à une pression dangereuse de la part du cristallin, pendant toute la période de gonflement.

Si la marche de la guérison est régulière, on remplace après quelques jours le bandage compressif, d'abord par un petit bandeau flottant, et plus tard par des lunettes à verres foncés.

Lorsqu'on voit, quelque temps après l'opération, le travail de résorption s'arrêter, l'ouverture dans la capsule s'étant fermée (ordinairement par la formation d'une substance hyaline qui réunit les lèvres de la plaie), il faut renouveler l'opération et faire alors une nouvelle discision, d'autant plus hardiment que le volume de la cataracte a diminué sous l'influence de la résorption partielle. L'examen pratiqué à l'éclairage oblique est presque indispensable pour reconnaître avec certitude que la résorption ne fait plus de progrès, et qu'il n'existe plus de flocons de substance cristallinienne imbibée d'humeur aqueuse. Avant de décider alors une nouvelle application de l'aiguille, on fera bien d'attendre la disparition complète de toute trace d'irritation ou de rougeur (injection périkératique) de l'œil.

Le temps nécessaire pour la résorption complète d'une cataracte opérée par discision varie avec l'âge et la consistance de la cataracte. Chez les enfants très-jeunes, le cristallin est souvent résorbé en six à dix semaines et une seule opération peut suffire pour y arriver. On sait en effet qu'à cet âge l'iris se montre très-peu irritable et permet de donner à l'ouverture capsulaire une étendue considérable. Chez les personnes plus âgées, chez lesquels la discision exige beaucoup plus de précautions et doit être répétée souvent à plusieurs reprises, il faut plusieurs mois, parfois plus d'un an avant que la résorption de la lentille soit complète.

Accidents qui peuvent survenir après l'opération.

L'accident le plus fréquent que l'on voit survenir après la discision de la cataracte consiste dans l'inflammation de l'iris. Elle est presque toujours la conséquence du contact des flocons cristalliniens détachés de la cataracte, ou de la pression inaccoutumée du cristallin gonflé sur la surface postérieure de la membrane irienne. Les malades se plaignent alors de douleurs dans l'œil, autour de l'œil, et dans toute la moitié de la tête du côté de l'œil opéré. En même temps, on observe une injection périkératique, l'humeur aqueuse devient trouble, l'iris change de couleur et la pupille se rétrécit. Lorsque l'iritis est la conséquence d'une pression exagérée de la cataracte gonflée, et qu'elle ne cède pas rapidement à l'emploi de l'atropine qui soustrait l'iris, par la dilatation de la pupille, à cette pression dangereuse, on luttera en vain contre cette inflammation par les moyens habituels, à savoir : les émissions sanguines à la tempe, l'emploi de l'atropine et des préparations mercurielles. Il faut plutôt se hâter de débarrasser l'iris de la pression inaccoutumée qui a amené et entretient l'inflammation.

Le seul moyen efficace, dans ces circonstances, est l'extraction de la cataracte par une incision linéaire avec iridectomie, et l'on ne peut retarder l'emploi de ce moyen, sans exposer l'œil aux plus grands dangers, et le malade aux douleurs les plus violentes.

La nécessité de débarrasser aussi rapidement que possible l'œil enflammé de la cataracte, cause directe de l'inflammation, est trop évidente pour que nous cherchions à nous y appesantir. Dans cette circonstance, la consistance de la cataracte et le danger de l'extraction à lambeau expliquent le choix que nous faisons de l'incision linéaire. Il pourrait, *à priori*, paraître dangereux de la combiner avec l'iridectomie, lorsque l'iris est le siége de l'inflammation. Cependant l'iridectomie est indispensable pour faciliter la sortie de la cataracte, car la pupille est habituellement fort contractée et souvent peu dilatable à cause de la présence de synéchies postérieures. Il est en outre démontré, et nous aurons à en parler quand il s'agira de l'iridectomie, que cette opération, loin d'augmenter l'inflammation de l'iris, peut devenir un moyen souverain pour la combattre.

On a observé encore une iritis plus légère, il est vrai, que celle qui est consécutive à la pression excessive de la cataracte gonflée, et qui survient, lorsqu'après une incision trop étendue de la capsule, une très-grande quantité de substance cristallinienne ou le noyau de la cataracte tombe dans la chambre antérieure. Pour combattre cette inflammation, on peut encore essayer d'abord l'atropine seule; mais si les symptômes de l'iritis persistent ou augmentent, il est urgent d'évacuer les masses contenues dans la chambre antérieure par une paracentèse, pratiquée à la périphérie inférieure de la cornée. Après cela l'iritis disparaît généralement, ou, du moins, cède rapidement aux moyens habituels.

Pour les cas où la consistance, molle ou liquide de la cataracte, permet de prévoir qu'une grande quantité de substance cristallinienne tombera d'emblée dans la chambre antérieure, et où la jeunesse du malade s'oppose à l'emploi de l'extraction linéaire, M. *de Graefe* a proposé de pratiquer la discision par la cornée avec une aiguille plus large que celle dont on se sert habituellement.

Avec cet instrument, placé sur la cornée de manière que les tranchants soient dirigés vers les angles de l'œil, l'opérateur doit pénétrer obliquement à travers la cornée dans la chambre antérieure et terminer la discision de la capsule avant que l'humeur aqueuse ne se soit écoulée. En retirant l'aiguille, on exerce une légère pression sur la lèvre inférieure de la plaie cornéenne, et, de cette manière, on donne issue à l'humeur aqueuse et à une certaine portion de la cataracte liquide.

Après cela, s'il reste encore une trop grande portion de la masse cristallinienne dans l'œil, on attend que l'humeur aqueuse se soit reproduite, du moins en partie ; puis on fait entrebâiller une seconde fois la plaie en appuyant doucement avec un stylet d'Anel recourbé sur sa lèvre externe. Du reste il suffit d'avoir fait sortir les parties les plus fluides de la cataracte, et l'on peut abandonner à la résorption les quelques flocons gélatiniformes restés dans l'œil. Ces derniers n'ont guère d'action irritante (de Graefe).

Un dernier accident quelquefois signalé consiste dans l'irritation et même l'infiltration de la cornée à l'endroit de la ponction. Cette complication, d'ailleurs assez rare, peut survenir, lorsque la cornée a été imprudemment tiraillée par l'aiguille, ou, lorsque l'état général du malade est tel, que la moindre piqûre est suivie d'une forte réaction. Il suffit généralement de prolonger l'usage d'un bandage très-compressif, et d'appliquer périodiquement des compresses chaudes, pour faire disparaître ces symptômes inquiétants.

DE LA DISCISION COMBINÉE AVEC L'IRIDECTOMIE.

L'exécution facile de la discision de la cataracte, et les dangers relativement moindres auxquels cette méthode expose l'œil opéré, ont fait naître naturellement le désir d'étendre autant que possible les indications de cette opération. Malheureusement, elle ne peut être appliquée aux cataractes ordinaires de l'âge mûr, parce que ces dernières se prêtent peu à la résorption, qui d'ailleurs exigerait un temps très-prolongé (dix-huit mois ou deux ans), pendant lequel l'œil resterait exposé au danger des complications sérieuses (iritis, glaucome). Ces dangers sont alors d'autant plus à craindre que les parties intéressées de l'œil sont alors bien plus disposées à une réaction inflammatoire que pendant la jeunesse.

Toutefois, nous rencontrons, même après la limite d'âge (vingt à vingt-cinq ans) fixée pour la discision, des variétés de cataractes qui par leur consistance admettraient cette méthode d'opération, si nous ne craignions pas d'exposer l'œil tout entier, surtout l'iris, au danger du travail prolongé de la résorption. D'autre part, il y a même dans la jeunesse, où l'œil supporte plus facilement les suites de la discision, des variétés de cataractes qui subissent après la discision un gonflement excessif et dangereux. Dans l'un et l'autre de ces cas, la prudence nous fait une obligation de rejeter la discision, malgré notre désir d'employer une méthode qui, bien appliquée, peut être considérée certainement comme la plus heureuse dans ses résultats. M. *de Graefe* a enseigné le moyen de pouvoir, même en ces cas, employer la discision à la condition de la combiner avec l'iridectomie.

Les résultats de cette combinaison sont si satisfaisants, qu'il nous paraît d'une importance toute particulière de bien préciser les cas dans lesquels elle mérite d'être appliquée.

C'est d'abord dans les cas de cataracte de la jeunesse, où nous ne pouvons obtenir à l'aide de l'atropine une dilatation suffisante de la pupille. Cette inefficacité des instillations de l'atropine résulte parfois de la présence de synéchies, restes d'une ancienne iritis, d'autres fois d'un état particulier du tissu irien. Nous sommes encore obligés d'avoir recours à l'iridectomie préalable, lorsque nous voulons opérer par discision, chez des individus âgés de plus de quinze ans, des cataractes dont la résorption très-lente n'est pas sans danger pour l'œil, comme nous le savons par exemple de la cataracte zonulaire. Il n'est pas dit pour cela que l'âge de quinze ans nous représente l'extrême limite entre la discision simple et la discision combinée avec l'iridectomie; mais étant donnée cette forme de cataracte chez des individus de différents âges, nous devons juger de la nécessité d'une iridectomie préalable surtout d'après l'irritabilité plus ou moins grande de l'iris.

M. de Graefe nous a appris à reconnaître, dans une certaine mesure, l'irritabilité de l'iris d'après l'effet de l'atropine sur la pupille. Comme règle générale, on peut admettre que plus la dilatation de la pupille est rapide, complète et persistante, et plus on peut se dispenser de l'iridectomie préalable. En second lieu, il faut tenir compte de la consistance de la cataracte que nous voulons opérer et du degré de gonflement que l'expérience nous permet de prévoir. Ainsi, par exemple, nous savons que la cataracte zonulaire subit habituellement, après la discision, une augmentation considérable de volume, et si les circonstances nous décident à l'opérer par discision dans un âge relativement avancé, nous aurons à mettre en pratique la double précaution d'une iridectomie préalable et d'une première discision de très-peu d'étendue, quitte à la renouveler le cas échéant. Disons cependant qu'après l'iridectomie on peut donner plus d'étendue à la discision de la capsule et abréger ainsi la durée de la résorption, parce que la cataracte gonflée et les flocons cristalliniens qui s'en détachent sont moins en contact avec l'iris, parce que cette membrane peut céder plus librement à la pression et, le sphincter étant coupé, réagit moins vivement; enfin parce que en cas d'inflammation cette dernière est moins dangereuse que sans iridectomie (de Graefe).

Il est utile d'ajouter que dans les derniers temps on a souvent remplacé, pour cette catégorie de cataractes, la méthode en question par le procédé d'extraction de Graefe qui, dans les cas particuliers, présente cet avantage, que le malade est débarrassé de sa cataracte dans une seule séance, tandis que la discision avec iridectomie exige au moins deux opérations, sinon trois ou quatre et un temps prolongé de plusieurs mois jusqu'à la résorption complète de la cataracte.

Le procédé d'extraction de Graefe devrait donc être employé de préférence, lorsque le malade ne peut pas rester tout le temps nécessaire sous la surveillance du chirurgien, ou lorsque son œil présente des symptômes d'une assez grande irritabilité.

Sur l'exécution même de la discision avec iridectomie, il nous reste peu de chose à dire. On pratique de préférence l'iridectomie en haut, pour que le colobome artificiel de l'iris soit masqué autant que possible par la paupière supérieure. Pour les détails de cette opération, nous renvoyons le lecteur à la description que nous en ferons à l'article *Iridectomie*. Nous ajoutons ici seulement qu'il importe de couper l'iris très-exactement à la plaie afin d'éviter son enclavement et le déplacement ultérieur de la pupille vers la périphérie de la cornée.

Il est nécessaire de mettre un espace suffisant entre l'exécution de l'iridectomie et la discision ; quelquefois douze à quinze jours peuvent suffire ; d'autres fois il faudra attendre plusieurs semaines, jusqu'à ce que toute trace d'irritation ait disparu.

Le traitement consécutif et les moyens à employer en cas d'accident, sont les mêmes qu'après la discision simple (voy. page 67).

LA DISCISION EMPLOYÉE COMME OPÉRATION PRÉPARATOIRE A L'EXTRACTION.

Il n'est pas rare d'observer des cas où la cataracte mûrit avec une lenteur désespérante pour la patience du malade qui désire recouvrer la vue ; il arrive alors un moment où le malade n'est plus en état de se servir de ses yeux, tandis que le médecin, par l'aspect particulier de ces cataractes, et par l'observation de la marche antérieure de la maladie, est en droit de conclure que la maturité complète se fera attendre des années encore. D'autre part, on hésite toujours à opérer par l'extraction à lambeau une cataracte qui n'est pas mûre, de crainte de laisser dans l'œil la partie encore transparente du cristallin qui, par son gonflement consécutif, peut amener des complications sérieuses pendant la période de guérison qui suit l'opération. Pour sortir de cette situation pénible, où l'opérateur est placé dans l'alternative de pratiquer une opération dangereuse ou de laisser le malade dans l'impossibilité de se servir de ses yeux pendant longtemps, et cela à un âge où celui-ci marche vers le déclin de la vie, *M. de Graefe* (1) a proposé d'amener rapidement l'opacification des parties cristalliniennes restées transparentes, en y introduisant une aiguille à discision. Dans ce but, le chirurgien de Berlin, et en même temps que lui *M. Mannhardt* (2), ont conseillé de pratiquer une ponction dans la capsule et de conduire la pointe de l'aiguille dans les parties encore transparentes du cristallin. Cette opération exige une certaine délicatesse dans l'exécution, si l'on ne veut pas s'exposer, en ouvrant trop largement la capsule, à voir survenir un gonflement considérable de la cataracte et les dangers sérieux qui en résultent pour l'œil.

Quelques jours après cette petite opération, on peut pratiquer l'extraction à lambeau et provoquer l'expulsion complète de la cataracte ainsi préparée. Cette manière d'agir aurait encore, d'après M. de Graefe, l'avantage d'écarter de l'opération principale le danger de l'irritation des cellules épithéliales de la capsule, irritation qui suit si fréquemment l'ouverture de cette membrane, et qui sera déjà arrivée à son déclin, au moment où l'on pratique l'extraction de la cataracte.

Il faut cependant dire que cette proposition ingénieuse d'amener artificiellement l'opacification complète de la cataracte, a perdu beaucoup de son importance depuis que nous possédons dans l'extraction linéaire de Graefe un procédé qui permet d'évacuer très-complétement, même les parties encore transparentes du cristallin. En effet, nous employons maintenant le procédé de Graefe, pour les cas de cataractes non encore mûres, dans les conditions sus-indiquées, sans que le résultat de cette opération soit moins heureux que dans les cas ordinaires.

La discision préalable a été employée encore, surtout par nos confrères anglais, pour préparer, dans les cas où les cataractes ne sont pas complétement molles ou liquides, leur extraction par la méthode de succion, sur laquelle nous avons déjà exprimé plus haut notre opinion.

ABAISSEMENT DE LA CATARACTE.

L'abaissement, la méthode la plus ancienne d'opérer la cataracte (3), n'a plus, dans l'état actuel de la science, qu'un intérêt historique. Si, abandonnant

---

(1) *Archiv für Ophthalmologie*, 1869, X, 2, p. 209.

(2) *Ibidem*, p. 468.

(3) D'après les uns, la dépression de la cataracte était déjà connue aux Égyptiens sous le règne de Ptolémée Soter ; d'après Carron du Villards, on en trouve des traces dans les plus anciennes tra-

notre programme de ne nous arrêter dans ce livre qu'aux opérations que nous avons l'habitude de pratiquer, nous n'avons pas voulu passer sous silence ce procédé opératoire, c'est pour résumer encore une fois les motifs qui ont poussé les esprits les plus expérimentés et les plus dépourvus de tout préjugé à écarter tout à fait de la chirurgie oculaire l'abaissement de la cataracte. D'après les belles paroles de M. de Graefe, c'est un devoir de piété de ne pas oublier que la méthode par abaissement a rendu la vue à des millions d'individus atteints de cataracte ; mais il est certainement encore un plus grand devoir à remplir vis-à-vis de l'humanité, c'est d'abandonner cette opération, lorsqu'il est indubitablement prouvé qu'une autre méthode l'emporte sur elle par un très-grand nombre de succès. En effet, quand on prend les statistiques des résultats de l'abaissement, dressées non pas immédiatement, mais un ou deux ans après l'opération, on arrive à cette triste conviction, que la moitié tout au plus des opérés a recouvré définitivement la vue ; et encore, il faut bien le dire, ceux-ci même restent-ils continuellement sous la menace de complications provoquées par la présence du cristallin, qui peut, comme tout autre corps étranger au fond de l'œil, devenir le point de départ d'inflammations graves ; car ce n'est que dans un très-petit nombre de cas qu'il est réellement résorbé (1).

Quoique ces faits fussent parfaitement connus depuis longtemps, les adversaires mêmes de l'abaissement étaient obligés d'y avoir recours dans des cas exceptionnels, où l'extraction à lambeau ne pouvait être appliquée, par exemple dans les cas où l'état de santé du malade rendait impossible le décubitus prolongé. Ainsi, l'abaissement avait dû être conservé à titre de méthode exceptionnelle jusqu'au jour où l'introduction du procédé de Graefe dans la pratique permit d'opérer même ces cas exceptionnels par l'extraction. De sorte que, pour nous résumer, nous pouvons dire, sans crainte d'être contredit par des juges expérimentés, que l'abaissement, abandonné depuis longtemps comme méthode générale, ne mérite plus d'être conservé comme procédé exceptionnel, puisqu'il peut être remplacé, même dans les cas particuliers où l'extraction à lambeau n'est pas praticable, par le procédé de Graefe.

On avait inventé autrefois un très-grand nombre de procédés pour le dépla-

---

ditions de la Chine. Galène rapporte que de son temps Rome et Alexandrie possédaient des oculistes qui ne pratiquaient que cette opération. C'est Celse qui le premier en donna une description exacte. Plus tard la méthode a été perfectionnée par *Schmalz* (1684), qui conseilla d'abandonner l'aiguille ronde, et donna à cet instrument une pointe lancéolaire à double tranchant ; par *Wilburg* (1785), qui remplaça la dépression par la réclinaison ; par *Scarpa* (1803), qui recommanda une aiguille courbe, la plus en usage parmi ceux qui pratiquent encore cette opération.

(1) Ceux qui désirent étudier les détails des différentes causes qui, après l'abaissement même réussi de la cataracte, peuvent amener plus tard la perte de l'œil, liront avec fruit l'introduction de M. de Graefe à sa *Clinique ophthalmologique* (édition française publiée par Ed. Meyer, chez MM. Baillière et fils, Paris, 1863).

cement de la cataracte. Celui qui, en dernier lieu, avait été le plus employé, était la *réclinaison*, ayant pour but de renverser le cristallin en même temps qu'on l'abaissait, de telle sorte que son bord supérieur était poussé en arrière dans l'humeur vitrée, que la face antérieure devenait supérieure, et la face pos-

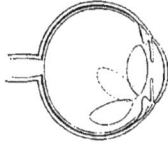

Fig. 54. — Réclinaison de la cataracte.

térieure était dirigée en bas (fig. 54). L'instrument dont on se servait était une aiguille à cataracte, en forme de fer de lance, légèrement courbée (fig. 55).

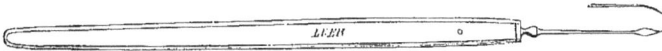

Fig. 55. — Aiguille à cataracte.

L'opération se pratique de la manière suivante : Après avoir dilaté la pupille par l'atropine, et fait écarter les paupières par un aide expérimenté ou un instrument *ad hoc*, l'opérateur applique les pinces à fixation, tenues de la main gauche, sur la conjonctive, au bord interne de la cornée. De la main droite il pratique la ponction, qui doit être faite dans la sclérotique, à environ 3 millimètres du bord temporal de la cornée et un peu au-dessous de son diamètre transversal. Lorsqu'on se sert pour cette ponction d'une aiguille courbe, sa convexité doit regarder en haut, et sa concavité en bas; afin que sa pointe puisse être appliquée perpendiculairement à l'endroit de la ponction, il est nécessaire d'abaisser le manche, qu'on ramène cependant vers l'horizontale, à mesure que l'aiguille pénètre dans l'œil. La ponction doit se faire assez vivement, en enfonçant résolûment l'aiguille vers le centre de l'œil, jusqu'à ce que le fer de lance disparaisse. Le premier temps exécuté, l'opérateur imprime à l'aiguille une légère rotation, telle que la convexité regarde en avant, en même temps qu'il incline le manche en arrière vers la tempe du malade et dirige le fer de lance le long de la surface postérieure de l'iris devant le cristallin. On voit alors l'aiguille ayant l'une de ses faces tournée en avant et l'autre appuyée contre le cristallin (fig. 56). Il faut alors diriger le tranchant de l'aiguille vers la paroi antérieure de la capsule, et ouvrir cette dernière par une incision horizontale qu'on pratique en retirant un peu l'instrument hors de la plaie.

Cette discision de la capsule faite, l'opérateur applique la concavité de la lance contre la lentille, un peu au-dessus du diamètre transversal, et amenant dou-

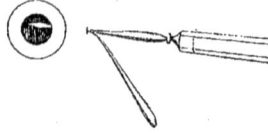

FIG. 56. — Présentation de l'aiguille devant la cataracte.

cement en avant le manche de l'instrument, il pousse en arrière la partie supérieure du cristallin. Lorsque celle-ci a cédé à cette pression, on maintient toujours la lance appliquée contre la surface de la cataracte, et l'on continue à l'abaisser en bas, en arrière et en dehors, par un mouvement du manche de l'instrument en haut, en avant et en dedans. Après avoir pendant un instant maintenu l'instrument sur la cataracte, pour en prévenir la réascension, on fait exécuter quelques petits mouvements de rotation à l'aiguille, afin de la dégager s'il y a lieu ; puis l'opérateur ramène lentement l'aiguille dans le champ de la pupille et se tient prêt à abaisser de nouveau la cataracte, si par hasard elle remontait. Si elle reste abaissée, on retire l'aiguille par le même chemin que l'on a pris pour pénétrer, et en ayant soin de tourner ses surfaces dans la même position que lors de son introduction.

OPÉRATION DE LA CATARACTE SECONDAIRE.

On comprend sous le nom de *cataracte secondaire* les opacités de différente nature qui se forment dans le champ de la pupille après l'opération de la cataracte, et empêchent le rétablissement complet de la vision.

Lorsqu'on examine attentivement, et en se servant de l'éclairage oblique, les yeux opérés de la cataracte et dont la force visuelle est restée au-dessous de ce qu'elle doit être, en faisant la part de l'âge du malade, et après avoir corrigé selon les règles établies l'anomalie de la réfraction, on reconnaît souvent comme cause de la faiblesse visuelle l'existence d'une opacité excessivement légère, tendue comme une toile d'araignée derrière la pupille. C'est là une première variété de cataracte secondaire, constituée par un tissu de nouvelle formation qui a son point de départ dans la prolifération des cellules épithéliales de la capsule antérieure, dont l'ouverture, faite par le cystitome et élargie par le passage du cristallin, est ainsi fermée de nouveau.

D'autres fois la capsule même s'épaissit, en même temps que son ouverture se referme, et forme de cette manière une opacité plus dense et dont l'existence derrière la pupille se révèle à la simple inspection. Enfin, dans un autre nombre de cas, l'iris prend une certaine part à ce travail inflammatoire, et l'exsudation irienne vient alors s'ajouter à l'opacité capsulaire, à des degrés qui varient entre des synéchies simples plus ou moins nombreuses et la formation de véritables dépôts plastiques.

Notre manière d'opérer ne peut être la même dans ces différentes variétés de cataracte secondaire.

En règle générale, il faut se garder de pratiquer les opérations consécutives peu de temps après l'extraction de la cataracte, et il faut attendre d'autant plus longtemps, que le travail inflammatoire supporté par l'œil a été plu long et plus sérieux, et ne se décider à pratiquer une seconde opération que lorsque toute trace d'irritation (gonflement des paupières, irritabilité à la lumière, injection périkératique) a disparu. En agissant autrement, on s'expose à ranimer le travail inflammatoire, et non-seulement à perdre le bénéfice de l'opération qu'on vient de pratiquer, mais encore à voir d'autres opacités s'ajouter à celles qui existaient déjà. Une nouvelle attente plus longue et plus pénible devient alors nécessaire, avant qu'on puisse penser à attaquer cet œil par une opération.

Il faut une prudence toute particulière lorsqu'on se trouve en présence de membranes plastiques résultant d'une iritis. Ces membranes, habituellement très-vascularisées, deviennent facilement le point de départ de nouvelles inflammations, lorsqu'elles sont froissées par le contact des instruments. C'est dans ces cas surtout qu'il faut retarder quelquefois un an et plus l'opération de la cataracte secondaire, jusqu'à ce que toute irritation de l'œil ait cessé, que la vascularité des membranes ait disparu, et que l'œil soit rentré dans un calme parfait. Cependant ce temps d'attente n'est pas toujours aussi prolongé, et dans les cas d'opacité légère nous sommes quelquefois autorisé à pratiquer l'opération de la cataracte secondaire quelques mois après l'extraction du cristallin.

Pour la première variété de cataracte secondaire que nous avons mentionnée plus haut, il suffit toujours de faire une simple *discision* pour pratiquer une ouverture centrale dans la légère opacité qui se trouve dans le champ de la pupille. Comme il n'est pas toujours facile de voir nettement ces opacités à la lumière ordinaire, il est quelquefois plus aisé de pratiquer la discision dans une chambre obscure et avec le secours de l'éclairage oblique.

Pour les cataractes secondaires de la deuxième catégorie, la simple discision rencontre parfois des difficultés insurmontables, dans ce sens que l'opacité fuit devant le tranchant de l'aiguille, qui ne réussit pas à l'entamer. L'extraction de ces opacités, pour laquelle on a inventé un grand nombre d'instruments particuliers, pinces capsulaires (fig. 57), serretelles (fig. 58 et 59), nécessite d'abord

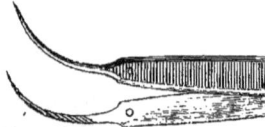

FIG. 57. — Pinces capsulaires.

une incision cornéenne, et devient souvent dangereuse et même impraticable, parce qu'il est rare qu'il n'existe pas des adhérences plus ou moins nombreuses

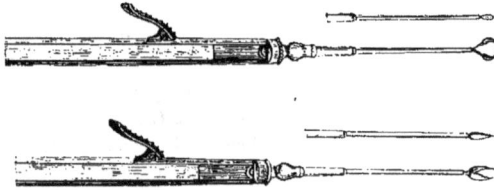

FIG. 58 et 59. — Serretelles.

entre la cataracte secondaire et l'iris, qui est exposé par ce fait à des tiraillements inévitables. Si cependant on tenait à extraire ces opacités, il faudrait, ou diviser préalablement les synéchies, ou pratiquer une iridectomie à l'endroit de ces dernières.

L'opération la plus rationnelle pour cette variété de cataracte secondaire est le procédé indiqué par *M. Bowman*, et connu sous le nom de *discision avec deux aiguilles* (fig. 60). Pour exécuter cette opération, le chirurgien introduit avec la main gauche une aiguille à discision à travers la partie interne de la cornée dans l'opacité même. L'œil ainsi fixé, il conduit avec la main droite une seconde aiguille à discision, à travers la partie externe de la cornée, vers le point de l'opacité où se trouve la première aiguille, et essaye alors de déchirer la cataracte secondaire en écartant l'une de l'autre les pointes des aiguilles. Cette manœuvre, d'ailleurs assez délicate, réussit à produire dans l'opacité pupillaire une ouverture suffisamment grande pour l'exercice de la vision.

Quant à la troisième variété de cataracte secondaire, il est presque toujours nécessaire de pratiquer d'abord une large *iridectomie*, qu'il faut répéter, si une inflammation vient à amener l'occlusion de l'ouverture irienne. Ces

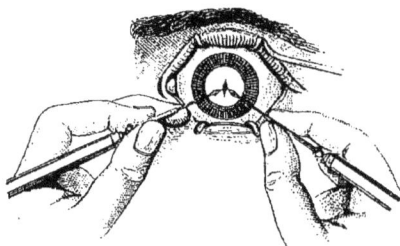

FIG. 60. — Discision avec deux aiguilles.

iridectomies, quelquefois très-difficiles, peuvent être pratiquées avantageusement à l'aide du couteau étroit à cataracte de Graefe, indication sur laquelle nous reviendrons au chapitre de l'iridectomie. Lorsque nous avons réussi à établir une ouverture dans l'iris, nous essayons de pratiquer à l'aide d'un fort crochet une brèche dans les membranes plastiques. Dans ce but, on se sert d'un crochet résistant et fortement recourbé qu'on implante dans les membranes pour en arracher des lambeaux, s'il y a possibilité. Souvent, dans les cas très-graves, l'ouverture ainsi établie se referme de nouveau, et ce n'est qu'après des opérations réitérées qu'on réussit à former une petite pupille artificielle.

M. de Graefe a fait connaître tout dernièrement un autre procédé opératoire dont il se sert dans certains cas presque désespérés où l'opération de la cataracte a été suivie d'une inflammation plastique. L'illustre professeur de Berlin a bien voulu rédiger pour nous la note suivante, dans laquelle il expose le principe et l'exécution de cette opération :

« Dans les cas d'absence du cristallin, par suite de l'opération de la cataracte, et d'exsudations rétro-iridiennes très-développées, avec désorganisation des tissus de l'iris, aplatissement de la cornée et les autres conséquences d'une irido-cyclite destructive, j'ai substitué à l'opération de l'iridectomie, qu'on pratique jusqu'à présent ordinairement sans succès, la simple *iridotomie*. Le procédé consiste à plonger un couteau à double tranchant, se rapprochant dans sa forme d'un couteau lancéolaire très-pointu, à travers la cornée et les tissus de nouvelle formation, jusque dans le corps vitré, et de l'en retirer immédiatement en élargissant la brèche faite dans ces membranes plastiques sans agrandir la plaie de la cornée. L'expérience a démontré que ces membranes plastiques réunies à l'iris atrophié et à la capsule du cristallin ont assez de tendance à se rétracter pour laisser ouverte, dans une certaine dimension, l'ouverture qu'on y a faite.

» Si dans les procédés ordinaires de l'iridectomie combinée avec la dilacération ou l'extraction des fausses membranes, la pupille artificielle a coutume de se refermer, il faut attribuer ce fait à la vulnération trop forte, qui dispose immédiatement aux proliférations des tissus qu'on a touchés et qui sont doués, à la suite de leur structure, d'une irritabilité tout à fait particulière. On sait que même la réduction transitoire de la pression intra-oculaire, qui suit l'évacuation de l'humeur aqueuse, suffit pour provoquer des hémorrhagies dans la chambre antérieure, qui s'opposent à une terminaison bien exacte des opérations intentionnées; mais c'est surtout l'irritation provoquée par l'action des pinces et le tiraillement des parties voisines, que nous devons accuser comme causes des insuccès dans les procédés ordinaires. La simple iridotomie est exempte de ces inconvénients; elle représente, pour ainsi dire, un acte souscornéen, et jouit de l'immunité des opérations sous-cutanées.

» J'ai aussi tenté de réduire la plaie de la cornée à un minimum, en me servant de petits couteaux falciformes passés à travers les membranes plastiques pour sectionner ces dernières d'arrière en avant. »

DE

L'IRIDECTOMIE

Historique. — La méthode la plus ancienne pour l'opération de la pupille artificielle (corémorphose) est celle qui consiste dans la simple incision de l'iris et qui a reçu le nom d'*Iridotomie.* Proposée d'abord par *Thomas Woolhouse* (1), célèbre oculiste de Jacques II, roi d'Angleterre, cette opération a été pratiquée pour la première fois par *Cheselden* (2) en 1728. Elle a été modifiée par *Sharp, Janin, Adams* et beaucoup d'autres. Applicable seulement en cas d'absence du cristallin, l'iridotomie a été recommandée dernièrement par *M. de Graefe* pour certains cas déterminés d'occlusion de la pupille, après l'extraction de la cataracte (voy. plus haut p. 79.)

Une autre méthode de corémorphose, aujourd'hui entièrement abandonnée, est celle du décollement de l'iris de son insertion ciliaire. Elle porte le nom d'*Iridodialysis.* Pratiquée d'abord accidentellement (pendant l'opération de la cataracte) par *Assalini* en 1786, répétée en 1787 par *Buzzi*, cette méthode fut réinventée pour ainsi dire par *Scarpa* (1801) et *Schmidt* (1802) qui, ignorant sans doute la découverte d'Assalini, publièrent tous les deux presque en même temps leurs procédés d'iridodyalisis. Scarpa (de Pavie) opérait par la sclérotique, Schmidt (de Vienne) par la cornée. L'iridodialysis a subi d'ailleurs différentes modifications, par *Himley*, qui pratiqua en même temps l'abaissement du cristallin ; par *Assalini*, qui enleva avec des ciseaux la portion de l'iris décollée et attirée au dehors ; par *Langenbeck*, qui réunit au décollement l'enclavement de l'iris dans la plaie de la cornée. D'ailleurs cette méthode est complétement abandonnée de nos jours.

Une troisième méthode à mentionner ici, bien qu'elle mérite à peine le nom de pupille artificielle, est celle du *déplacement* de la pupille normale par

(1) Voy. Halleri, *Disput. chir.*, vol. I ; Mauchart, *De pupillæ phthisi et synicesi.*
(2) Voy. Morand, *Éloge de Cheselden* dans les *Mémoires de ch.*, t. II. — Cheselden, *Anatomy of the human body*, 6º édit., p. 316.

l'*enclavement* de l'iris dans l'ouverture de la cornée (*Iridenkleisis*), proposé par *Adams* (1819) et *Himley* (1820). Une modification importante de cette méthode est celle indiquée par *Van Onsenoort* (1822, *Annales physiologiques*, de Broussais), qui fit la ponction dans la sclérotique et enclava l'iris dans la plaie scléroticale. — Le principe de cette méthode se retrouve dans l'*Iridésis* de *M. Critchett* (1860), procédé qui réalise le déplacement pupillaire par la ligature de l'iris.

La méthode principale et presque seule pratiquée de nos jours pour obtenir une pupille artificielle est celle par *excision* d'une portion de l'iris. Elle porte le nom d'*Iridectomie*. *Wenzel* père l'a pratiquée le premier en 1780, mais son procédé n'était applicable que dans les cas où l'on voulait extraire en même temps le cristallin. — En 1796, *Beer* a indiqué le procédé d'iridectomie qui est actuellement le seul procédé employé par la plupart des chirurgiens, et que nous décrirons plus loin dans le plus grand détail. Les modifications que le procédé de Beer a subies portent d'abord sur l'emplacement de l'incision, pratiquée dans la sclérotique (par *Benedict* 1810), lorsque l'iris doit être excisé jusqu'à son insertion ciliaire; puis sur la nécessité de déchirer le tissu irien lorsque le bord pupillaire adhère à la capsule ou à la cornée (*Iridorhexis* de *Desmarres*).

L'iridectomie, destinée d'abord seulement à la formation d'une pupille artificielle, a trouvé depuis un très-grand nombre d'indications autres que celle de la corémorphose. Presque toutes ces applications utiles sont dues aux recherches et à l'initiative de *M. de Graefe*.

Pour une de ces indications, celle de dégager le bord pupillaire adhérant à la capsule, il a été proposé une autre opération, la *corélysis*, recommandée par M. *Streatfield* (1857) et modifiée par M. *Weber* (de Darmstadt, en 1860).

Après ces remarques historiques, nous nous occuperons exclusivement des méthodes opératoires actuellement adoptées, et en premier lieu de celle qui, pour la plupart des cas, est seule employée par les ophthalmologistes, c'est-à-dire l'*Iridectomie*.

CONSIDÉRATIONS GÉNÉRALES SUR L'IRIDECTOMIE.

Indications. — L'iridectomie est pratiquée dans un double but, tantôt pour établir une pupille artificielle, c'est-à-dire pour ouvrir un passage nouveau aux rayons lumineux qui, pour une raison quelconque, ne peuvent plus passer à travers la pupille normale; tantôt pour diminuer la pression intra-oculaire, ou pour modifier la circulation dans l'intérieur de l'œil; tantôt pour rétablir la communication entre le corps vitré et l'humeur aqueuse, communication interrompue par une synéchie postérieure totale. Cette opération peut encore devenir nécessaire par la présence d'un corps étranger, d'un kyste, etc., dans l'iris. Enfin, on a combiné l'excision de l'iris avec différents procédés opératoires soit en cas de cataracte adhérente, soit pour diminuer les dangers de l'opération de la cataracte, soit encore pour remédier au prolapsus de l'iris, inévitable après la section linéaire périphérique.

Pour plus de brièveté, on peut séparer ces différentes indications en appelant la première l'indication optique, les autres l'indication antiphlogistique de l'iridectomie.

Dans un *but optique*, c'est-à-dire pour établir une pupille artificielle, on pratique l'iridectomie dans les cas : 1° d'une taie centrale de la cornée (leucome); 2° d'occlusion de la pupille normale; 3° de cataracte capsulaire centrale stationnaire; 4° d'une cataracte zonulaire ou d'une autre cataracte centrale stationnaire; 5° dans certains cas de luxation du cristallin.

Pour remplir l'*indication antiphlogistique*, l'iridectomie est employée : 1° dans les affections glaucomateuses; 2° dans une certaine catégorie d'affections de la cornée [abcès, ulcérations très-étendues, staphylômes et éclasies cicatricielles]; 3° dans les cas d'iritis ou d'irido-choroïdite qui résultent des adhérences du bord pupillaire; 4° dans les cas de synéchie postérieure totale, ou de synéchies multiples et larges que l'atropine ne parvient pas à déchirer. Enfin, nous l'avons déjà dit, l'iridectomie peut devenir nécessaire par la présence d'un corps étranger, d'un kyste, etc., dans l'iris.

Donnons maintenant quelques explications sur le but que l'iridectomie doit remplir dans chacune de ces indications spéciales.

Nous avons peu à dire sur le but de l'iridectomie, quand nous la faisons pour établir une *pupille artificielle*. Dans tous les cas cités, que ce soit pour une taie centrale de la cornée, ou à cause de l'obstruction du champ de la pupille par des matières plastiques, ou enfin dans le cas d'une cataracte centrale, les rayons lumineux ne peuvent plus arriver sur la rétine par leur chemin habituel, l'ouverture centrale de l'iris; il devient, par conséquent, nécessaire de leur frayer une nouvelle voie, ce que nous faisons en excisant une portion de l'iris.

Il est évident qu'avant d'établir cette pupille artificielle il faudra toujours se rendre compte de l'état de la vision, et examiner si la faiblesse visuelle dépend seulement des opacités que l'inspection directe de l'œil nous a fait connaître. Dans ce but, il faut, lorsqu'il s'agit d'une *taie centrale de la cornée*, dilater, à l'aide de l'atropine, la pupille et mesurer l'acuité visuelle au moyen des échelles typographiques, en nous servant, pour éclairer notre diagnostic, d'appareils sténopéiques, ainsi que de verres qui corrigent, en cas de besoin, les anomalies de la réfraction, et la paralysie de l'accommodation, résultant de l'emploi de l'atropine. Nous pouvons ainsi non-seulement reconnaître l'état général des fonctions visuelles, mais aussi juger assez exactement d'avance de l'effet de la pupille artificielle que nous nous proposons d'établir.

En effet, lorsque après avoir dilaté la pupille, nous plaçons devant l'œil un appareil sténopéique tel qu'il recouvre toute la cornée, à l'exception de l'endroit où nous voulons pratiquer la pupille, l'œil se trouve dans des conditions analogues à celles qui doivent résulter de l'opération. Le résultat de l'opération sera même encore plus avantageux, puisque l'atropine a l'inconvénient de paralyser l'accommodation, et que la fente sténopéique, placée devant l'œil, rétrécit considérablement le champ visuel (1). Ce sont justement ces deux inconvénients qui nous empêchent d'employer chez ces malades, au lieu d'une pupille artificielle, la dilatation permanente au moyen de l'atropine; d'ailleurs, l'usage de ce médicament ne peut pas toujours être prolongé indéfiniment, parce qu'il provoque quelquefois, à la longue, une irritation fâcheuse de la conjonctive, lors même que la santé générale s'en accommoderait.

Il arrive aussi que des synéchies compliquent les cas de leucome que nous étudions dans ce moment, et, en empêchant l'effet de l'atropine, nous mettent hors d'état de pratiquer l'examen que nous venons de décrire. Nous employons alors, pour l'étude fonctionnelle de ces yeux, le moyen indiqué déjà plus haut pour le diagnostic de l'état visuel chez les individus atteints de cataracte. Ce moyen, que nous préférons à celui basé sur la recherche des phosphènes, consiste dans la constatation de la distance à laquelle un point lumineux est encore reconnu comme tel, constatation à laquelle nous ajoutons l'exploration du champ visuel, de la manière décrite plus haut avec détails (p. 8). Si l'on néglige ce dernier examen, on s'expose à pratiquer l'iridectomie, par exemple, dans des cas d'amaurose ou de décollement rétinien où le malade n'a rien à gagner à l'opération.

Il est nécessaire de rappeler ici une cause d'erreur à laquelle on est exposé dans l'examen de la force visuelle des yeux atteints de leucome depuis la première jeunesse. Il arrive alors souvent que le défaut d'usage, ayant subsisté pendant de longues années, a eu pour résultat un certain degré d'insensibilité de la rétine, qui se révèle surtout par une fausse projection des sensations lumineuses, par rapport à leur direction. Lorsqu'on examine ces malades, on constate, en effet, qu'ils ne distinguent pas la clarté d'une lampe à la distance habituelle, et surtout qu'ils n'indiquent pas avec exactitude la direction dans laquelle se trouve la source lumineuse; ils projettent souvent toutes les im-

(1) Dans les cas de taie centrale de la cornée, la fente sténopéique a cependant un certain avantage, celui de masquer non-seulement la partie de la cornée où l'opacité est complète, mais encore la zone semi-transparente qui entoure la périphérie du leucome et qui jette un trouble considérable dans la vision par la diffusion de la lumière.

pressions lumineuses, de quelque part qu'elles viennent, vers le côté temporal, phénomène que l'on explique par ce fait que c'est la partie interne de la rétine qui, en cas de défaut d'usage de l'œil, conserve le plus longtemps une partie de sa sensibilité. Il faut rechercher alors si les phosphènes sont perçus par le malade, prendre en considération le temps pendant lequel l'œil, à la suite de la formation du leucome, n'a plus fonctionné, et répéter à différentes reprises l'exploration de l'état visuel à l'aide de la lampe. Au troisième ou quatrième examen déjà, l'on s'apercevra du réveil de la sensibilité rétinienne, et l'on pourra opérer alors avec d'autant plus de confiance dans le résultat, que l'on connaît par expérience l'amélioration considérable de l'acuité visuelle qu'on peut obtenir par des exercices méthodiques de la vision, aussitôt que les rayons lumineux peuvent arriver à la rétine à travers la pupille artificielle.

Lorsque *la pupille est obstruée par des dépôts plastiques*, à la suite d'iritis grave ou d'irido-choroïdite, l'iridectomie a également pour but d'établir une pupille artificielle. Une question qui se pose ici naturellement est celle de savoir pourquoi l'opérateur ne préfère pas enlever les membranes qui remplissent la pupille normale, et rétablir ainsi cette dernière. La raison en est dans la forte adhérence de ces membranes avec l'iris, adhérence qui souvent ne se borne pas au bord pupillaire, mais s'étend encore à une grande partie de la surface postérieure de cette membrane; de sorte que toute tentative d'enlever les dépôts plastiques de la pupille échoue devant l'impossibilité qu'on a de les mobiliser, sans exposer l'iris à des tiraillements dangereux ou même à un décollement de son bord ciliaire. — L'expérience a, en outre, démontré que ces membranes exsudatives, souvent vasculaires, deviennent facilement, lorsqu'on les irrite imprudemment, la source de nouvelles inflammations. Cette observation a fait établir cette règle, qu'il ne faut attaquer ces yeux par des opérations que lorsque toute trace d'inflammation (sensibilité douloureuse de l'œil au toucher, injection périkératique) a entièrement disparu. Nous essayons alors de pratiquer une large excision de l'iris, opération qu'il faudra répéter si l'ouverture ainsi obtenue se refermait par une nouvelle exsudation. On rencontre ordinairement, dans les cas graves du moins, derrière l'iris des membranes plastiques qu'il faut dilacérer dans une opération ultérieure. Pour pratiquer cette dilacération plus librement et sans crainte de blesser le cristallin, on se trouve souvent dans la nécessité de commencer par l'extraction du cristallin, opération inévitable si ce dernier est cataracté. Ce n'est souvent qu'en multipliant les opérations d'iridectomie et d'arrachement des membranes plastiques que l'on réussit à établir définitivement une petite ouverture qui permet à ces malades, menacés sans cela d'une cécité éternelle, de faire usage de leurs yeux.

Les *cataractes capsulaires centrales* peuvent exiger l'emploi de l'iridectomie, lorsque leur étendue empêche la vision, et qu'en même temps, une dilatation

préalable de la pupille par l'atropine nous a démontré que les parties périphériques de la capsule et du cristallin sont complétement transparentes, et
peuvent servir à un usage satisfaisant de l'œil. Il faut, en outre, s'être assuré
par une observation exacte, de l'état réellement stationnaire de l'opacité. On
rencontre le plus souvent ces cataractes chez les jeunes gens où on les explique
par des dépôts sur la capsule ayant eu lieu à la suite d'une perforation centrale de la cornée dans la première enfance. Ce sont ces cataractes qui, à cause
de la forme du dépôt constaté à la surface extérieure de la cristalloïde, avaient
reçu autrefois le nom de *cataractes pyramidales*. Il est vrai que quelquefois,
en examinant attentivement ces yeux à l'éclairage oblique, on reconnaît l'opacification du cristallin même, commençant derrière la cataracte capsulaire et
se dirigeant d'avant en arrière, en formant cette fois-ci véritablement une
pyramide dont le sommet regarde le centre du cristallin. C'est surtout dans
ces cas qu'il faut s'assurer que la cataracte n'a aucune tendance à envahir le
reste du cristallin en recherchant s'il n'y a pas, dans le voisinage de l'opacité,
des points isolés qui commencent à perdre leur transparence.

Ce même examen minutieux doit précéder l'opération lorsque nous voulons
employer l'iridectomie dans un cas de *cataracte zonulaire*. Cette cataracte
partielle, occupant seulement une zone du cristallin entre le noyau et la couche
extérieure de la corticale, laisse la périphérie complétement transparente,
et permet ainsi de procurer aux malades une bonne vision, en découvrant, par
une excision d'une portion de l'iris, ces parties périphériques du cristallin.
On préfère cette manière d'agir à l'opération de la cataracte pour éviter
les dangers de cette opération, pour conserver au malade les avantages du
pouvoir accommodatif et pour ne pas l'assujettir à l'usage des lunettes.
Cependant, cette application ingénieuse de l'iridectomie, faite par *M. de
Graefe*, n'est définitivement utile qu'autant que la cataracte zonulaire ne
montre pas de tendance à se propager dans les couches périphériques; par
conséquent, elle exige un examen préalable très-attentif de l'œil atteint.

Lorsque la cataracte zonulaire est réellement stationnaire, on voit, surtout
quand on examine ces yeux après dilatation de la pupille par l'atropine et à
l'aide du miroir réflecteur de l'ophthalmoscope, que l'opacité est nettement
limitée, c'est-à-dire présente des contours très-réguliers, et que les couches
périphériques du cristallin ont une transparence parfaite. Le contraire, c'est-à-
dire l'existence de quelques points opaques isolés au milieu des couches transparentes, est toujours un indice certain que la cataracte tend à envahir les
autres parties du cristallin. En ce cas, l'établissement d'une pupille artificielle
n'aurait pas d'avantage durable, et, s'il y a lieu d'opérer, il faudrait se décider
à pratiquer l'opération de la cataracte (voy. *Discision*, p. 65 et suivantes).

Quant à l'emploi de l'iridectomie dans le cas de *luxation du cristallin*, l'opération ne serait admissible que lorsque le déplacement s'est fait de manière que le bord du cristallin traverse justement la pupille. Nous trouvons alors cette dernière divisée en deux parties, dont l'une possède le cristallin, tandis que l'autre en est dépourvue. Cet état de choses amène un trouble considérable de la vision, pour l'effacement duquel on a proposé de déplacer la pupille d'une telle façon qu'elle se trouve exclusivement dans la région dépourvue de cristallin. Si l'on a dû choisir de préférence cette dernière région, c'est que l'observation de ces cas a démontré la tendance du cristallin luxé à s'écarter de plus en plus de sa place normale, et toujours dans la même direction. En effet, ce n'est que très-exceptionnellement que le cristallin luxé revient à sa position primitive.

Parmi les indications soi-disant antiphlogistiques de l'iridectomie, nous rencontrons, en premier lieu, les *affections glaucomateuses*, dont le symptôme pathognomonique consiste dans l'augmentation de la pression interne de l'œil, avec ses conséquences : excavation de la papille optique, pulsation des artères sur la papille, dureté du globe de l'œil. Pour arrêter les suites pernicieuses de cette maladie, il s'agissait de trouver un moyen qui diminuât sûrement, et d'une manière permanente, la pression intra-oculaire. Ce moyen a été trouvé par *M. de Graefe* dans l'iridectomie ; et, quoique, jusqu'à ce jour, il n'ait pas été possible d'expliquer d'une manière satisfaisante le pourquoi de son action, il n'est pas moins établi aujourd'hui, d'une façon incontestable, que l'excision d'une portion de l'iris, pratiquée selon les règles que nous aurons soin de détailler, combat victorieusement l'exagération de la pression intra-oculaire dans les maladies glaucomateuses.

Dans certaines formes d'*affections graves de la cornée*, l'iridectomie est indiquée parfois comme dernier moyen pour replacer la membrane malade dans des conditions de nutrition normale. En effet, sous l'influence d'une suppuration, d'une ulcération ou d'une infiltration de large étendue, la cornée perd une partie de la force de résistance qu'elle doit opposer, à l'état normal, à la pression des liquides internes de l'œil ; dès ce moment, l'équilibre habituel est rompu, et ce dérangement empêche, d'une part, la guérison de la cornée qui se trouve sous une pression relativement trop forte, d'autre part, provoque la formation d'ectasies (staphylômes) dans les parties dont la force de résistance est affaiblie. C'est dans ces conditions où, d'ailleurs, la formation de l'opacité cornéenne fait prévoir la nécessité ultérieure d'une pupille artificielle, que l'iridectomie doit intervenir en dernier lieu, soit pour déterminer la guérison de la maladie cornéenne, soit pour prévenir la formation des staphylômes que nous appréhendons, soit enfin pour enrayer leur marche, lorsqu'ils ont déjà commencé à se former.

On a essayé aussi l'iridectomie avec succès dans les cas d'*irido-choroïdite* qui se présentent sous cette forme particulière, connue autrefois sous le nom de *descemetitis, hydroméningite, aquo-capsulite*, etc., et contre laquelle la médication ordinaire (antiphlogose, préparations mercurielles, atropine) se montre souvent très-inefficace. C'est dans ces circonstances que l'on a réussi, par l'iridectomie, à mettre fin à l'inflammation violente qui tend à envahir toutes les membranes vasculaires de l'œil et à remplir le corps vitré d'opacités fines, mais très-nombreuses. Cette opération agit-elle en modifiant les conditions de circulation dans l'intérieur de l'œil? Amène-t-elle une détente favorable dans le tissu musculaire qui constitue l'iris? Agit-elle par l'excision des filets nerveux qui président à la sécrétion des liquides internes de l'œil? C'est là un problème que la science actuelle n'a pas encore résolu. Mais le fait empirique de l'efficacité de l'iridectomie, ici comme dans le glaucome, est au-dessus de toute contestation.

Nous sommes plus heureux pour l'explication de l'influence favorable que l'opération en question exerce sur la conservation des yeux atteints de *synéchies postérieures multiples, ou occupant le bord pupillaire tout entier*, comme on l'observe dans les cas d'iritis et d'irido-choroïdite chroniques. C'est justement l'existence de ces synéchies, comme *M. de Graefe* l'a si bien fait observer, qui entretient la maladie. En effet, l'iris, sous l'influence des variations de la lumière et de l'accommodation, est, pour ainsi dire, en mouvement incessant; et, lorsque les adhérences du bord pupillaire à la capsule la fixent dans une position déterminée, il en résulte des tiraillements continuels du tissu irien, qui y entretiennent l'irritation.

Lorsque la *synéchie postérieure est totale*, elle interrompt la communication entre la chambre antérieure et les parties situées derrière l'iris, et fait ainsi cesser le travail d'endosmose et d'exosmose entre l'humeur aqueuse et le corps vitré, travail qui sert à maintenir l'équilibre entre ces liquides. De là, l'accumulation des matières derrière l'iris et le système cristallinien, que l'on voit poussés en avant vers la cornée. De là également, l'extrême étroitesse de la chambre antérieure que l'on constate dans ces maladies; de là enfin, une pression exagérée sur les membranes profondes de l'œil et sur la papille du nerf optique, qui amène l'abolition progressive des fonctions de l'organe visuel. L'iridectomie, pratiquée dans cet état de choses, rétablit la communication interrompue, et l'on voit alors la chambre antérieure reprendre peu à peu ses dimensions habituelles, le corps vitré s'éclaircir lentement, et la diminution de l'acuité visuelle s'arrêter dans sa marche progressive. C'est alors seulement qu'un traitement général peut contribuer à combattre victorieusement la maladie; mais, en général, comme il se montre inefficace avant l'opération, il faut bien dire que c'est l'iridectomie qui a sauvé l'organe d'une perte certaine.

La science est redevable à *M. de Graefe* de cette belle application thérapeutique.

Quant à l'emploi de l'iridectomie dans différents procédés opératoires de la cataracte, nous avons expliqué les indications avec tant de détails en traitant de la cataracte, que nous n'avons pas à y revenir maintenant.

Avant d'aborder les règles générales qui nous dirigent dans l'exécution de l'iridectomie, nous devons dire quelques mots sur la question suivante :

Faut-il pratiquer cette opération sur un œil, lorsque l'autre voit distinctement? M. *de Graefe* (1) a élucidé cette question de la manière la plus complète. Il démontre d'abord que dans un certain nombre de cas on obtient par l'opération le rétablissement de la vision binoculaire normale, soit directement, soit par l'apparition de la diplopie qui permet de rétablir, par la ténotomie ou par l'exercice des mouvements oculaires à l'aide de prismes ou du stéréoscope, l'usage régulier des deux yeux, d'après les règles instituées pour le strabisme (voy. ce chapitre). Dans les cas où l'iridectomie unilatérale n'est pas suivie de la vision binoculaire normale, elle a encore l'avantage d'agrandir le champ visuel et souvent d'augmenter l'énergie et l'acuité de la vision. — Les inconvénients que l'on a reprochés à cette manière d'agir sont l'éblouissement, la diplopie et le strabisme. Quant à l'éblouissement, on ne l'observe guère, si ce n'est lorsqu'on a donné à la pupille artificielle une grandeur démesurée. La diplopie que l'on observe en effet parfois n'est aucunement due, comme on croyait autrefois, à une déviation des rayons de lumière formant l'image rétinienne ailleurs que sur la *fovea centralis*. Non, elle apparaît seulement lorsqu'il existe en même temps ou qu'il survient plus tard, une déviation de l'œil, et soit que l'on puisse corriger cette déviation, soit que le malade arrive à supprimer la perception de la plus faible des deux images, cette diplopie ne tarde pas à disparaître. Enfin, quant au strabisme consécutif à l'iridectomie pratiquée dans ces conditions, il existe presque toujours déjà avant l'opération. Lorsque réellement il ne se développe qu'ultérieurement, il faut l'attribuer à plusieurs causes : tantôt la déviation résulte de l'absence de la vision binoculaire, qui permet à l'œil qui ne fixe pas de s'abandonner aux dispositions naturelles de ses muscles et de suivre les tractions du plus fort d'entre eux; cette déviation n'aurait pas manqué de survenir lors même qu'on n'aurait pas opéré; tantôt la pupille artificielle peut en effet devenir la cause de la déviation, lorsqu'en ramenant la vision dans l'œil opéré elle amène la diplopie. Les images doubles ne peuvent pas toujours être fusionnées, et, dans ce cas, on observe une tendance à éloigner l'image plus faible autant que

(1) Voy. *Archiv f. Ophthalmologie*, 1856, II, 2, p. 193.

possible de la tache jaune, tendance qui se prononce dans une déviation progressive de l'œil opéré. — En résumé, l'iridectomie doit être pratiquée sur un
œil quand même l'autre est normal, parce qu'elle ne peut dans aucun cas nuire
à la vision de ce dernier, et qu'elle a des avantages réels toutes les fois que
l'on peut espérer obtenir une vision assez nette. La satisfaction seule qui
résulte de la possession des deux yeux doit nous engager à l'opération, car
quelle n'est pas l'inquiétude de l'homme borgne qui ne peut oublier qu'un
peu de poussière, une légère ophthalmie qui atteint son œil unique peut le
rendre, pendant quelque temps du moins, tout à fait aveugle.

Du choix de l'endroit où il faut pratiquer l'excision de l'iris.

Lorsqu'on exécute l'iridectomie dans un *but optique*, comme, par exemple,
dans les cas de leucomes, il faut évidemment choisir l'endroit où la cornée
présente les meilleures conditions de transparence. Un examen très-attentif
à l'aide de l'éclairage oblique doit nous renseigner à ce sujet; il faut explorer
avec des soins minutieux les bords de l'opacité; souvent un leucome occupe
les parties centrales de la cornée, et, après un examen superficiel, y paraît limité;
mais l'éclairage oblique le montre encadré d'une zone semi-transparente, qui,
nous le savons par expérience, gêne la vision bien plus, par la diffusion des
rayons lumineux, que les taches tout à fait opaques. Si cependant l'opacité
est centrale et si la cornée a une égale transparence à toute sa périphérie,
on doit faire l'opération en dedans et un peu en bas, de sorte que la pupille artificielle occupe l'endroit où passe normalement la ligne visuelle. Si la
partie interne de la cornée est occupée par une opacité, il faudra faire l'iridectomie en bas. En cas d'opacité cornéenne à cet endroit, il faudra la faire en
dehors. Et si la partie supérieure de la cornée seule est transparente, il faudra
même se décider à la faire en haut, quoiqu'on s'expose à voir la pupille masquée en partie par la paupière supérieure.

Pour tous les autres cas où l'iridectomie doit également remplir un but
optique, tels que l'occlusion de la pupille, les cataractes centrales, et lorsque la
cornée est complétement transparente, nous choisirons toujours pour l'emplacement de la pupille artificielle la partie interne et inférieure de la cornée.
Si l'on fait l'opération sur les deux yeux, on placera, s'il est possible, les
pupilles toujours du même côté, c'est-à-dire toutes deux en dedans, ou toutes
deux en bas, etc.

Lorsque l'iridectomie est destinée à diminuer la pression intra-oculaire, ou
dans les cas de synéchie postérieure totale, il est avantageux de la faire à la

périphérie supérieure de la cornée, parce qu'elle est ainsi moins visible, et que l'opéré ressent à un moindre degré les phénomènes d'éblouissement qui accompagnent, surtout immédiatement après l'opération, l'entrée dans l'œil d'une plus grande quantité de lumière à travers la pupille artificiellement agrandie. Cependant l'exécution de l'opération en haut présente un peu plus de difficulté, à cause de la proéminence du bord orbitaire supérieur, et un opérateur moins exercé préférera choisir la partie inférieure ou interne de la cornée. Le même choix est aussi à conseiller, quand, pour une raison quelconque, — soit le désir exprimé par le malade, soit une très-grande indocilité de sa part, — nous sommes forcé d'employer le chloroforme. La cornée a alors une très-grande tendance à fuir en haut, et lorsque, pour l'attirer vers la partie inférieure de la fente palpébrale, nous exerçons, à l'aide des pinces à fixation, une forte traction en bas, nous nous exposons à la rupture de la zonule, principalement quand l'œil est très-tendu par l'excès de la pression intra-oculaire. Ce danger est surtout imminent au second acte de l'opération, lorsque nous nous disposons à exciser l'iris, l'œil étant déjà ouvert par l'incision. On évite ce danger facilement, comme nous venons de le dire, en pratiquant l'opération en bas ou en dedans.

CONSIDÉRATIONS GÉNÉRALES SUR L'EXÉCUTION DE L'OPÉRATION.

La grandeur de la portion d'iris à exciser dépend essentiellement du but que l'on se propose en pratiquant cette opération.

Lorsqu'il s'agit d'établir une pupille artificielle pour ouvrir un chemin nouveau aux rayons lumineux, il est important que l'excision ne soit pas inutilement grande ; une petite ouverture suffit, une grande provoquerait un éblouissement gênant pour le malade. Par contre, lorsqu'il s'agit de diminuer la pression intra-oculaire, ou de rétablir la communication entre la chambre antérieure et les parties profondes de l'œil, il faut que l'excision soit pratiquée largement et jusqu'au bord ciliaire.

Avant d'entrer dans la description même de l'opération, il est utile d'établir ici un principe qui régit tout le plan opératoire, à savoir : *que la grandeur de la portion excisée est en rapport direct avec la situation et l'étendue de l'ouverture à travers laquelle doit passer l'iris.*

Ainsi, par exemple, si l'incision dans la cornée se trouve située (fig. 61) à l'endroit désigné par les lettres *a b*, et ressemble en étendue à la ligne qui unit ces deux lettres, la pupille artificielle aura la forme *a b c d*. Si elle ressemble à celle qui est représentée (fig. 62) par $a'b'$, la pupille artificielle ressemblera à $a'b'c'd'$. Enfin, si l'incision, pratiquée dans la sclérotique (fig. 63) a la longueur de $a''b''$, la pupille nouvelle prendra la forme circonscrite par les lignes pointillées.

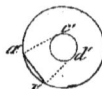 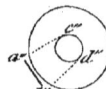

FIG. 61.   FIG. 62.   FIG. 63.

Dans les figures schématiques ci-dessus, nous avons supposé que l'incision pouvait traverser la membrane perpendiculairement, tandis qu'en réalité l'instrument qui sert à faire l'incision chemine plus ou moins obliquement dans l'épaisseur de la membrane, de sorte qu'il faut distinguer (voy. fig. 64) la

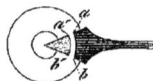

FIG. 64. — Section de la cornée : $a\,b$, plaie externe; $a'\,b'$, plaie interne.

plaie interne $a'b'$, qui touche la chambre antérieure et la plaie externe ab, située à la surface extérieure. Il est évident que c'est la grandeur et la situation de la plaie interne qui déterminent la forme de la pupille artificielle, parce que l'iris, arrêté par la lèvre de la plaie, ne pourra sortir davantage de la chambre antérieure. On comprend, d'après ces mêmes considérations que, lorsqu'on veut exciser l'iris jusqu'au bord ciliaire, il faut placer l'incision dans la sclérotique, parce que, comme l'anatomie l'indique, l'attache ciliaire de l'iris se trouve située en arrière du bord de la cornée.

Ceci posé, il ne nous reste plus qu'à formuler les règles établies pour les dimensions de la portion d'iris à exciser, selon les différents cas qui indiquent l'opération de l'iridectomie.

Dans les taies centrales de la cornée, la grandeur de l'iridectomie et, par conséquent, la situation de l'incision par rapport au bord de la cornée, dépend naturellement de l'étendue de la taie. Si nous avons à opérer, par exemple, un cas de leucome comme dans la figure 65, il est évident que nous pouvons placer notre incision dans la cornée, à l'endroit de $a\,b$. Il faudrait la rapprocher bien plus du bord de la cornée, si le leucome avait l'étendue de celui de la figure 66. Enfin, si l'espace transparent de la cornée était très-étroit, comme dans la figure 67, il faudrait placer l'incision dans la sclérotique, pour pouvoir exciser l'iris jusqu'à son bord ciliaire, car de

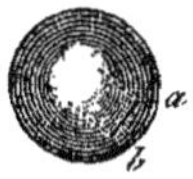

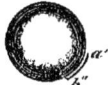

Fig. 65. 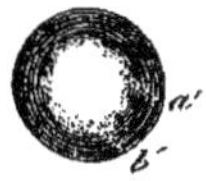   Fig. 66.   Fig. 67.

cette manière seule nous obtiendrions une pupille aussi périphérique que ce cas particulier l'exige.

Dans les autres cas où l'on veut établir une pupille artificielle, soit qu'il y ait obstruction de la pupille normale par des membranes ou exsudations iriennes, soit qu'une cataracte capsulaire centrale ou une cataracte zonulaire stationnaire nécessitent l'élargissement de la pupille normale, nous la placerons de préférence, comme nous l'avons déjà dit plus haut, derrière la partie inférieure et interne de la cornée. Il sera presque toujours nécessaire de pratiquer l'incision à 1 millimètre de distance du bord de la cornée ou dans ce bord même, selon l'étendue de ces cataractes stationnaires. On comprend aisément que, lorsque la périphérie seule du cristallin a conservé sa transparence, l'iris doit être excisé jusqu'à son bord ciliaire (par conséquent l'incision doit être pratiquée dans la sclérotique). Quant à la largeur de la nouvelle pupille, déterminée par l'étendue de l'incision, il est de principe de ne pas l'exagérer, parce que, toutes choses égales d'ailleurs, le malade ne voit pas mieux à travers une pupille trop large, et souffre bien plus des phénomènes d'éblouissement. Une incision de 3 à 4 millimètres d'étendue suffit donc habituellement, d'autant plus que, par l'élasticité de la membrane coupée, les bords de la section s'écartent toujours consécutivement.

L'iridectomie, pratiquée pour diminuer la pression intra-oculaire, comme dans les affections glaucomateuses, ou pour hâter la guérison des affections graves de la cornée, ou pour diminuer la tension de l'iris, ou enfin pour rétablir la communication entre la chambre antérieure et le corps vitré, comme dans le cas de synéchie postérieure totale, l'iridectomie pratiquée pour ces indications doit toujours être large et aller jusqu'au bord ciliaire. Par conséquent, l'incision doit être faite dans la sclérotique et avoir une étendue de 5 à 6 millimètres à peu près (1).

L'opération de l'iridectomie ne demande aucune *préparation* particulière du malade. Pour les mêmes raisons que nous avons énumérées à l'occasion de la

_____

(1) L'évaluation de l'étendue des incisions se rapporte ici, comme plus haut, à la plaie interne, c'est-à-dire à la partie de l'incision qui touche la chambre antérieure.

cataracte, nous préférons pratiquer l'opération, le malade étant couché. L'emploi de l'anesthésie ne serait nécessaire que si la pusillanimité du malade l'exigeait, ou si l'on avait affaire à un malade par trop indocile, ou à des en-

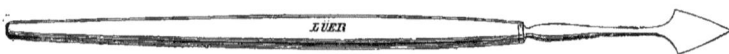

Fig. 68. — Couteau lancéolaire droit.

fants. Chez ces derniers, on fait bien de fixer solidement les bras et les jambes, en les roulant dans une couverture.

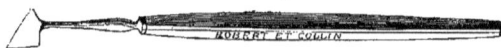

Fig. 69. — Couteau lancéolaire coudé.

Les instruments nécessaires pour l'opération sont : 1° Des écarteurs des paupières (fig. 1, p. 4) ; 2° une pince à fixation (fig. 2, p. 4) ; 3° un couteau

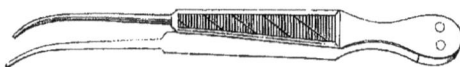

Fig. 70. — Pinces à iris.

lancéolaire (fig. 68 et 69) ; 4° des pinces à iris (fig. 70 et 71) ; 5° des ciseaux courbes (fig. 72). On fera bien aussi de tenir tout prêts, en cas de besoin, un

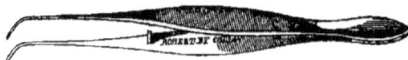

Fig. 71 — Pinces à iris fortement coudées.

couteau mousse (fig. 73), un petit stylet, et une curette de caoutchouc.

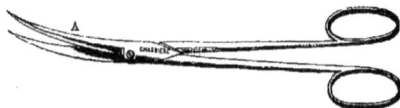

Fig. 72. — Ciseaux courbes pour l'iridectomie.

Pour les écarteurs, on peut employer indifféremment l'écarteur à ressorts, ou les deux écarteurs ordinaires qui exigent alors les mains d'un aide pour être tenus en place. Je préfère ces derniers, lorsque le malade est turbulent, ou sous l'influence du chloroforme. Lorsqu'au contraire le malade est tran-

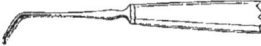

Fig. 73. — Couteau mousse coudé.

quille, et que je peux disposer d'un aide expérimenté, il est bien agréable de faire tenir les paupières écartées par les doigts de ce dernier, ce qui diminue de beaucoup la gêne que le malade éprouve pendant l'opération, et qu'il faut attribuer en grande partie à la pression exercée par les écarteurs de métal.

On emploie des couteaux lancéolaires coudés et droits. Les couteaux droits ne peuvent servir que lorsqu'on fait l'iridectomie du côté temporal. Partout ailleurs, à cause des proéminences nasale et orbitaires, il faut choisir des couteaux coudés à différentes courbures, selon le degré de la proéminence. Les mêmes considérations décident du choix des pinces, au point de vue de leurs courbures.

DESCRIPTION DE L'IRIDECTOMIE.

(Voy. planches photographiques, nᵒˢ 15, 16 et 11).

Dans la *description* des différents actes opératoires qui va suivre, nous supposons que l'opérateur veut pratiquer une iridectomie sur l'œil gauche et du côté nasal.

Premier temps. — *Incision de la cornée.* — Le malade étant couché, et sa tête immobilisée entre les mains d'un aide, l'opérateur, s'il préfère opérer de la main droite, se placera derrière le malade, dont l'œil gauche devra être tourné vers le jour. Après avoir suffisamment écarté les paupières, soit par l'écarteur à ressort, soit par l'intervention d'un aide expérimenté, l'opérateur saisit avec les pinces à fixation, tenues de la main gauche, un pli conjonctival près du bord externe de la cornée, dirige le globe oculaire du côté de la tempe, et pénètre avec le couteau lancéolaire dans la chambre antérieure à l'endroit déterminé d'avance, selon l'indication particulière du cas. Lorsque la pointe est arrivée dans la chambre antérieure

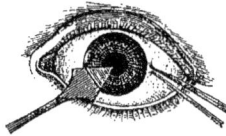

Fig. 74. — Iridectomie, incision de la cornée.

(voy. fig. 74), elle doit se diriger vers le centre de la pupille et de manière que le couteau se meuve toujours dans un plan parallèle à la surface antérieure de l'iris. Quand l'incision a une étendue suffisante, et que l'on veut commencer le mouvement de retrait qui doit amener le couteau en dehors de l'œil, il est urgent d'abaisser le manche de l'instrument, de façon que la pointe du couteau se trouve dirigée vers la cornée. Cette précaution est indispensable, parce que dans ce moment même l'humeur aqueuse s'échappe habituellement ; le cristallin et l'iris sont alors poussés en avant vers la cornée, et si le couteau avait conservé sa position primitive, la pointe pénétrerait inévitablement dans la cristalloïde, et provoquerait ainsi une lésion devant entraîner une cataracte traumatique. Lorsqu'on a donné au couteau la position indiquée, on le retire lentement de la chambre antérieure, en maintenant le manche de l'instrument suffisamment abaissé pour que la pointe ne cesse pas d'être dirigée vers la cornée. En même temps, on peut au besoin agrandir la plaie interne en agissant avec le tranchant du couteau sur l'un ou l'autre des angles de l'incision. Ce n'est qu'au dernier moment, lorsque la pointe est près de la plaie cornéenne, qu'il faut remettre l'instrument dans la même position que celle qu'il avait occupée au début de l'opération.

QUELQUES REMARQUES SUR LE PREMIER TEMPS DE L'OPÉRATION.

Si l'on a choisi la cornée pour pénétrer dans la chambre antérieure, il faut se garder de cheminer trop longtemps avec la pointe du couteau entre les lamelles de la membrane, c'est-à-dire de donner une obliquité trop grande au canal de la plaie. Nous avons déjà expliqué plus haut que, l'iris ne pouvant être excisé que jusqu'au point correspondant à la plaie *interne* de la cornée, c'est ce point qui détermine la grandeur de la pupille artificielle. Pour éviter toute erreur en ce qui concerne la situation de la plaie interne, on conseille ordinairement de pénétrer avec le couteau perpendiculairement à la surface de la cornée, parce qu'alors, en effet, la plaie interne se trouve juste vis-à-vis de l'endroit de la ponction. Lorsqu'on suit ce conseil, il faut, aussitôt que la pointe a pénétré dans la chambre antérieure, abaisser le manche de manière que le couteau se trouve porté dans le plan parallèle à l'iris, en s'avançant dans la chambre antérieure. Cependant, ce changement de position n'est pas sans inconvénient, parce qu'il peut occasionner la sortie prématurée de l'humeur aqueuse et les dangers qui en résultent. Nous préférons donner au couteau, déjà au moment de la ponction, la direction dans laquelle il doit pénétrer dans la chambre antérieure. Nous choisirons, par conséquent, l'endroit de la ponction un peu plus en arrière, ou nous exerçons, avant de ponctionner, avec la pointe du couteau, une légère dépression sur la surface extérieure de la cornée. Cette dépression de la cornée nous permet d'y péné-

trer obliquement, et d'obtenir quand même une incision presque perpendiculaire au plan de la cornée. — Il n'est pas toujours nécessaire, pour obtenir
l'étendue voulue de la plaie interne, de s'avancer avec le couteau lancéolaire
jusqu'à ce que toute sa longueur ait passé dans la chambre antérieure, parce
que nous pouvons, en retirant le couteau, agrandir considérablement l'étendue
de l'incision. Dans ce but, il suffit de diriger la pointe du couteau vers le bord
inférieur de la cornée, si l'on veut agrandir l'incision par en bas, ou vers le
bord supérieur, si l'on veut l'élargir par en haut, et de faire agir le tranchant
de l'instrument sur l'angle de la plaie, tout en retirant le couteau hors de la
chambre antérieure. Au dernier moment, et avant que la pointe ait quitté
celle-ci, nous ramenons toujours le couteau dans la position qu'il occupait au
moment de la ponction. — On conseille parfois de retirer le couteau brusquement;
mais nous aimons mieux le faire sortir lentement, pour que l'humeur aqueuse
s'échappe aussi doucement que possible de la chambre antérieure. En agissant
autrement, on expose l'œil à une diminution brusque de la pression intra-
oculaire, à une congestion rapide et excessive des tissus vasculaires, qui peut
amener, dans certaines circonstances, des ruptures capillaires et des hémorrhagies notables dans la rétine et dans la choroïde. — Lorsque l'incision n'a
pas l'étendue suffisante, on peut l'agrandir avec un petit couteau mousse ou
avec des ciseaux, d'après la manière et les règles établies dans l'opération
de la cataracte (voy. p. 23).

Deuxième temps. — SECTION DU LAMBEAU IRIEN ATTIRÉ AU DEHORS. — L'opérateur, ayant déposé le couteau lancéolaire et tout en continuant à fixer l'œil,
saisit les pinces à iris et les approche toutes fermées de l'incision; il exerce
vers le milieu de l'ouverture une légère pression sur la lèvre externe de la
plaie avec la pointe des pinces, qu'il introduit de cette manière dans la chambre
antérieure. Il pousse la pointe vers le bord pupillaire de l'iris, tout en évitant,

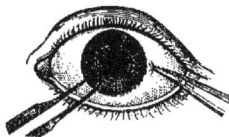

FIG. 75. — Les pinces à iris saisissent
le bord pupillaire.

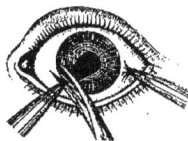

FIG. 76. — Section du lambeau irien
attiré au dehors.

à l'aide de petits mouvements latéraux, de s'engager entre les plis de cette
membrane. Arrivé au bord de la pupille (voy. fig. 75), l'opérateur doit redresser lentement ses pinces; il les ouvre et saisit, en les refermant, le bord de

MEYER. 13

l'iris qu'il attire au dehors. Un aide porte alors les branches des ciseaux courbes entre les pinces et la sclérotique, appuie doucement la convexité des ciseaux contre le globe de l'œil, et coupe le prolapsus irien aussi près que possible de la cornée (voy. fig. 76).

REMARQUES SUR LE DEUXIÈME TEMPS.

Souvent l'iris fait spontanément prolapsus dans la plaie ; d'autres fois nous provoquons facilement ce prolapsus en exerçant une légère pression sur le bord scléroticale de l'incision. Nous sommes ainsi dispensé d'introduire les pinces dans la chambre antérieure ; nous saisissons l'iris immédiatement entre les bords de l'incision et nous l'attirons doucement au dehors. — Dans le cas où l'opérateur ne peut disposer d'un aide habile, auquel il peut confier le soin de couper l'iris, il est obligé d'abandonner à son aide la fixation de l'œil, de saisir, avec la main gauche, les pinces qui doivent attirer l'iris au dehors, et de couper lui-même l'iris avec sa main droite. Quelle que soit d'ailleurs la main qui coupe, il est nécessaire d'enlever l'iris nettement à l'endroit où il sort de l'incision, et, pour ainsi dire, dans la plaie même, soit en exerçant avec les branches des ciseaux une pression sur les lèvres de la plaie, soit en introduisant les pointes des ciseaux entre ces dernières. Si l'on agit autrement, on s'expose à laisser une portion du lambeau d'iris qui a été tiré au dehors, et cette portion rentrera, sous l'influence des contractions iriennes, dans la chambre antérieure, ou restera enclavée dans les lèvres de la plaie. Dans le premier cas, la nouvelle pupille n'aura pas la grandeur que nous voulions lui donner ; dans le second cas, il en résultera un double inconvénient : Le bord de l'iris, pendant et après la formation de la cicatrice, sera attiré vers cette dernière, et toute la pupille sera nécessairement déplacée vers la périphérie de la cornée ; en outre, il se sera établi ainsi une synéchie, inconvénient qui peut exposer l'œil à des dangers ultérieurs.

Dans l'iridectomie pratiquée en vue des affections glaucomateuses, l'indication d'exciser l'iris jusqu'au bord ciliaire est formelle, et nous avons déjà démontré que, pour obtenir ce résultat, il est nécessaire de placer l'incision dans la sclérotique (voy. fig. 77), à quelque distance du bord cornéen ; mais il n'est pas moins nécessaire d'exciser soigneusement à cet endroit l'iris dans toute sa largeur, et M. *Bowman* a proposé, dans la manière de couper l'iris, quelques modifications qu'il ne me paraît pas superflu d'indiquer, parce qu'elles remplissent parfaitement le but qu'on se propose. Au lieu d'enlever le prolapsus irien par un seul coup de ciseaux, on commence par inciser le

lambeau d'iris dans un coin de la plaie scléroticale (voy. fig. 78), puis
on dirige les pinces qui tiennent l'iris vers l'autre angle de la plaie, arrachant,
pour ainsi dire, de son insertion ciliaire, ce lambeau que l'on coupe alors définitivement par un second coup de ciseaux dans l'autre coin de la plaie. Une autre
manière d'exciser l'iris consiste à diviser d'abord en deux portions le lambeau irien tiré au dehors, par une incision dirigée perpendiculairement à
la plaie scléroticale, et de couper alors isolément chacune de ces portions
tirée vers l'angle correspondant de la plaie, et dans cet angle même. Je

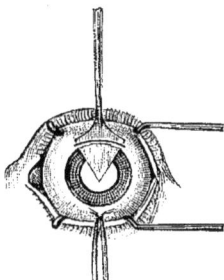

FIG. 77. — Iridectomie périphérique.

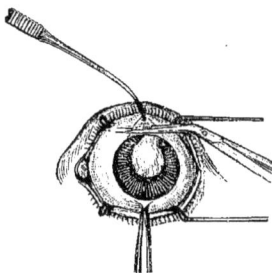

FIG. 78. — Section du lambeau irien
par deux coups de ciseaux.

dois dire cependant que cette dernière modification me paraît compliquer
inutilement l'acte opératoire, tandis que j'adopte la première manière de
couper l'iris en deux temps, dans l'iridectomie pour le glaucome et pour les
cas où elle est pratiquée avec l'extraction linéaire.

Troisième temps. — NETTOYAGE DE LA PLAIE. — Ce temps est rempli par le nettoyage de la plaie, par les manœuvres utiles pour faire sortir de la chambre antérieure le sang qui s'y épanche quelquefois, et par celles nécessaires pour dégager
de l'incision scléroticale les extrémités de la pupille artificielle (les bords du
sphincter de l'iris). — Lorsqu'il y a du sang épanché dans la chambre antérieure,
nous cherchons autant que possible à l'évacuer, en ouvrant, à l'aide d'une spatule étroite, les lèvres de la plaie, par une légère pression sur le bord sclérotical
de l'incision. L'humeur aqueuse qui s'échappe alors de la chambre antérieure
entraîne le sang qui y est renfermé, et l'on peut répéter ces manœuvres, délicatement exécutées, à plusieurs reprises. Cependant, si le sang ne montre pas de
tendance à sortir, ou s'il s'en épanche de nouveau, je commence d'abord par
recouvrir les paupières fermées d'une éponge, ou d'une compresse imbibée d'eau

très-froide ; il est inutile de persister outre mesure dans les tentatives d'évacuation à l'aide de la petite spatule, car la résorption se fait en très-peu de temps (presque toujours dans les premières vingt-quatre heures). — Lors même qu'il n'y a pas de sang dans la chambre antérieure, nous suivons le conseil de M. de Graefe, et nous faisons sortir l'humeur aqueuse qui se forme immédiatement après l'opération ; cette première humeur aqueuse s'étant formée sous le coup de l'irritation générale de l'œil, qui résulte des manœuvres opératoires. — Le nettoyage de la plaie consiste d'abord à enlever, à l'aide des petites pinces à iris, le petit caillot de sang qui se montre fréquemment sur la conjonctive à l'endroit de l'incision, puis à enlever les particules de pigment irien qui sont retenues quelquefois entre les lèvres de la plaie. Parfois, elles ont été déjà

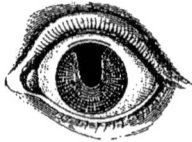

Fig. 79.— Rentrée du sphincter de l'iris dans la chambre antérieure, après l'iridectomie.

entraînées par le courant de l'humeur aqueuse que nous avons fait sortir de la chambre antérieure ; sinon, il suffit de faire glisser la convexité des pinces courbes ou d'une curette de caoutchouc sur les bords de l'incision, de dirigeant l'instrument de la périphérie de la cornée vers la sclérotique. — En dernier lieu, il faut s'assurer si les bords de l'iris ne se trouvent plus entre les lèvres de la plaie. On reconnaît leur présence dans la chambre antérieure, en voyant le bord de la pupille artificielle formée par les extrémités du sphincter coupé qui apparaît alors dans la chambre antérieure (voy. fig. 79).

Dans le cas où ce dernier n'est pas encore rentré dans la chambre antérieure, on glisse avec le dos d'une curette de caoutchouc de la sclérotique vers la cornée, en exerçant une légère pression sur les angles de la plaie. On ne doit cesser cette manœuvre qu'après avoir obtenu le résultat désiré ; sinon, les bords de l'iris restent enclavés dans les angles de la plaie, et lorsque la cicatrice est formée il existe une adhérence entre le tissu irien et la sclérotique. Nous aurions ainsi provoqué artificiellement une variété de synéchie, tandis que nous avons vu plus haut que la présence dans l'œil d'adhérences de l'iris menace cet organe de dangers sérieux qui, à la vérité, n'éclatent parfois que longtemps après.

Quand on s'est bien rendu compte de l'état satisfaisant de la plaie, on retire l'écarteur des paupières (1), et l'opération est terminée. Il est bon de rafraîchir pendant quelques instants l'œil opéré par des compresses ou une éponge trempées dans de l'eau fraîche, et d'appliquer alors le bandage compressif simple

_____

(1) Dans la plupart des cas, si l'on n'a pas affaire à un malade très-indocile, on peut enlever les écarteurs avec les pinces à fixation, immédiatement après la section de l'iris. Il est très-facile d'ouvrir les paupières avec le pouce et l'index de la main gauche, pendant que l'on nettoie la plaie.

que nous avons décrit plus haut. Dans le cas où le globe présentait un excès de tension avant l'opération, il est utile de serrer légèrement le second tour de la bande qui passe sur l'œil.

TRAITEMENT CONSÉCUTIF.

Généralement, toute douleur cesse après l'application du bandage, que l'on change pour la première fois le soir de l'opération, sauf chez les enfants où il est préférable de le laisser en place vingt-quatre heures. Une instillation de quelques gouttes de la solution d'atropine le lendemain de l'opération, a pour but d'empêcher, par la dilatation de la pupille, que le coin du sphincter fraîchement coupé ne contracte des adhérences avec la capsule. On reconnaît la tendance à la formation de ces synéchies postérieures, si les coins du sphincter coupé prennent la forme d'angles saillants. Lorsque cette disposition n'existe pas, et que la marche de la guérison est régulière, nous n'instillons l'atropine habituellement qu'à partir du troisième jours après l'opération.

Il est rare de voir survenir après l'iridectomie une réaction notable de l'œil, de sorte qu'il suffit de continuer l'application du bandage pendant quelques jours, et de conseiller le repos au lit dans une chambre obscurcie, jusqu'à la cicatrisation complète de la petite incision. A partir de ce moment, l'opéré peut porter un petit bandeau flottant, s'habituer progressivement au jour, et conserver, dès qu'il commence à sortir, des verres bleus pour adoucir la grande clarté. En cas d'une réaction plus prononcée, il peut devenir nécessaire, lorsque l'irritation se montre dans le voisinage de la cicatrice et que cette dernière est encore très-mince, de continuer plus longtemps l'application du bandage. Si l'humeur aqueuse est trouble, et s'il y a des symptômes d'une légère iritis séreuse, il faut instituer le traitement habituel, ordonner une purgation, et insister surtout sur les instillations d'atropine ; en cas de douleurs ou d'insomnie, nous avons recours aux injections sous-cutanées de morphine, et si les douleurs persistent, à l'application de sangsues derrière l'oreille du côté opéré. Dans toutes ces occurrences, il est naturellement indiqué de prolonger le repos et le séjour du malade dans une chambre obscurcie.

Dans les affections glaucomateuses, il faut, après l'iridectomie, porter son attention sur la consistance du globe oculaire, sur la formation de la chambre antérieure et sur la cicatrisation. Il n'est pas rare de voir reparaître, le lendemain de l'opération, un certain degré de tension qui ne disparaît que lentement dans le cours de quelques jours. C'est aussi alors que la chambre antérieure ne se reconstitue que lentement, de sorte que l'iris se trouve très-rapproché de la cornée. L'application du bandage compressif, les instillations

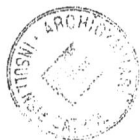

d'atropine, le repos absolu, sont de toute nécessité, jusqu'à ce que la pression interne de l'œil se soit abaissée au degré où elle se trouve habituellement après une iridectomie, et jusqu'au rétablissement de la chambre antérieure. Lorsque le globe oculaire conserve une dureté notable, même immédiatement après l'opération, il paraît plus avantageux de renoncer à l'application du bandage compressif, et de fermer les paupières simplement par des bandelettes de taffetas d'Angleterre (*de Graefe*). En cas de douleurs, même peu intenses, il faut faire usage des injections sous-cutanées de morphine à la tempe, ou du chloral pris à l'intérieur. Si le lendemain de l'opération nous ne constatons pas de diminution dans la pression intra-oculaire, il faudrait essayer l'application périodique de compresses tièdes, l'usage interne du calomel, et si l'état général le permet, une saignée au bras. L'atropine ne fait pas de bien dans ces cas, du moins pas pendant les premiers jours (*de Graefe*).

M. de Graefe a été le premier à parler d'une forme particulière de cicatrisation que l'on rencontre quelquefois après l'iridectomie pratiquée contre le glaucome. On voit, en effet, parfois la cicatrice se lever au-dessus du niveau de la conjonctive et prendre l'aspect d'une vésicule allongée dans le sens de l'incision, et remplie d'un liquide blanchâtre (*cicatrisation cystoïde*). Il est permis de supposer, dans ces cas, que la plaie conjonctivale s'étant fermée avant la plaie scléroticale qui continue à donner issue à l'humeur aqueuse, cette dernière s'infiltre sous la conjonctive qu'elle soulève en forme d'ampoule. Habituellement, cette forme de cicatrice ne présente pas d'inconvénient ; mais en présence de cas exceptionnels où, après des années d'innocuité, elle est devenue le point de départ d'inflammations dangereuses pour l'existence de l'œil, notre attention doit se porter sur les moyens d'éviter cette cicatrisation irrégulière, ou d'arrêter ses progrès. Dans ce dernier but, nous n'avons pas d'autre conseil à donner que celui de prolonger l'application du bandage compressif ou de tenter, après un laps de temps assez grand pour être sûr de la cicatrisation complète de la plaie scléroticale, une ablation de la vésicule. Quant aux moyens d'empêcher même la formation de la cicatrisation cystoïde, nous n'en connaissons qu'un seul : à savoir, l'exécution méthodique de l'iridectomie ; il est, en effet, rationnel de croire que l'enclavement des extrémités du lambeau irien dans la plaie scléroticale empêche cette dernière de se fermer vite et régulièrement. L'humeur aqueuse, surtout lorsqu'il y a un certain degré de tension de l'œil, continuera alors à s'écouler et à stationner sous la conjonctive, dont la petite plaie se ferme en peu de temps. De là résulte l'indication absolue d'exciser l'iris aussi soigneusement que possible jusque dans les angles de l'incision scléroticale, et d'employer les manœuvres décrites plus haut pour faire rentrer les bords de la pupille artificielle (le sphincter de l'iris) dans la chambre antérieure. Avouons cependant que, en dépit de toutes les précautions possibles, la cicatrisation cystoïde survient parfois aussi dans des cas où l'exécution de l'opération ne laisse rien à désirer.

L'iridectomie pratiquée à l'aide du couteau étroit de Graefe.

Dans la description du premier acte de l'iridectomie, nous avons montré avec détails la manière de pratiquer l'incision à l'aide du couteau lancéolaire. En effet cet instrument est celui dont on se sert habituellement dans ce but. Cependant, pour quelques cas où il est nécessaire de pratiquer une excision large et tout à fait périphérique de l'iris, l'incision faite par simple ponction avec le couteau lancéolaire, a été remplacée avantageusement par une incision faite avec le couteau à cataracte ou un instrument particulier (*Zehender*), agissant par ponction et contre-ponction. — Cette incision, en tenant compte des modifications dans la dimension de la plaie, ressemble alors dans tous ses temps à l'incision linéaire périphérique du procédé de Graefe pour l'extraction de la cataracte, et s'accomplit aussi avec le couteau étroit dont nous nous servons dans cette opération. *M. de Graefe* (1) a précisé dernièrement les cas où, dans l'opération de l'iridectomie, l'incision linéaire périphérique est préférable à l'incision avec le couteau lancéolaire. Il la conseille dans l'iridectomie pratiquée contre une certaine forme d'iritis compliquée d'une affection du corps vitré et d'une choroïdite équatoriale et disséminée. Il la préfère également dans les cas de synéchie postérieure totale où la rétraction périphérique de l'iris indique la présence de masses néoplastiques qui lient intimement la surface postérieure de l'iris aux procès ciliaires. Dans cet état, qui se présente surtout après les infiltrations purulentes de la cornée avec perforation ou compliquées d'hypopyon, d'iritis purulente et d'iridocyclite, il est de la plus haute importance de pouvoir enlever un grand lambeau d'iris jusqu'à la périphérie, parce que nous y rencontrons une très-grande tendance à l'occlusion de la pupille artificielle par des masses plastiques.

Une autre indication pour cette incision et l'emploi du couteau de Graefe, se trouve dans la forme maligne de l'ophthalmie sympathique, et dans les cas les plus graves d'iritis et d'iridocyclite avec désorganisation du tissu irien, obstruction de la pupille par des membranes plastiques, etc. Dans l'ophthalmie sympathique, lorsque le moment d'opérer est venu, il s'agit tantôt de pratiquer seulement une large iridectomie, tantôt d'extraire en même temps le cristallin. Dans les formes graves d'iridocyclite, on ne peut espérer un

(1) *Archiv fuer Ophthalmologie*, 1868, XIV, 3, p. 139.

résultat que lorsqu'on enlève le système cristallinien et les membranes plastiques, en même temps que l'on pratique l'iridectomie. M. de Graefe décrit
le procédé dont il se sert dans ces conditions de la manière suivante : L'incision périphérique, à l'aide du couteau étroit, est pratiquée comme dans
l'extraction linéaire, avec cette modification, que le couteau traverse en même
temps (et immédiatement après la ponction) l'iris qu'il coupe ainsi jusqu'au
point de la contre-ponction. La pointe du couteau ouvre ainsi en même temps
la capsule, et généralement la plaie donne issue à un peu de substance cristallinienne. L'opérateur introduit alors une pince capsulaire de forme particulière
(voy. fig. 80), de façon qu'une des branches se trouve entre la cornée et l'iris,

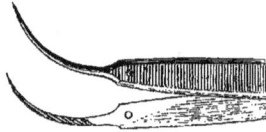

FIG. 80. — Pinces capsulaires.

l'autre derrière l'iris et les membranes plastiques, qui adhèrent habituellement
à la capsule cristallinienne. Cette dernière branche aura, par conséquent,
pénétré dans le cristallin même. Ayant poussé ces pinces fortement en avant,
on attire au dehors tout ce que l'on a pu saisir entre les branches, et si l'on
éprouve quelque résistance, il faut dégager cette masse par deux coups de
ciseaux perpendiculaires à l'incision, et donnés dans les angles de cette dernière. Généralement cette manœuvre suffit pour amener en même temps le
cristallin en dehors. Si, cependant, il ne suivait pas l'iris et les membranes
plastiques, il faudrait déchirer la capsule avec le cystitome, et pratiquer l'extraction de la manière habituelle. Si, à la suite d'altération calcaire de la
cataracte, on y rencontre des difficultés sérieuses, il faut saisir le système
cristallinien avec un crochet assez fort, appliqué à la surface antérieure du
cristallin. Il est important d'extraire aussi complétement que possible toutes
les portions capsulaires opaques qui peuvent être éloignées, sans tiraillement
considérable de l'iris auquel elles adhèrent.

M. de Graefe rappelant à cette occasion l'observation faite déjà par Wenzel,
à savoir que les yeux atteints d'aussi graves altérations montrent peu de tendance à la suppuration des plaies, craint surtout deux conséquences fâcheuses
de cette opération : la cyclite avec infiltration dans le corps vitré, et l'opacification sclérotique de la cornée dans une grande étendue. Il paraît que l'incision linéaire périphérique empêche surtout cette sclérose de la cornée.

Dans les affections glaucomateuses, le chirurgien de Berlin ne se prononce pas pour l'emploi du couteau à cataracte à la place du couteau lancéolaire. Il craint, à juste titre, que l'exécution normale de l'incision, lorsque la chambre antérieure est étroite, ne rencontre des difficultés sérieuses et n'expose, en cas de forte tension de l'œil, à des ruptures de la zonule, à l'enclavement de petits prolapsus d'iris dans les angles de la plaie, et à des cicatrisations irrégulières. Rien de pareil n'étant à craindre dans l'iridectomie exécutée selon les règles de l'art avec le couteau lancéolaire, il n'y a réellement pas de motifs de remplacer ce dernier par le couteau étroit.

Ces dernières observations nous dispensent de chercher encore d'autres raisons à mettre en regard des éloges décernés au couteau étroit dans l'exécution de l'iridectomie par *M. A. Le Gad* (1), *par M. Wecker* (2) et par *MM. Merolla* et *Campana* (3). Ces auteurs désirent voir remplacer le couteau lancéolaire par le couteau étroit dans *tous les cas d'iridectomie*. Ils proposent de combattre la difficulté dans l'emploi du couteau étroit au bord nasal de la cornée, en se servant d'un couteau coudé sur le plat (M. Le Gad, d'après son maître *Monoyer*), ou en imprimant au globe oculaire, à l'aide des pinces à fixation, une rotation telle que le bord interne de la cornée regarde en haut ou en bas. Cette dernière proposition émane de M. Wecker qui, poussé par le désir de diminuer le nombre des instruments nécessaires et des procédés employés dans la chirurgie oculaire, veut une fois pour toutes reléguer le couteau lancéolaire dans nos souvenirs historiques. Cette intention, malgré ce qu'elle peut avoir de louable, ne me paraît pas cependant devoir se réaliser de sitôt.

DES PROCÉDÉS EMPLOYÉS POUR REMPLACER L'IRIDECTOMIE (4).

Iridorhexis, iridenkleisis, iridodésis, corélysis.

Iridorhexis. — Lorsque l'iris, à la suite d'une inflammation chronique, est devenu très-friable, et qu'il existe des adhérences du bord pupillaire avec la capsule ou avec la cornée, les synéchies ont quelquefois plus de consistance que le tissu irien même. S'il s'agit alors d'établir une pupille artificielle, et que

---

(1) Quelques considérations sur la nature et le traitement du glaucome. Strasbourg, 1869, janvier.

(2) *Gazette hebdomadaire*, n° 9, 1869.

(3) Dell' uso del coltellino lineare di de Graefe nella operazione della pupilla artificiale introdotto nella pratica dal professore *Merolla*, pel dottore *Roberto Campana* (estratto dal *Morgagni*).

(4) L'opération par laquelle *M. Hancock* remplace l'iridectomie dans le traitement du glaucome, et qu'il désigne sous le nom de *section du muscle ciliaire*, est la suivante : j'introduis, dit M. Hancock un couteau à cataracte à la partie inférieure et externe du bord de la cornée, à l'union de

l'on saisisse l'iris avec les pinces, il arrive souvent que l'on voit plutôt l'iris se déchirer dans sa continuité que le bord pupillaire se séparer de la capsule. Un examen attentif, à l'aide de l'éclairage oblique, permet à un observateur expérimenté de prévoir jusqu'à un certain degré cet état de choses. L'opérateur qui voudrait alors quand même détacher de la capsule le bord pupillaire, et qui, dans ce but, saisirait l'iris par ce bord pourrait, par des tractions exagérées, déchirer la capsule, et exposerait ainsi l'œil au danger d'une cataracte traumatique. Pour obvier à cet accident, *M. Desmarres* a érigé en procédé (appelé *iridorhexis*) la déchirure de l'iris qui, il faut bien le dire, paraît inévitable dans ces cas.

On l'exécute après l'incision scléroticale, faite comme d'habitude, en saisissant l'iris, non pas au bord pupillaire même, mais à quelque distance de là. Le tissu ainsi saisi est attiré au dehors et coupé.

Iridodesis. Iridenkleisis. — (Voy. pl. photogr. n° 17). — Lorsque nous pratiquons l'iridectomie de la manière habituelle, nous excisons le sphincter de l'iris, et la pupille articifielle est naturellement dépourvue de sa mobilité à l'endroit où le sphincter est coupé. Cet état de choses n'est pas sans inconvénients pour le malade, quand nous pratiquons l'iridectomie dans un but optique, comme par exemple contre les opacités de la cornée, contre la cataracte zonulaire, etc. Aussi n'a-t-on pas manqué de faire des tentatives pour déplacer la pupille normale, de manière à intercepter autant que possible le passage des rayons lumineux à travers les parties défectueuses de la cornée et du cristallin, et pour conserver en même temps à la nouvelle pupille toute la mobilité de l'ancienne.

M. Critchett a réalisé ce désidératum, en réhabilitant le procédé ancien, connu sous le nom d'*iridenkleisis* (voy. *Historique*), et en imaginant un procédé très-ingénieux qui consiste à laisser intact le sphincter de l'iris. Il a obtenu ce

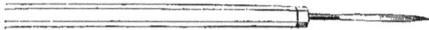

Fig. 81. — Broad-needle.

résultat par le procédé suivant : Une incision très-étroite est pratiquée, à l'aide d'un couteau lancéolaire très-étroit, ou d'un instrument particulier (broad-needle, fig. 81), dans le bord de la cornée, ou mieux encore dans la scléro-

cette membrane avec la sclérotique; la pointe du couteau est poussée obliquement d'avant en arrière et de haut en bas, jusqu'à ce que les fibres de la sélérotique soient divisées obliquement dans une étendue d'environ un huitième de pouce. Je divise, et le sang s'écoule le long de la lame du couteau. Cette opération est rarement suivie de symptômes fâcheux. Dans un seul cas, j'ai vu survenir un peu d'inflammation qui, du reste, a promptement disparu.

tique. Un nœud de fil, préparé d'avance et maintenu ouvert, que l'on saisit à ses deux extrémités, soit entre les pinces ingénieuses de M. Waldau ou de M. Foerster, soit à l'aide de deux pinces ordinaires un peu larges, est placé alors à l'endroit de l'incision, de manière que l'opérateur puisse passer des pinces à iris très-fines à travers ce nœud et à travers l'incision, pour saisir l'iris à quelque distance de son bord pupillaire. Il tire alors l'iris au dehors, tout en laissant le sphincter dans la chambre antérieure, et le nœud est fermé autour du petit prolapsus irien, soit par l'action des pinces, soit par l'aide qui tient les extrémités du fil (voy. fig. 82). C'est ainsi que l'on exécute la ligature de

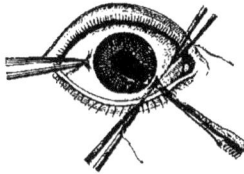

Fig. 82. — Iridodésis.

l'iris (iridodésis). L'opérateur coupe les deux bouts de fil à quelque distance du nœud et applique le bandage compressif comme d'habitude. Deux jours après, quand la petite plaie est bien cicatrisée, on coupe le petit prolapsus de l'iris, en même temps que le nœud qui l'étrangle.

M. *Snellen* a simplifié le procédé opératoire de l'iridodésis, en passant avant l'incision un fil à travers la conjonctive, dans une direction parallèle au bord de la cornée, aussi près que possible de l'endroit de ponction du petit couteau. Ce fil ainsi fixé, il ne reste, après l'incision, qu'à préparer le nœud à travers lequel on passe les pinces, et à le fermer autour du petit prolapsus irien.

M. *Stelhoag de Carion* et M. *Wecker* ont proposé d'abandonner la ligature de l'iris, et de la remplacer par le simple enclavement du prolapsus irien dans la plaie scléroticale. Ces auteurs reviennent ainsi tout à fait à l'ancien procédé de l'iridenkleisis. Dans ce but, on pratique la ponction un peu plus loin du bord de la cornée, et l'on traverse la sclérotique très-obliquement, de manière à obtenir un canal assez long. Le prolapsus de l'iris est provoqué par une douce pression exercée sur la lèvre externe de la plaie, car l'humeur aqueuse, en sortant avec une certaine force de propulsion, entraîne l'iris au dehors. Si cependant l'iris ne sort pas spontanément, on l'attire à l'aide de pinces très-fines, comme dans le procédé ci-dessus décrit. Une fois le prolapsus irien produit, on n'y touche plus et l'on applique un bandeau compressif qu'on doit laisser en place vingt-quatre heures. Au bout de ce temps, on coupe avec des ciseaux courbes, après l'avoir saisie avec des pinces, la partie de l'iris qui sort par la section faite à la sclérotique.

Un moyen bien plus simple pour obtenir le même résultat que tous les procédés décrits, moyen que je me rappelle avoir vu employer par *M. de Graefe* il y a huit ou dix ans, consiste à obtenir la fixation du sphincter dans la plaie scléroticale, tout en terminant l'opération dans une seule séance. A cet effet, on pratique la section très-périphériquement dans la sclérotique, on attire le prolapsus de manière à laisser le sphincter dans la plaie et l'on resèque immédiatement avec les ciseaux toute la partie qui se trouve en dehors de la plaie scléroticale. Si le canal de la plaie est étroit et assez long, le sphincter reste constamment enclavé dans la plaie. Aussitôt après la section du prolapsus irien, on applique le bandeau compressif.

Outre les indications déja nommées, telles que les opacités de la cornée et la cataracte zonulaire stationnaire, le déplacement pupillaire a été conseillé aussi dans certains cas de luxation du cristallin, et enfin dans le staphylôme pellucide de la cornée (kératoconus). Dans ce dernier cas, *M. Bowman* opéra un double déplacement de la pupille, en pratiquant l'iridodésis à deux points diamétralement opposés de la cornée. La pupille prend ainsi la forme d'une fente, et le malade jouit alors des mêmes avantages qu'en regardant à travers une fente sténopéique, sans avoir à supporter le rétrécissement du champ visuel amené par tout appareil sténopéique placé devant l'œil.

Malgré le principe très-juste qui a conduit à l'invention du déplacement pupillaire, et malgré les procédés ingénieux à l'aide desquels ce principe a été mis en pratique, l'usage de cette opération ne s'est jamais généralisé, et l'engouement qui existait pour elle a bientôt sensiblement diminué. La raison en doit être cherchée, non pas dans les difficultés opératoires, mais bien dans la conviction que le tiraillement de l'iris enclavé dans une plaie scléroticale peut devenir la source d'inflammations chroniques éclatant même à une époque assez éloignée de l'opération. En effet, de différents côtés (*Alfred Graefe*, *Archiv f. Ophthalmologie*, IX, 3, page 199. *Steffan, ibid.* X, I, page 122. *Hæring*), ont été rapportés des cas d'irido-choroïdites prenant évidemment leur point de départ à l'endroit où la ligature de l'iris avait été faite, et ayant amené la perte de l'œil. Bien que nos confrères anglais, qui ont pratiqué l'iridodésis sur une vaste échelle, n'aient pas eu l'occasion d'observer des accidents pareils, on se décide difficilement à remplacer l'iridectomie, ordinairement si inoffensive, par le déplacement pupillaire qui, il est vrai, réalise quelques avantages, mais en somme, ne paraît pas sans danger pour l'existence de l'organe. Cette crainte s'est augmentée encore par l'opinion que l'on a aujourd'hui des rapports qui existent entre l'irritation des nerfs ciliaires (nerfs sécréteurs), et l'origine du glaucome.

Corélysis. — Nous avons vu plus haut que l'existence des synéchies qui deviennent fréquemment, surtout lorsqu'elles sont larges ou multiples, la cause d'iritis chroniques, formait une des indications de l'iridectomie. Pour éviter, dans ces cas, cette opération, on a tenté de débarrasser l'iris de ses adhérences, en dégageant, à l'aide d'une opération, le bord pupillaire de la cristalloïde. *M. Streatfield* a indiqué le premier un procédé opératoire remplissant ce but, et *M. Weber* (de Darmstadt) a fait subir à ce procédé des modifications sérieuses. Voici en quoi consiste le procédé opératoire :

Premier temps. — PONCTION DE LA CORNÉE. — On pratique sur la cornée, à peu près à 4 millimètres de son centre et dans sa moitié externe, une incision à l'aide d'une aiguille à paracentèse ou d'un instrument particulier (broadneedle, voy. plus haut, fig. 81). Cette incision doit avoir une largeur de près de 4 millimètres. Tandis que M. Streatfield retire brusquement l'aiguille pour empêcher l'écoulement de l'humeur aqueuse, M. Weber tient au contraire à ce que cette dernière s'écoule, pour que le cristallin soit déjà approché de la cornée et pour ainsi dire immobilisé pendant le deuxième acte de l'opération. Je suis d'autant plus disposé à suivre l'avis de M. Weber, qu'ayant tenté l'une et l'autre manière, il m'a paru plus dangereux de conserver l'humeur aqueuse, qui alors s'échappe plus tard pendant le deuxième acte de l'opération et amène un mouvement brusque du cristallin en avant, au moment où la spatule se trouve engagée dans la pupille.

Deuxième temps. — DÉGAGEMENT DU BORD PUPILLAIRE DE LA CRISTALLOÏDE. — On peut pour cela se servir de la spatule de Streatfield (fig. 83) ou du

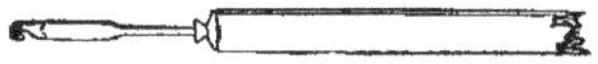

FIG. 83. — Spatule de Streatfield.

crochet de Weber (fig. 84). La spatule, de la même largeur que l'aiguille, est introduite à travers la section de la cornée dans la chambre antérieure, mise

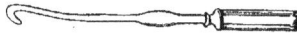

FIG. 84. — Crochet de Weber.

à plat sur le cristallin, et délicatement poussée en avant entre l'iris et la capsule, à côté de la synéchie que l'on veut détruire (voy. fig. 85). On exécute alors, avec cette spatule, de légers mouvements latéraux dans le sens de cette synéchie, en prenant la cornée comme point d'appui, et en dirigeant le manche de l'instrument dans un plan horizontal. A mesure qu'un point de la synéchie cède, la spatule doit s'avancer plus loin sous le bord pupillaire. On peut ainsi, en glissant avec l'instrument dans les différentes directions, et en se servant tantôt d'un instrument droit, tantôt d'un instrument coudé, détacher presque tout le bord pupillaire à l'exception de la partie qui se trouve derrière la section de la cornée et immédiatement dans le voisinage. Ce dernier fait explique pourquoi nous ne pouvons pas choisir, dans tous les cas, le même endroit de la cornée comme point de ponction. Il faut, en général, pénétrer dans la chambre antérieure vis-à-vis la partie la plus libre du bord pupillaire ; mais il va sans dire que si les circonstances nous permettent de choisir, nous ferons de préférence la ponction à la partie externe de la cornée, car c'est là que les manœuvres opératoires sont moins gênées, à cause de l'absence de toute proéminence osseuse.

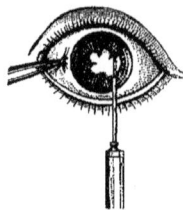

FIG. 85. — Corélysis.

Lorsque le bord pupillaire est dégagé, on retire la spatule de la chambre antérieure, et l'opération est terminée. On commence immédiatement à instiller une forte solution d'atropine (une goutte de minute en minute), et l'on continue pendant un quart d'heure, en maintenant, pendant ce temps, une compresse fraîche sur l'œil opéré. Si, après ce temps, on trouve la pupille largement dilatée, on applique le bandeau compressif ordinaire, que l'on enlève deux ou trois fois par jour, pour instiller de nouveau de l'atropine. Si, un quart d'heure après l'opération, la pupille n'est pas encore dilatée, il faut laisser l'opéré couché sans bandage, pour que l'on puisse, de quart d'heure en quart d'heure, renouveler les instillations. Il est évident que l'opération n'aura de résultat durable qu'autant que l'on obtient à l'aide de l'atropine une bonne dilatation de la pupille. Sans cela, le bord pupillaire s'attache de nouveau à la capsule, et les synéchies se rétablissent.

L'opération n'est accompagnée habituellement d'aucun accident. Quelquefois on voit apparaître, dans la chambre antérieure, une petite quantité de sang qui est rapidement résorbée. Il faut aussi prendre garde de ne pas agiter outre mesure la spatule dans la plaie cornéenne qui, sans cela, peut s'irriter et laisser après la guérison une opacité cicatricielle. Une autre condition de succès, c'est de ne jamais entreprendre cette opération, tant que l'iris est encore enflammé, et par cela même disposé à contracter toujours de nouvelles synéchies avec la capsule. En observant toutes ces règles, on n'expose l'œil à aucun danger, et l'irritation consécutive à l'opération disparaît après quelques jours. On peut même sans crainte, si une première séance n'a pas eu de résultats satisfaisants, ou si l'on n'a pu déchirer toutes les synéchies, renouveler la tentative après un certain temps, lorsqu'il n'y a plus trace de l'irritation consécutive à la première.

L'opération est contre-indiquée, comme nous l'avons déjà dit plus haut, pendant une inflammation encore existante de l'iris ; elle serait même dangereuse, si l'état inflammatoire a déjà atteint la choroïde. Il faudra craindre dans ce cas d'augmenter la choroïdite, et remplacer plutôt la corélyse par l'iridectomie, qui combat en même temps efficacement les troubles de circulation dans la choroïde.

L'opération est également inadmissible, s'il existe, dans le champ pupillaire, des membranes plastiques, qui s'opposent naturellement à l'introduction de la spatule sous le bord pupillaire. Enfin, et c'est là un précepte qu'il ne faudra jamais oublier, la corélyse restera certainement sans résultat, si l'état de l'œil ou d'autres raisons individuelles empêchent l'emploi continuel, pendant plusieurs semaines, de l'atropine, dont les instillations énergiques et pratiquées coup sur coup sont indispensables pour amener le succès de l'opération. Rappelons, en terminant, que l'opération serait au moins superflue dans les cas où la pupille normale ne pourra servir à la vision, par exemple lorsqu'il existe une opacité centrale de la cornée, où l'on serait obligé quand même d'avoir recours à l'iridectomie (*Weber*).

Le docteur *G. Passavant* (de Francfort) a publié dernièrement (1) un autre procédé de corélyse qui lui a fourni de bons résultats dans plus de 50 opérations. Il fait, à l'aide du couteau lancéolaire, une petite ponction près du bord de la cornée, et à un endroit correspondant à la situation de la synéchie. La grandeur de cette incision doit être telle que l'on y peut ouvrir sans peine la pince à iris ; puis il introduit dans la chambre antérieure une petite pince sans dents aiguës, saisit le bord de l'iris et le détache de la capsule, en attirant doucement les pinces. La synéchie ainsi détruite, il ouvre les pinces pour abandonner l'iris, et retire cet instrument avec précaution de la chambre antérieure. L'auteur de la méthode conseille de ne pas détacher plus d'une synéchie à la fois et de répéter plutôt l'opération après quelques jours. En cas de prolapsus d'iris dans la plaie cornéenne, il faudrait essayer la réduction par les manœuvres habituelles.

(1) *Archiv fuer Ophthalmologie,* 1869, vol. XV, t. 1, p. 259.

Avant d'abandonner le chapitre de l'iridectomie, il me reste encore à parler de quelques indications de cette opération que j'ai cru devoir placer à part, parce qu'en effet elles ne se rattachent à aucune de celles que j'ai traitées jusqu'ici. Je veux parler : 1° des cas où un corps étranger, après avoir perforé la cornée, s'est logé à la surface ou dans le tissu de l'iris; 2° de certains cas de néoplasmes de l'iris qui doivent être enlevés; 3° des cas où l'extraction de corps étrangers (cristallin luxé ou abaissé, éclat de corps métallique, cysticerque), situés dans le corps vitré, nécessite l'excision préalable d'une portion de l'iris (avec l'extraction du cristallin).

EXTRACTION DE CORPS ÉTRANGERS DANS L'IRIS.

On rencontre parfois des cas, surtout chez les ouvriers qui travaillent le fer, où de petits corps métalliques, après avoir traversé la cornée, s'arrêtent sur l'iris, ou pénètrent plus ou moins profondément dans son tissu. Il est vrai que nous voyons de ces cas où cette membrane supporte presque sans réagir la présence du corps étranger; mais dans un plus grand nombre de cas, il en résulte, soit immédiatement, soit plus tard, une inflammation de l'iris. La raison qui fait que l'inflammation ne se produit quelquefois qu'après un certain laps de temps, remonte probablement à ce motif, que la lésion directe de l'iris est trop insignifiante pour provoquer une forte réaction qui se produit plus tard, à la suite de la décomposition chimique du corps étranger. Comme, d'une part, il n'est jamais agréable d'opérer au moment d'une inflammation, et que, d'autre part, nous ne pouvons savoir pendant combien de temps l'iris supportera la présence d'un corps étranger, sans que l'œil soit envahi par une inflammation qui menace son existence, l'extraction immédiate du corps étranger est presque toujours indiquée. Ajoutons à cela, que l'expérience a démontré, que la rétention d'un corps étranger dans l'intérieur d'un œil devenu malade par suite, est une des causes les plus fréquentes de l'ophthalmie sympathique de son congénère. Il faut expliquer cette ophthalmie probablement par l'irritation directe ou indirecte des nerfs ciliaires; malheureusement, elle ne se termine que trop souvent par la perte plus ou moins complète de la vision. C'est pour toutes ces raisons que nous considérons comme très-sérieuse la nécessité de ne pas laisser dans l'iris des corps étrangers, à moins que leur petite dimension n'exclue toute idée d'un véritable danger.

Ordinairement le diagnostic de ces corps étrangers ne présente pas de difficultés, surtout lorsque nous examinons l'œil à l'éclairage oblique. Nous reconnaissons alors facilement sa présence sur l'iris, et presque en face de lui, une petite cicatrice de la cornée indiquant l'endroit où il a pénétré.

Le moyen le plus sûr d'extraire un corps pareil, c'est de le saisir avec la portion d'iris dans laquelle il est logé, en un mot de faire l'excision du pli d'iris qui enveloppe le corps étranger. D'ailleurs, quand même nous pourrions, sans iridectomie, le saisir et l'extraire, il y a à craindre qu'à la suite des manœuvres opératoires, la portion d'iris que le corps étranger occupait, ne devienne après son extraction le point de départ d'une inflammation.

Lorsque nous pratiquons l'iridectomie pour extraire un corps étranger, il faut opérer de manière que l'humeur aqueuse, pendant et après le premier temps de l'opération, ne s'échappe pas brusquement, parce que l'iris pourrait être entraîné, ou du moins se plisser de façon à dérober à notre regard le corps étranger. Quoi qu'il arrive, il faut saisir avec les pinces non pas le corps étranger, mais la partie environnante de l'iris, l'envelopper, pour ainsi dire, dans ce pli irien et attirer le tout ensemble au dehors, en prenant la précaution de ne pas perdre le corps étranger pendant son passage à travers la chambre antérieure ou dans la plaie cornéenne. Il faut aussi faire attention de ne pas heurter, soit avec le couteau lancéolaire, soit avec la pointe des pinces, contre le corps étranger qui, s'il se détache de l'iris et tombe dans la chambre antérieure, est toujours très-difficile à saisir.

Sans cela, le reste de l'opération et le traitement consécutif ne diffèrent en rien de ce que nous avons dit plus haut en parlant de l'iridectomie en général.

EXTRACTION DES CORPS ÉTRANGERS DU FOND DE L'ŒIL.

Le corps étranger pénètre aussi quelquefois dans le fond de l'œil, soit en traversant l'iris, soit latéralement à travers la sclérotique, à une distance plus ou moins grande du bord de la cornée. Il peut se loger alors, soit immédiatement derrière l'iris, dans le cristallin, soit dans le corps vitré, soit enfin dans les membranes profondes de l'œil. Il est quelquefois facile de diagnostiquer avec une très-grande probabilité le siège du corps étranger. Ainsi, nous le supposons placé derrière l'iris lorsqu'il existe une opacité circonscrite du cristallin avec exsudation dans le champ pupillaire, en même temps que l'iris est irrégulièrement bombé en avant vers la cornée.

Le siége du corps étranger dans le corps vitré se reconnaît à l'aide de l'ophthalmoscope, soit qu'on le voie directement, soit qu'il révèle sa présence par les opacités de forme particulière qui l'entourent (incapsulation). Il n'est pas rare non plus qu'en explorant la surface de la sclérotique à l'aide d'un stylet boutonné, nous découvrions un endroit particulièrement douloureux, et c'est alors dans la région correspondante du corps vitré que nous avons à rechercher le corps étranger (de Graefe). Il va sans dire que la situation de la plaie extérieure, la direction dans laquelle le corps étranger a pénétré dans l'œil, et même un sondage de la plaie, fait avec précaution, deviennent des indices précieux pour ces recherches.

Si cet examen nous fait reconnaître la présence du corps étranger dans la plaie ou dans son voisinage, nous chercherons à l'extraire immédiatement à l'aide des pinces, dont l'emploi, bien entendu, nécessite quelquefois l'agrandissement de la plaie. On pratique cet agrandissement, soit par un coup de ciseaux, soit par un petit couteau boutonné, en prenant la précaution de ne pas enfoncer avec ces instruments le corps étranger plus profondément dans l'œil.

Si le corps étranger se trouve derrière l'iris, dans le cristallin, notre manière d'agir doit dépendre du degré de réaction de l'œil en général. En cas d'iritis très-légère et que nous pouvons combattre efficacement par les moyens habituels, notre attention sera dirigée sur la formation de la cataracte traumatique et sur ses suites. Chez des individus jeunes encore, il suffit quelquefois, pour calmer l'inflammation, d'instiller de l'atropine pour maintenir la pupille aussi dilatée que possible. Dans ces cas, nous attendrons la formation plus complète de la cataracte pour l'extraire (à l'aide de la curette), en même temps que le corps étranger qu'elle renferme. Il peut arriver aussi que ce dernier, une paillette de fer, par exemple, devienne visible seulement après la dilatation de la pupille, soit sur la capsule, soit immédiatement au-dessous. S'il se forme alors une cataracte sans réaction considérable de l'œil, nous n'avons qu'à surveiller la formation de la cataracte traumatique, et laisser agir la résorption spontanée, quitte à extraire plus tard le corps étranger, en même temps que la cristalloïde.

Lorsque, au contraire, il survient, peu de temps après la pénétration du corps étranger dans le cristallin, une réaction violente sous forme d'iritis consécutive au gonflement de la cataracte traumatique, nous n'avons pas à hésiter. Il faut pratiquer immédiatement l'extraction de la cataracte avec excision d'une portion d'iris, et amener au dehors le corps étranger en introduisant, soit la curette, soit des pinces (1).

(1) Je conserve, à ma clinique, un morceau de pierre en forme d'aiguille, de la longueur de 6 millimètres, qui avait pénétré dans l'œil d'un jeune homme de vingt-deux ans, casseur de pierres. Ce malade s'est présenté à ma consultation deux jours après l'accident, avec une cataracte traumatique et une iritis violente. Il prétendit que la pierre l'avait seulement frappé à l'œil et n'y avait point

Lorsque le corps étranger, ayant pénétré dans l'œil à un endroit de la sclérotique situé derrière le cristallin, se trouve logé dans le corps vitré, notre manière d'agir dépendra surtout de sa grandeur, de sa nature et des conditions spéciales de l'inflammation consécutive à la lésion. De petits éclats métalliques ou de petits fragments de pierre sont supportés dans un certain nombre de cas, sans amener la perte immédiate de l'œil. L'inflammation peut rester circonscrite, produire la formation d'opacités membraneuses, qui entourent le corps étranger comme une capsule, au milieu de laquelle il est caché. L'œil peut même conserver ainsi un certain degré de vision, et il n'y aurait à craindre que le danger qui résulte de petits déplacements de la poche qui contient le corps étranger, si elle n'est point fixée au fond de l'œil. — Lorsqu'il s'agit de corps étrangers de plus grande dimension et dont il faut craindre en outre l'action chimique, par exemple de capsules métalliques, on n'en peut guère espérer l'enkystement et, sans opération, l'œil atteint est certainement perdu. Le phlegmon général du globe oculaire amène, tôt ou tard, l'atrophie du globe dont le moignon même, renfermant le corps étranger, subit de temps en temps des poussées inflammatoires.

Il est connu en outre que ce sont ces cas surtout qui prédisposent à l'ophthalmie sympathique de l'autre œil, et l'observation fréquente de ce fait a inspiré le conseil d'enlever toujours, dans ces cas, les yeux ou les moignons, quand bien même le malade n'en souffrirait pas.

Il y a donc ici plus d'une raison de tenter l'extraction du corps étranger. Lorsqu'on réussit, on peut, dans un certain nombre de cas, conserver l'œil et même une partie de ses fonctions. Ce qui pourrait arriver de pire, c'est la perte de l'œil à la suite de l'opération, conséquence à laquelle le malade n'aurait certainement pas échappé, quand même nous n'aurions pas opéré. En outre, ayant débarrassé l'œil, par notre opération, du corps étranger, nous avons délivré le malade du danger permanent de l'ophthalmie sympathique de l'autre œil qui, si elle survient, rendrait tout de même inévitable l'énucléation du premier œil atteint.

pénétré. L'examen attentif de l'iris fit découvrir que cette membrane, à une petite distance du bord supérieur de la pupille, était poussée en avant par un corps presque pointu qui la faisait proéminer sous forme d'un angle assez aigu. L'existence de l'œil était sérieusement menacée, et je me décidai aussitôt à l'opération.

Après une incision linéaire au bord supérieur de la cornée, j'entrai avec des pinces courbes dans la chambre antérieure jusque vers le bord pupillaire, pour attirer l'iris au dehors. En retirant les pinces, je sentais déjà la présence d'un corps solide, et après la section du lambeau d'iris, on voyait très-nettement la pointe du morceau de pierre qui s'était logé dans le cristallin dans un sens presque vertical. Je pénétrai immédiatement avec des pinces et, saisissant le corps étranger par la pointe qui se présentait, je l'amenai sans difficulté au dehors. L'expulsion des masses cristalliniennes eut lieu par les manœuvres habituelles, et l'œil guérit sans autre accident que l'occlusion de la pupille. Une iridectomie en bas et en dedans, pratiquée huit mois après, rendit au malade une bonne force visuelle.

Le mode opératoire dont on se sert pour l'extraction de ces corps étrangers varie selon leur siége plus précis. S'ils sont logés dans la partie inférieure du corps vitré et assez loin du cristallin, on fait bien de pratiquer à l'endroit correspondant au siége du corps étranger, et à quelques millimètres de distance de l'équateur du globe, une grande incision de la sclérotique d'un centimètre et demi d'étendue à peu près. Cette incision doit être dirigée parallèlement au bord de la cornée, et traversant naturellement le corps vitré. Cette opération se fait facilement avec un couteau à cataracte ; il faut seulement choisir les points de ponction et de contre-ponction, de manière à ne pas intéresser un muscle tout entier dans la section. Si cette dernière doit avoir plus d'étendue que l'intervalle entre deux muscles droits, il vaut mieux couper en partie les deux muscles droits les plus voisins, mais aucun d'eux entièrement. *M. de Graefe*, qui a formulé ces conseils (1), est également d'avis de retracer l'incision, si le siége du corps étranger le permet, à l'endroit où celui-ci a pénétré dans la sclérotique, et de suivre pour l'introduction de tous les instruments le même chemin que le corps étranger a pris.

L'incision scléroticale faite, il faut provoquer, par une légère pression sur le globe oculaire, le prolapsus du corps vitré, et pour peu que notre incision soit rapprochée du corps étranger, on voit se présenter ce dernier dans la plaie ou dans le voisinage de la plaie. D'autres fois, on perçoit d'abord les masses opaques qui l'enveloppent habituellement, et que nous pouvons saisir facilement avec des pinces, et amener au dehors.

Lorsque le corps étranger, entouré des opacités du corps vitré, se trouve immédiatement derrière le cristallin, il est préférable d'employer pour son extraction l'incision linéaire périphérique avec iridectomie et extraction du cristallin, en un mot, de pratiquer l'opération telle qu'elle a été indiquée par *M. de Graefe* pour l'extraction des cysticerques du corps vitré, et dont nous parlerons plus loin.

L'opération que nous venons de décrire trouve encore son application dans les cas où, après l'abaissement de la cataracte, le *cristallin déplacé* devient le point de départ d'une affection inflammatoire de l'œil qui, par son influence sur la santé générale ou sur l'autre œil, rend nécessaire l'intervention chirurgicale. Lorsqu'on aperçoit alors le cristallin mobile dans la partie inférieure du corps vitré, on peut tenter son extraction, soit par la simple incision scléroticale, d'après les règles déjà indiquées, soit par une incision linéaire périphérique avec iridectomie. Si l'on choisit ce dernier procédé, il faudra, après les

(1) Voy. *Archiv fuer Ophthalmologie*, 1863, IX, 2, p. 78.

deux premiers temps de l'opération, se servir d'une curette ou d'un crochet pour amener le cristallin au dehors.

Pour l'extraction des *cysticerques* siégeant dans le corps vitré, l'incision scléroticale à l'équateur de l'œil n'est plus conseillée par M. de Graefe que dans les cas où la présence de l'entozoaire, a déjà provoqué des altérations du corps vitré, telles que son siége ne peut plus être précisé. Toutes les fois que l'on peut reconnaître encore l'emplacement que l'entozoaire occupe, *M. de Graefe*, qui certainement a fait le plus grand nombre de ces opérations, conseille aujourd'hui la méthode suivante (1) : Le malade étant *assis*, on pratique à la partie inférieure de la cornée l'extraction linéaire périphérique (incision, iridectomie, cystitomie, expulsion du cristallin), selon les règles données dans la description de ce procédé (page 51). Ensuite, on pénètre avec le crochet mousse de Graefe (fig. 86), dans le corps vitré, en se dirigeant vers le cysti-

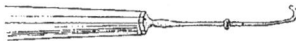

FIG. 86. — Crochet mousse de Graefe.

cerque. Des mouvements appropriés, exécutés avec l'extrémité du crochet d'arrière en avant, rapprochent alors la partie du corps vitré qui renferme le cysticerque de plus en plus de la plaie. A mesure que cet effet se produit, ce que l'on reconnaît à l'apparition d'opacités jaunâtres, filamenteuses et membraneuses, les mouvements rotatoires du crochet doivent être exécutés plus superficiellement et avec plus de prudence, si l'on ne veut pas blesser l'entozoaire. Lorsque ce dernier se trouve tout près de la plaie, il vaut mieux retirer entièrement le crochet, et provoquer l'expulsion du cysticerque par des manœuvres pareilles à celles qui nous servent à faire sortir la cataracte; c'est-à-dire, entre-bâiller par une légère pression les lèvres de la plaie, et appliquer la curette de caoutchouc au bord supérieure de la cornée (voyez *Procédé de Graefe pour l'extraction de la cataracte*, p. 56).

(1) Voy. *Archiv fuer Ophthalmologie*, 1869, XIV, 3, p. 143.

OPÉRATION

DU DÉCOLLEMENT RÉTINIEN

ET DES OPACITÉS MEMBRANEUSES DU CORPS VITRÉ.

———————

Dans certains cas de décollement de la rétine, on a observé qu'une déchirure spontanée de cette membrane, par laquelle le liquide peut pénétrer dans le corps vitré, avait paru agir favorablement, d'abord en ce sens qu'en faisant cesser la pression anormale du liquide sur la rétine elle prévient la propagation du décollement, et puis en améliorant même l'état de la vision, lorsque la rétine revient à sa place normale. Cette observation a inspiré l'idée d'un traitement chirurgical de cette affection funeste. *Sichel* (1) a le premier proposé d'évacuer au dehors le liquide sous-rétinien, par une ponction de la sclérotique à l'endroit du décollement rétinien, et *Kittel* (2) a publié une observation de décollement rétinien opéré sur la recommandation de Sichel de la manière indiquée. Il ajoute que depuis l'opération l'affection est restée stationnaire pendant les quatre mois d'observation, et que la rétine, proéminente avant l'intervention chirurgicale, s'était considérablement affaissée. Cependant, cette opération n'a pas trouvé, que je sache, d'autres imitateurs. En 1863, *M. de Graefe* (3) publia un mémoire sur ce sujet, mémoire dans lequel, après un exposé théorique des principes qui l'ont dirigé dans ses tentatives, il propose définitivement un nouveau procédé opératoire contre le décollement rétinien, procédé, dont il s'était déjà servi depuis trois ans, au moment de sa publication.

L'instrument usité pour cette opération ressemble à une aiguille à discision dont la lame serait un peu plus allongée et munie d'un double tranchant, et dont le col a une forme telle qu'il bouche continuellement la petite ouverture de ponction, pour empêcher la sortie des liquides de l'œil. A une distance de

(1) Voy. *Clinique européenne*, 1850, n° 29.
(2) Voy. *Allgemeine Wiener medicinische Zeitung*, 1860, n° 23.
(3) Voy. *Archiv fuer Ophthalmologie*, 1865, IX, 2, p. 90.

18 millimètres à peu près de la pointe de l'instrument, se trouve un point d'arrêt au delà duquel l'aiguille ne peut pénétrer dans l'œil.

On enfonce cette aiguille dans la sclérotique, du côté de la tempe, à 9 ou 10 millimètres de distance de la cornée, et l'on pénètre dans une direction presque perpendiculaire derrière le cristallin dans le corps vitré. Arrivé à une profondeur de 13 millimètres, on dirige le tranchant de l'aiguille vers la rétine décollée, en l'appuyant sur la membrane et en inclinant la pointe de l'instrument vers le fond de l'œil, afin de couper la partie décollée, lorsqu'on retire l'aiguille de l'œil. Le globe oculaire doit être fixé pendant l'opération à l'aide des pinces ordinaires, et la pupille préalablement dilatée, pour que l'on puisse suivre du regard autant que possible les mouvements de l'aiguille dans l'intérieur de l'œil. Dans ce but, on a proposé aussi d'éclairer le fond de l'œil, au moyen d'un miroir réflecteur placé devant l'œil de l'opérateur, à l'aide d'une monture de lunettes.

Un autre procédé proposé par *M. Bowman* (1) consiste dans l'emploi de deux aiguilles analogues, pour la forme, aux aiguilles à discision. M. Bowman enfonce les deux aiguilles séparément, et à une petite distance l'une de l'autre, à l'endroit de la sclérotique qui correspond au point culminant du décollement. Il traverse ainsi le liquide sous-rétinien, et, dirigeant les pointes des aiguilles l'une vers l'autre, il transperce la rétine avec les deux aiguilles et les enfonce jusqu'au centre du corps vitré. Dans le second temps de l'opération, M. Bowman écarte les deux pointes, l'une de l'autre, et déchire ainsi la rétine sur une assez grande étendue. Il obtient ainsi presque toujours l'écoulement au dehors du liquide sous-rétinien, et une ouverture de la rétine par laquelle, en cas de nouvel épanchement, le liquide puisse passer directement dans le corps vitré. Il est plus que probable que par cette méthode, qui rappelle la proposition de Sichel, la pointe de l'aiguille, avant de percer la rétine, pousse cette membrane en avant et augmente l'étendue du décollement.

M. Wecker a tenté l'évacuation au dehors du liquide sous-rétinien, en pénétrant dans l'œil avec un petit aspirateur. La pointe acérée de cet instrument est introduite comme l'aiguille de Graefe, lorsqu'on se propose à la fois l'évacuation du liquide sous-rétinien et l'établissement d'une communication entre la poche et le corps vitré. Si, au contraire, on veut se contenter d'évacuer simplement le contenu, on pénètre au-dessous du décollement, en ayant soin d'introduire l'instrument dans l'intervalle de deux muscles droits. L'auteur de ce procédé insiste sur la nécessité de pratiquer l'aspiration avec une extrême lenteur, et d'employer, pour cette raison, une anesthésie complète.

(1) Voy. *Bowman* « On Needle Operations in cases of Detached Retina » (Ophthalmic Hosp. Reports, IV, 134).

Les différents procédés que nous venons de décrire paraissent dans le plus grand nombre de cas dépourvus de toute conséquence fâcheuse. Les améliorations de la vision, obtenues par l'opération du décollement rétinien, n'ont pas été toujours de très-longue durée, ce qui a nécessité quelquefois la répétition de l'acte chirurgical. Si l'on pense au peu de ressources que nous pouvons opposer à ces maladies funestes, il est certainement permis de ne pas négliger ce moyen qui, dans un certain nombre de cas, a été suivi au moins d'un effet temporaire. *M. de Graefe* formule les indications de l'opération de la manière suivante : 1° pour les cas récents de décollement monoculaire ; 2° lorsqu'un décollement existe déjà depuis assez longtemps des deux côtés, on peut pratiquer l'opération d'abord sur l'œil qui voit le moins, et juger, d'après l'effet, si la même opération doit être pratiquée sur l'autre œil. Lorsque la vision est entièrement détruite d'un côté, et que le décollement dans l'autre œil laisse encore un peu de vision au malade, l'opération ne devrait pas être tentée; ce n'est que, lorsque les malades ne peuvent plus se conduire seuls, lorsqu'ils se considèrent eux-mêmes comme aveugles et désirent quand même que l'on fasse une dernière tentative pour améliorer leur état, que le médecin est autorisé à essayer, même dans ces cas, l'opération du décollement rétinien.

Une opération à peu près analogue à celle du décollement de la rétine a été employée par *M. de Graefe* pour la *discision d'opacités membraneuses dans le corps vitré*. Ces opacités, étendues devant la région de la tache jaune, sont naturellement un obstacle sérieux pour le passage des rayons de lumière, et diminuent considérablement la force visuelle. Elles exposent en outre l'œil au danger d'un décollement rétinien, parce qu'elles tirent indirectement, en se raccourcissant, sur des parties opposées de la rétine, et, par cette action mécanique, détachent celle-ci de la choroïde.

Un traitement chirurgical de ces opacités ne saurait être indiqué que lorsque la thérapeutique médicale ordinaire a complètement échoué. Il est alors rationnel d'employer l'opération préconisée par M. de Graefe : 1° pour augmenter l'acuité visuelle du malade ; 2° pour éviter le danger d'un décollement rétinien.

Le procédé opératoire consiste dans l'introduction d'une aiguille à discision destinée à déchirer et à déplacer la membrane. L'endroit de la ponction et la manière d'agir avec l'instrument ne diffèrent en rien du procédé employé par M. de Graefe pour déchirer la rétine en cas de décollement. Une observation, publiée par l'auteur de ce procédé à l'appui de sa proposition, démontre le beau résultat que l'on peut obtenir en pareil cas. Il s'agissait d'une malade dont la force visuelle avait souffert à un degré tel qu'elle ne comptait plus les doigts qu'à un mètre de distance ; elle lisait difficilement avec un verre convexe n° 6, le numéro 20 des échelles de Jaeger placé à 4 centimètres de son œil. Après deux opérations de ce genre, elle était arrivée au bout de huit jours à lire le n° 8 de Jaeger, trois semaines plus tard le n° 3 à une distance de 18 centimètres, et dix mois après l'opération, la force visuelle était complétement normale. On pouvait constater à l'ophthalmoscope, immédiatement après l'opération, le déplacement de la membrane vers l'équateur de l'œil, de sorte que la partie centrale du corps vitré en était complétement débarrassée. Cette rétraction de la membrane fut suivie d'une résorption progressive, et dix mois après l'opération il n'existait plus de traces de l'opacité (1).

(1) *Archiv fuer Ophth.*, 1863, IX, 2, p. 101.

DE

L'OPÉRATION DU STRABISME

Historique (1). — L'idée de guérir le strabisme par une opération remonte certainement à la première moitié du xviii° siècle. Un article de journal (2), daté de juin 1737, un livre publié à Paris en 1738 (3), une note tirée du *Recueil des travaux de l'Académie de Rouen* (4) de l'année 1783, prouvent à l'évidence que *Jean Taylor*, oculiste du roi de la Grande-Bretagne, non-seulement avait des idées assez exactes sur la cause du strabisme, mais connaissait même et exécutait sur le vivant un procédé opératoire pour le guérir. Les détails de son procédé, que Taylor entoura de beaucoup de mystère, sont restés inconnus, mais les faits mêmes ont été assez vite répandus par cet oculiste ambulant, qui voyagea dans toute l'Europe. Ainsi, nous en trouvons mention faite

(1) Voyez, pour plus de détails : Ed. Meyer, *Du strabisme, et spécialement des conditions de succès de la strabotomie.* Paris, 1863, p. 13-21.

(2) *Mercure de France :* « Le docteur Taylor est arrivé depuis peu à l'hôtel de Londres, rue Dauphine, à Paris......., il nous prie de publier les découvertes qu'il a faites, de redresser les yeux des louches par une opération prompte, presque sans douleur et sans crainte d'aucun accident. »

(3) Jean Taylor : *Le mécanisme, ou le Nouveau traité d'anatomie du globe de l'œil.* Paris, 1738.

(4) *Lecat*, signataire de cette note, s'exprime de la manière suivante : « Il (Taylor) me répondit qu'un œil n'était louche que parce que l'équilibre entre ses muscles était détruit; pour rétablir cet équilibre, il s'agissait d'affaiblir le muscle qui l'emportait sur les autres, c'était précisément ce qu'il faisait en coupant un des filets nerveux qui se portaient à ce muscle trop puissant. » Lecat décrit aussi le manuel opératoire : « Avec une aiguillée de soie, il prenait une portion de la conjonctive de l'œil louche, vers la partie inférieure du globe, et, après avoir fait une anse de cette soie, il s'en servait pour tirer à lui la portion de la conjonctive qu'elle comprenait et la coupait avec des ciseaux, puis il mettait un emplâtre sur l'œil sain. L'œil louche se redressait, et chacun criait au miracle. » — Ce passage, d'ailleurs, ne peut guère nous convaincre de la réalité d'une opération efficace. Chacun sait que, dans les cas de strabisme ordinaire, l'œil louche se redresse toujours lorsqu'on recouvre l'œil sain.

en 1754 dans le *Traité de chirurgie d'Eschenbach* (1), en 1756 dans la *Chirurgie de Heuermann* (2).

Après cette époque, l'opération du strabisme paraît tout à fait oubliée, du moins personne n'en parle, ni dans les livres, ni dans les publications. Ce n'est qu'en 1838 que M. *Stromeyer* (3) publia ses premières idées sur la strabotomie, et recommanda un procédé opératoire expérimenté par lui sur le cadavre. L'opération fut tentée la première fois sur le vivant par M. *Pauly* de Landau (4) ; mais la difficulté de fixer l'œil dans une position convenable l'obligea à renoncer à l'opération. La première opération de strabisme réussie est celle pratiquée en 1839 par *Dieffenbach* (5), qui publia déjà au mois de mai de l'année suivante le résultat de 200 opérations. Dans le grand nombre de chirurgiens qui se sont occupés à cette époque de la question du strabisme, il faut distinguer : *Bonnet* de Lyon (6), qui, le premier, a attiré l'attention des opérateurs sur l'importance des rapports des muscles avec la capsule de Tenon, et qui a placé ainsi la question de la strabotomie sur son véritable terrain ; *Lucien Boyer* (7), dont les expériences ont démontré le vrai mode de cicatrisation du muscle après sa section ; M. *J. Guérin* (8), qui a le premier tenté d'avancer vers la cornée, le tendon d'un muscle rétracté après une myotomie.

Cependant, le défaut de certaines connaissances physiologiques et pathologiques, le manque d'indications précises et des moyens d'adapter l'effet de l'opération aux divers degrés du strabisme, avaient eu pour effet une incertitude si grande dans les résultats, que la strabotomie tomba dans une décadence successive. C'est à M. *de Graefe* (9), que revient le mérite d'avoir démontré clairement les conditions de succès de cette opération. Ses recherches ont rempli les lacunes que nous venons d'énumérer ; son procédé de ténotomie,

(1) *Eschenbach* : « Il y a des oculistes ambulants qui se vantent de *guérir* promptement cette difformité (le strabisme) en divisant le muscle droit, dans lequel réside la cause principale (par raccourcissement) de la maladie. On peut juger déjà, par l'exposition des diverses causes mentionnées, combien cette prétention est fondée et l'entreprise utile. Il ne faut pas regarder cette opération comme étant d'une difficulté insurmontable, ni songer aux suites de la section. L'entreprise doit être regardée comme possible. »

(2) *Heuermann* : « Taylor a aussi prétendu guérir le strabisme par la section du tendon du muscle oblique supérieur de l'œil. »

(3) *Beitraege zur operat. Orthopaedik*, etc. Hanovre.

(4) Voy. *Schmidts Jahrbücher*, 1839, t. XXIV.

(5) *Medicinische Zeitschrift für Heilk.* in Preussen, 1839, 13 novembre.

(6) *Recherches nouvelles sur l'anatomie des aponévroses et des muscles de l'œil, pour servir à la guérison du strabisme* (*Bullet. de thérap.*, II, p. 114.— *Traité des sections tendineuses*. Lyon, 1841).

(7) Boyer (Lucien), *Recherches sur l'opération du strabisme* (Mémoire présenté à l'Académie royale des sciences de Paris).

(8) Rapport sur les résultats obtenus par M. le docteur Guérin dans l'opération du strabisme, etc. (*Ann. d'ocul.*, 1849, t. XXI, p. 75 et 143).

(9) *Beitraege zur Lehre vom Schielen und von den Schieloperationen* (*Arch. f. Ophthalmol.*, III, 1, p. 177.

basé sur les études de Bonnet et de Boyer; ses préceptes sur la manière de répartir sur les deux yeux la correction nécessaire, et ses indications sur le contrôle indispensable des mouvements oculaires après l'opération, ont eu pour résultat de faire de la strabotomie une des plus sûres parmi les opérations chirurgicales. — C'est encore M. *de Graefe* qui, après avoir modifié avantageusement le procédé inventé par M. Guérin pour ramener vers son insertion normale un muscle trop rétracté après une ténotomie, a eu l'idée heureuse d'employer ce procédé modifié pour rapprocher de la cornée l'insertion normale d'un muscle, et d'augmenter ainsi l'effet de son action sur le globe de l'œil. Ce même principe a été appliqué aussi très-ingénieusement, par M. *Critchett* (1), à l'aide d'un procédé plus simple, qui permet d'obtenir des effets moins excessifs que ceux de la méthode mentionnée.

Enfin, nous nommerons MM. *Knapp* (2), *Liebreich* (3) et *Agnew*, de New-York (4), comme ayant indiqué divers moyens opératoires pour augmenter, en cas de besoin, l'effet des procédés indiqués pour le déplacement de l'insertion musculaire en arrière et en avant.

CONSIDÉRATIONS GÉNÉRALES.

Pour bien faire comprendre le mécanisme selon lequel l'opération du strabisme produit l'effet voulu, il me paraît indispensable de faire précéder la description du procédé opératoire de quelques considérations théoriques sur le strabisme même, et sur son mode de production.

Si l'on se représente un corps sphérique suspendu à l'aide de deux fils, dans l'espace, comme la figure 87 A le montre, de manière que son axe soit placé verticalement, il est facile de comprendre par quels moyens différents l'équilibre de ce corps ainsi suspendu peut être dérangé. Ainsi, si nous allongeons le fil *a*, le corps sphérique prendra immédiatement une position comme dans la figure 88 B, c'est-à-dire que son axe aura quitté la perpendiculaire et sera placé dans une position oblique. Ce même effet se produira, si nous raccourcissons le fil *b* (fig. 88 C).

Un autre moyen mécanique pour modifier l'équilibre de ce corps sphérique serait de changer, en laissant aux fils leur longueur primitive, les points où ils sont attachés au corps qu'ils retiennent. Ainsi, si après avoir détaché (fig. 89 D) l'extrémité inférieure du fil *b* du point *f*, on la fixe au point *f'*, c'est-à-

(1) Rapport du congrès de Heidelberg de 1862. (*Gazette médicale de Paris*, nᵒ 46, 1862). — *De Graefe, Arch. f. Ophthalmol.*, 1863, IX, 2, p 48.

(2) *Klinische Monatsblaetter de Zehender*, septembre-décembre 1865, p. 347.

(3) *Arch. f. Ophthalm.* 1866, XII, 2, p. 288.

(4) *Transactions of the American Ophthalmol. Society*. 1866, p. 31.

dire à un endroit plus rapproché du pôle inférieur d, il est évident que le corps sera tourné avec son pôle inférieur vers le fil b qui agit avec d'autant plus de force sur la direction du corps sphérique, que son point d'attache est plus près du point d. On obtiendra le même résultat, en reculant (fig. 89 E) le

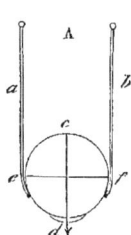

Fig. 87. — a et b sont les deux fils dont l'équilibre maintient l'axe cd dans sa position verticale.

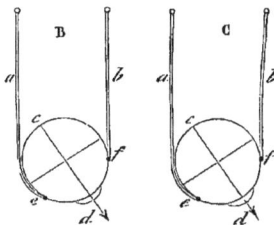

Fig. 88. — L'axe cd prend une position oblique, parce que dans B le fil a a été allongé, dans c le fil b a été raccourci.

fil a, de e vers e'. Ce fil perd alors de son influence sur la direction du corps sphérique, parce que son point d'attache s'est éloigné du pôle d sur lequel il agit.

Il est tout naturel que, lorsqu'un corps sphérique, primitivement équi-

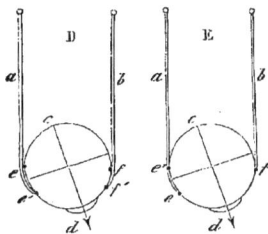

Fig. 89. — L'axe cd prend une position oblique parce que dans D le point d'attache du fil b a été transporté de f à f'; dans E, le point d'attache du fil a a été transporté de e à e'.

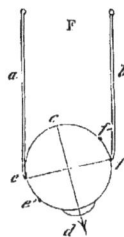

Fig. 90. — La position perpendiculaire de l'axe cd peut être obtenue, soit par l'allongement du fil b ou le raccourcissement du fil a, soit en déplaçant le fil b de f en f', ou le fil a de e en e'.

libré comme dans la figure 87 A, a perdu cette position par une raison quelconque, nous pourrions le ramener à sa position normale, soit en modifiant la longueur des fils auxquels il est suspendu, soit en changeant leur point d'attache. Par exemple, s'il s'agissait de donner au corps sphérique représenté dans la figure 90 F, une position telle que son axe $c\,d$ devînt perpendiculaire, nous pourrions obtenir cet effet soit en raccourcissant le fil a, ou en allongeant le fil *b*, soit en transportant le bout inférieur du fil *b* de *f* à *f'* ou celui du fil *a* de *e* en *e'*.

Ceci posé, nous pouvons appliquer ces lois mécaniques au globe oculaire qui est maintenu en équilibre par des forces musculaires agissant comme antagonistes, en ce sens que l'une le dirige en dedans, une autre en dehors, une troisième en haut et une quatrième en bas. Ajoutons encore que, le centre du mouvement de l'œil étant fixe, l'effet de ces forces musculaires consiste uniquement dans des rotations autour de ce centre. Ces rotations sont visibles à l'observateur, surtout par la position de la cornée qui, selon la mise en action de l'une ou de l'autre des forces musculaires, est tournée en haut, en bas, en dedans et en dehors, en prenant pour point de départ la position que nous nous représentons comme la position primaire, et dans laquelle l'axe optique qui traverse le centre de la cornée est horizontal et dirigé en avant.

A l'état normal, l'équilibre des forces musculaires qui agissent sur *un œil seul*, est parfait dans chacune de ses positions ; et lorsque *les deux yeux* se dirigent ensemble, les nécessités de la vision binoculaire simple exigent un parallélisme complet dans leurs mouvements. Ce parallélisme fait que les lignes visuelles s'entrecroisent toujours dans le point que nous fixons avec notre regard, et par conséquent que la même image (celle de l'objet regardé) se forme sur la *fovea centralis* de chaque œil. Pour réaliser cet état de choses, la mobilité des deux yeux doit être la même, ainsi que le point de départ et l'étendue de chacun de leurs mouvements.

Lorsqu'une de ces trois conditions n'est pas remplie, nous reconnaissons à un moment donné ou dans une position déterminée des yeux, un défaut de parallélisme, qui a reçu le nom de *strabisme*.

Dans les divers cas de strabisme nous distinguons immédiatement deux grands groupes, le premier dans lequel le parallélisme des mouvements est dérangé parce que la mobilité n'est plus la même dans les deux yeux, et le second, dans lequel, l'étendue des mouvements étant pareille, leur point de départ n'est pas le même.

Les cas du premier groupe sont réunis sous le titre de *strabisme paraly-tique;* les cas du second groupe sous celui de *strabisme non paralytique* ou *concomitant.*

C'est de ce dernier que nous allons nous occuper en premier lieu.

Il résulte de l'ensemble des considérations qui précèdent, que le symptôme caractéristique du strabisme concomitant consiste dans l'impossibilité où se trouve l'individu atteint de ce strabisme de fixer en même temps le même objet avec les deux yeux, malgré l'égalité presque absolue de la mobilité de ces derniers. De là, ce phénomène, que l'étendue des mouvements est tout à fait pareille dans les deux yeux. Lorsque celui qui fixe les objets change de direction, l'autre accompagne ce mouvement par une rotation analogue (l'angle strabique ne varie pas de grandeur) (1).

Si nous couvrons de la main l'œil sain, l'autre, d'abord dévié, se redressera pour fixer l'objet que nous lui présentons. En ce moment, l'œil sain, lorsque nous l'observons derrière la main qui le recouvre, se montrera dévié, et le degré de cette déviation (appelée *secondaire*) est absolument pareil à celui du strabisme primitif (2).

En dernier lieu, si nous constatons la mobilité de chacun des yeux à part, nous constatons dans le strabisme concomitant que chaque œil se dirige librement dans tous les sens, et que l'étendue du mouvement est la même dans les deux yeux (3).

Un examen attentif nous fera découvrir en même temps que l'œil qui louche comparé à l'autre, peut être dirigé un peu plus loin dans le sens de sa déviation, un peu moins loin dans le sens opposé. Supposons, par exemple, un cas de strabisme convergent de l'œil gauche (voy. fig. 91), et mesurons la

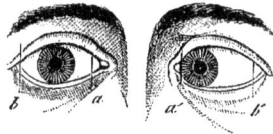

Fig. 91. — Mobilité de l'œil sain (droit) et de l'œil qui louche (gauche); dans ce dernier, la mobilité, tout en ayant la même étendue, est déplacé dans le sens du strabisme.

mobilité de chaque œil à part : nous trouverons que l'œil sain peut se diriger en dedans, jusqu'à ce que le bord externe de la cornée arrive au point *a;* qu'il peut être dirigé en dehors, jusqu'à ce que ce bord arrive au point *b*. L'œil gauche, *strabique*, dans la rotation extrême en dedans, va un peu plus loin, jusqu'à ce que le bord externe de la cornée arrive au point *a'*, dans le sens opposé, cet œil s'arrête un peu plus tôt que l'autre : le bord externe de

(1) Dans le strabisme non concomitant, au contraire, l'œil malade ne peut plus accompagner, dans la direction du muscle paralysé, les mouvements de l'autre, et le degré de déviation (angle strabique) devient d'autant plus grand que le regard se porte plus loin dans le sens de ce muscle.

(2) Dans le strabisme paralytique, la déviation secondaire est beaucoup plus considérable que la déviation primitive. Ce fait s'explique par la raison que le redressement de l'œil malade a lieu par un effort du muscle paralysé, effort qui exige une dose considérable d'innervation. Cette même dose d'innervation agissant, d'après les lois des mouvements associés, sur le muscle congénère qui est sain, y produit naturellement un effet beaucoup plus grand.

(3) Dans le strabisme paralytique, le degré de mobilité ne peut plus être le même dans les deux yeux, l'œil malade ne pouvant se diriger dans le sens du muscle atteint.

la cornée ne va que jusqu'au point *b'*. On peut donc dire que la mobilité de l'œil qui louche est faiblement déplacée dans la direction du strabisme, et que ce qu'il a gagné du côté interne, il l'a perdu du côté opposé.

A l'état normal, les deux yeux ayant primitivement leurs deux axes optiques parfaitement parallèles, conservent ce parallélisme dans tous leurs mouvements latéraux, par la raison que le même degré d'innervation agit sur les mucles qui les mettent en mouvement. Par là, une harmonie parfaite dans tous les mouvements associés. Ainsi, par exemple, si (fig. 92) l'œil gauche tourne

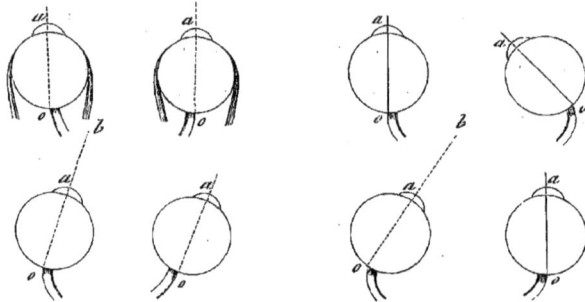

FIG. 92. — Parallélisme des mouvements associés des yeux normaux; l'œil gauche tourne son axe optique dans la direction du point *b*, et l'autre œil accompagne cette rotation par un mouvement analogue.

FIG. 93. — Strabisme convergent de l'œil droit. Lorsque l'œil sain tourne vers le point *b*, l'autre exécutera un mouvement de même étendue, et le strabisme reste, par conséquent, le même.

de manière que le pôle antérieur de son axe optique (*a o*) soit dirigé dans le sens du point *b*, l'autre œil accompagnera cette rotation par un mouvement analogue qui conservera le parallélisme des deux yeux.

Dans les cas de strabisme concomitant, l'œil qui louche accompagne également les mouvements de rotation de l'autre œil, et dans la même étendue (l'innervation étant intacte). Mais, puisque les axes optiques ne sont déjà pas parallèles, quand le mouvement commence, ils ne le seront pas davantage, pendant le mouvement ou après son exécution. Par exemple, dans le cas de strabisme représenté par la figure 93, l'axe optique de l'œil droit est dévié en dedans, tandis que celui de l'œil gauche est dirigé tout droit en avant. Si, maintenant, l'œil gauche sain se dirige à droite, de manière que son axe optique regarde le point *b*, l'autre œil tournera d'autant à droite : l'étendue du mouvement sera la même, les yeux loucheront comme auparavant. On peut aussi se représenter ce symptôme d'après la figure 94 : L'œil gauche est l'œil dévié; lorsque le regard est dirigé à gauche, l'œil droit .

tournera du côté du nez, de sorte que le centre de la cornée, situé d'abord au-dessus du point *a*, se trouve maintenant au-dessus du point *b*. L'œil gauche, qui est l'œil strabique, exécutera le mouvement associé par un dépla-

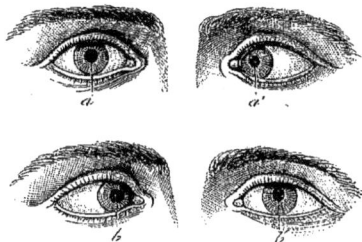

Fig. 94. — L'œil gauche est celui qui louche. Lorsque le regard est tourné à gauche, l'œil sain se dirige du côté du nez (de *a* vers *b*). En même temps, l'œil strabique exécutera le mouvement associé (de *a'* vers *b'*) et le strabisme restera le même.

cement de la même étendue ; le centre de sa cornée ira de *a'* vers *b'*, et le strabisme restera le même.

Nous pouvons par conséquent envisager le strabisme concomitant comme un défaut de parallélisme des deux axes optiques, défaut qui persiste au même degré quelle que soit la position des yeux. Cependant, pour la plus grande commodité de nos explications, nous aurons toujours en vue la position des yeux au moment où l'individu regarde droit devant lui et fixe un objet à la distance de 6 à 8 pieds (*position médiane*, d'après de Graefe). En examinant les yeux dans cette position, nous pouvons constater facilement, non-seulement si les axes optiques sont parallèles ou non, mais encore, en cas de strabisme, quel est le degré linéaire de la déviation (1).

(1) Dans les cas où le strabisme est très-prononcé, son diagnostic ne présente aucune difficulté ; la simple inspection des yeux suffit, et il ne nous restera, pour plus de précision, qu'à rechercher les symptômes qui caractérisent le strabisme non paralytique. Mais, lorsque la déviation est peu prononcée, un examinateur peu exercé pourrait avoir quelque difficulté, surtout pour trouver lequel des deux yeux est celui qui louche. Pour se tirer d'embarras, on n'aura qu'à recouvrir alternativement l'œil droit et l'œil gauche, pendant que le malade fixe un objet éloigné de 6 ou 8 pieds de ses yeux. Il sera facile alors de constater lequel des deux fait, au moment où l'on recouvre l'autre, un mouvement de redressement nécessaire pour diriger son axe optique sur le point fixé. C'est cet œil qui était primitivement dévié. — Pour la mesure linéaire de la déviation, il faut envisager la distance qui sépare, pendant que les yeux se trouvent dans la position médiane, le centre de la cornée de l'angle interne, en cas de strabisme convergent, ou de l'angle externe, en cas de strabisme divergent. Supposons que dans l'œil sain cette distance soit de 15 millimètres, dans l'autre œil de 7 millimètres, la déviation serait par conséquent de 8 millimètres. On peut mesurer aussi, d'après le conseil de de Graefe, à l'aide d'un compas, sur le bord libre de la paupière inférieure, la distance qui sépare le

MEYER. 17

La déviation étant ainsi dûment constatée, il nous resterait à rechercher les moyens pour y obvier, et, dans les cas où nous devrions avoir recours à un traitement chirurgical, il y aurait à déterminer lequel des principes mécaniques exposés au début de ce chapitre nous pourrions appliquer.

On se rappellera que dans cette étude nous avions assimilé les yeux à des corps sphériques, mis en mouvement, autour d'un centre de rotation fixe, par des forces représentées par des fils. Lorsque, de ces deux corps, l'un a perdu par une cause quelconque la position dans laquelle son axe vertical est parallèle à celui de l'autre corps, nous avons à notre disposition, pour ramener le parallélisme des deux axes, divers moyens mécaniques : la modification de la longueur des fils ou de leur point d'attache. Afin de produire sur les globes oculaires les changements nécessaires pour ramener le parallélisme des deux axes optiques, nous employons exclusivement le second de ces deux principes, que nous mettons en action par le déplacement de l'insertion tendineuse du muscle dont l'influence exagérée ou diminuée a provoqué la déviation ocu-

point situé juste au-dessous du centre de la cornée déviée, du point au-dessous duquel se trouverait le centre de la cornée, si l'œil était normalement dirigé.

Parmi les divers instruments (strabomètres) employés pour faciliter la mesure linéaire du stra-

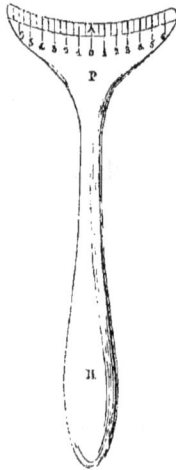

Fig. 95. — Strabomètre de Laurence.

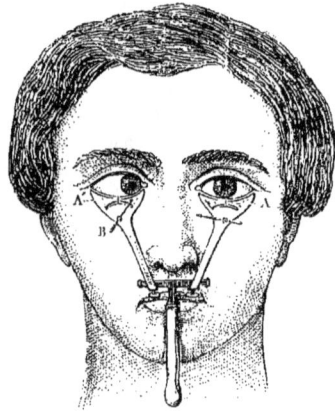

Fig. 96. — Strabomètre de Meyer. — La distance entre la pointe de l'aiguille A' et celle de l'aiguille B indique la mesure linéaire du strabisme.

bisme, nous représentons celui de M. Laurence et celui que j'ai fait construire moi-même. Les figures ci-jointes (95 et 96) nous dispensent de toute description.

laire. Dans les cas habituels de strabisme concomitant, nous *déplaçons en arrière* l'insertion du muscle droit interne, lorsqu'il s'agit de strabisme convergent, celle du droit externe en cas de strabisme divergent. Dans d'autres cas déterminés, nous rapprochons l'insertion musculaire du bord de la cornée (*déplacement en avant*) (1).

Le principe de ces déplacements du point d'attache de la force musculaire, appliqué à l'œil, est facile à comprendre, si l'on veut se reporter un instant à la figure ci-jointe (2):

Supposez que nous ayons à corriger (voy. fig. 97) une convergence pathologique qui mesure x millimètres dans la position médiane des yeux, nous obtiendrions cet effet en reculant de x millimètres l'insertion du droit interne i. En effet, en transportant l'insertion musculaire vers i', l'œil pourra se redresser de l'arc sous-tendu par la longueur i i' ; si cette dernière mesure x millimètres, l'œil sera placé dans la position médiane (*correction de la déviation*). Nous obtenons ainsi, pour cette position du moins, le parallélisme de l'axe optique de l'œil opéré avec celui de l'autre œil.

Pour déterminer le mode opératoire, il est nécessaire d'indiquer ici comment ce déplacement modifierait l'effet des contractions du muscle reculé sur le globe oculaire, pendant les mouvements de ce dernier. Il est évident que ce déplacement diminuera l'action du muscle, en vertu d'un principe mécanique exposé plus haut déjà et que nous pouvons formuler de la manière suivante : Étant données une sphère et une force appliquée à un point de cette sphère, cette force

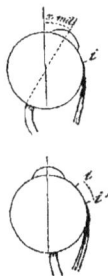

FIG. 97. — Correction d'une déviation de x millimètres, en déplaçant l'insertion musculaire de i vers i'.

---

(1) L'idée première de la strabotomie était celle de modifier la longueur du muscle qui, par son raccourcissement, devait avoir produit la déviation de l'œil. On coupait le muscle dans sa continuité et l'on supposait que les deux bouts du muscle devaient se réunir entre eux au moyen d'une portion intermédiaire. Cette hypothèse ne se confirmait jamais, ou du moins n'était que dans des cas très-exceptionnels. Aussitôt après la section, le muscle se rétracte, et l'écartement de ses deux extrémités coupées est encore augmenté par l'action de l'antagoniste. La portion antérieure du muscle coupé s'atrophie généralement, et la portion postérieure, se perdant dans le tissu cellulaire qui entoure l'hémisphère postérieur du globe oculaire, ne se réunit plus à la sclérotique, ou si elle s'y attache de nouveau, la nouvelle insertion se trouve si loin en arrière de l'insertion primitive, que l'effet du muscle sur les mouvements de l'œil devient presque nul. Dans ce cas, l'œil, tout en étant redressé, reste à peu près immobile dans le sens du muscle coupé, ou plus fréquemment encore il s'établit, par la traction de l'antagoniste, un strabisme dans le sens opposé. Ce que je viens de dire, loin d'être le résultat de vues purement théoriques, a été démontré par des autopsies, ainsi que par l'observation des cas où l'insuccès de la myotomie avait rendu nécessaire une seconde opération.

(2) Cette figure est empruntée à l'excellent *Traité des troubles de la motilité de l'œil* par A. de Græfe. Berlin, 1858.

a d'autant moins d'effet sur la rotation de la sphère, que son point d'attache est plus éloigné du point qu'elle est destinée à déplacer.

Ce principe mécanique appliqué à l'œil nous fait comprendre que le déplacement de l'insertion musculaire en arrière produit d'abord le redressement de la cornée dans la direction du muscle antagoniste (*correction du strabisme*) ; mais en même temps une diminution de la mobilité de l'œil dans le sens du muscle opéré (*insuffisance musculaire*). Ajoutons que le degré de la correction, comme celui de l'insuffisance musculaire, est supérieur au degré du déplacement de l'insertion.

Cette perte de mobilité, qui résulte du déplacement de l'insertion musculaire, est compensée en partie par l'excès de mobilité dans le sens de la déviation, que nous avons constaté dans chaque œil strabique. En outre, tout œil peut supporter une légère perte de mobilité dans un sens ou dans l'autre, parce que nous pouvons remplacer les rotations extrêmes des yeux par de légers mouvements de rotation de la tête. Cependant, le déplacement en arrière que nous pouvons faire supporter à un muscle ne doit pas excéder une certaine limite, au risque d'affaiblir, plus qu'il n'est permis, l'action du muscle sur les rotations du globe oculaire. En dépassant cette mesure, nous produirions une insuffisance musculaire excessive, par conséquent une asymétrie dans les mouvements associés des deux yeux et, s'il s'agit d'un muscle droit interne, une déviation de l'œil opéré en dehors pendant la convergence simultanée des deux yeux pour la fixation des objets rapprochés. De là, cette règle de conduite, que *l'opération du strabisme doit être faite de façon à produire le moins d'insuffisance musculaire possible.*

La limite de la correction permise serait ainsi posée par la mesure de l'excès de mobilité dans le sens de la déviation constaté sur l'œil strabique. Comment faire alors pour corriger un strabisme plus étendu que la mesure indiquée ? C'est en produisant l'excédant de l'effet sur l'autre œil, et ceci d'après le principe suivant : Supposons que nous ayons à opérer une déviation de l'œil gauche en dedans de 10 millimètres, comment faudrait-il s'y prendre ? En déplaçant le muscle droit interne de cet œil de 10 millimètres, nous obtiendrions certainement le redressement de l'œil, et, par conséquent, le parallélisme des axes optiques pour la position médiane ; mais il en résulterait en même temps une perte de mobilité de l'œil opéré tellement considérable, que l'harmonie des mouvements combinés avec ceux de l'autre œil, soit pour la direction du regard à droite, soit pour la convergence des deux yeux pendant la vue de près, en souffrirait d'une manière notable. Il s'en suivrait un strabisme divergent périodique, qui pourrait devenir permanent au bout d'un certain temps.

Le seul moyen d'éviter ce danger est de répartir entre les deux yeux la

correction de la déviation, et de traiter même un strabisme monolatéral comme s'il était alternant. Dans ce but, nous commencerons par redresser, dans l'exemple cité, l'œil gauche de 5 millimètres. Le degré de strabisme par cela même en serait réduit d'autant, et nous n'aurions plus devant nous qu'une déviation de l'œil gauche en dedans de 5 millimètres. Si nous produisons maintenant, par l'opération du muscle droit interne de l'œil droit, un déplacement en arrière de son insertion de 5 millimètres, cet œil se dirigera d'autant en dehors ; son axe optique, comme le démontre la figure 98 ci-jointe, sera parallèle à celui de l'autre œil. Puisque la mobilité des deux yeux, dans le strabisme concomitant est à peu près la même, l'harmonie de leurs mouvements ne laissera rien à désirer, une fois que les axes optiques seront parallèles et qu'aucun des muscles n'aura été affaibli au delà de la mesure supportable pour la rotation des globes oculaires dans tous les sens. De là, la règle absolue de répartir la correction entre les deux yeux, toutes les fois que la déviation dépasse 4 ou 5 millimètres.

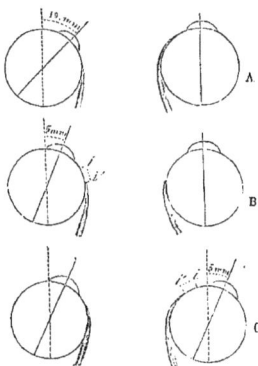

FIG. 98. — A représente un strabisme convergent de l'œil gauche de 10 millimètres. — Dans B, l'insertion du muscle droit interne de l'œil gauche a été déplacée en arrière de *i* vers *i'*, et le strabisme corrigé de 5 millimètres. — Dans C, on a déplacé sur l'œil droit l'insertion du muscle droit interne de *i* vers *i'*, et les deux axes optiques sont maintenant parallèles.

Ces préliminaires posés, et après avoir démontré que l'opération du strabisme a pour but de modifier, par le déplacement de son insertion, l'action du muscle sur les rotations de l'œil, on comprend aisément qu'il s'agit, dans la strabotomie, telle qu'on la pratique aujourd'hui, de détacher de la sclérotique l'insertion tendineuse du muscle, afin qu'il puisse s'y fixer de nouveau, en arrière ou en avant de son point d'attache primitif.

D'après les lois mécaniques exposées plus haut, ce déplacement de l'insertion musculaire doit être en rapport direct avec le degré de la déviation de l'œil. Ainsi, le principe théorique de l'opération étant admis, la question qui se pose maintenant est la suivante : *Le chirurgien peut-il produire à volonté un effet proportionné à la déviation,* c'est-à-dire, peut-il déterminer par son opération un degré de correction voulu ? La réponse affirmative que nous allons donner à cette question importante, s'explique par les rapports anatomiques entre les muscles et la sclérotique, rapports que nous rappellerons en quelques lignes; en même temps cette affirmation s'appuie sur le chiffre considérable de strabotomies pratiquées d'après ces principes.

Les muscles droits, que nous prenons surtout en considération, car c'est sur eux seuls que l'on pratique l'opération du strabisme, en dehors de leur insertion tendineuse (fig. 99 *i*) qui les attache directement à la sclérotique, y adhèrent encore indirectement : 1° par le tissu cellulaire qui relie la face inférieure du muscle à la sclérotique (*a*); 2° par le tissu cellulaire qui relie la face externe du muscle à la conjonctive (*c*), qui de son côté est fixée à la sclérotique; 3° par la capsule de Tenon (*t*), qui, de l'endroit où le muscle la traverse, envoie des prolongements sous forme de gaines latérales qui retien-

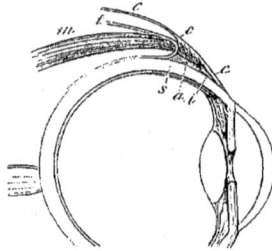

Fig. 99. — Dessin schématique de l'insertion musculaire : *i*, insertion tendineuse; *a*, tissu cellulaire entre le muscle et la sclérotique; *c*, tissu cellulaire entre le muscle et la conjonctive; *t*, capsule du tenon; *m*, muscle; *s*, sclérotique; *c*, conjonctive.

nent le muscle. On comprend maintenant que s'il était possible de détacher l'insertion musculaire de la sclérotique sans aucune autre lésion, le muscle glisserait fort peu en arrière, retenu qu'il est surtout par les expansions antérieures et latérales de la capsule de Tenon, qui le relient à la sclérotique. Son déplacement dépendra donc du plus ou moins d'étendue dans laquelle nous détruirons les attaches indirectes qui le maintiennent dans sa position. Le muscle, une fois libre de se contracter, glissera évidemment d'autant plus en arrière, que son antagoniste attirera davantage l'œil de son côté. Cependant, le défaut d'action de l'antagoniste peut se remplacer, comme nous l'indiquerons plus loin, par la position que l'on fait prendre à l'œil après l'opération.

L'expérience mille et mille fois répétée (car le chiffre des opérations pratiquées par M. de Graefe seul s'élève à près de dix mille) a démontré que l'opération pratiquée d'après des règles précises que nous aurons soin d'établir plus loin, produit toujours, à peu de chose près, le même degré de redressement de l'œil dévié. Afin de pouvoir appliquer cette opération à tous les cas de strabisme qui se présentent, nous avons à notre disposition un certain nombre de moyens d'augmenter ou de diminuer l'effet de cette opération. Nous exposerons, après la description de l'opération, ces moyens dans tous leurs détails.

STRABOTOMIE PAR DÉPLACEMENT DU TENDON EN ARRIÈRE.

(Voyez planches photographiques, nos 18 et 19.)

Nous décrirons en premier lieu la *ténotomie du muscle droit interne*, qu'on pratique pour combattre le strabisme convergent, le plus fréquent de tous. Les instruments nécessaires pour cette opération sont les suivants : 1° L'écarteur à ressort (fig. 1, p. 4); 2° une pince à fixation (fig. 2, p. 4); 3° une paire

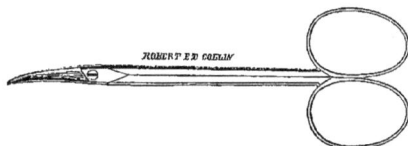

FIG. 100. — Ciseaux courbes à pointes mousses.

de ciseaux courbes à pointes mousses (fig. 100); 4° deux crochets à strabisme

FIG. 101. — Le plus grand des crochets à strabisme.

FIG. 102. — Le plus petit des crochets à strabisme.

de grandeur différente (fig. 101 et 102); 5° une aiguille munie d'un fil de soie (pour les cas où il faudrait faire une suture conjonctivale).

Le malade étant couché de manière que l'œil à opérer soit bien éclairé, on introduit l'écarteur sous les paupières, en déterminant au moyen de la vis le degré d'écartement nécessaire. Si un malade indocile force le chirurgien à fixer l'œil, on le fera maintenir à l'aide des pinces à griffes, appliquées près du bord externe de la cornée, dans le point de l'orbite opposé à celui où l'on doit pratiquer l'opération, de manière à élargir le champ de celle-ci. L'aide qui tient les pinces doit bien faire attention à ne pas faire tourner l'œil dans un sens ou dans l'autre, pour ne pas déranger les rapports habituels entre l'orbite et la direction du muscle à opérer. L'opérateur se placera en face du malade, s'il doit opérer sur l'œil gauche, ou derrière le malade s'il opère sur l'œil droit.

L'opération se divise en quatre temps.

Premier temps. — SECTION DE LA CONJONCTIVE (fig. 103). — On saisit et l'on soulève avec les pinces tenues de la main gauche un pli conjonctival, tout

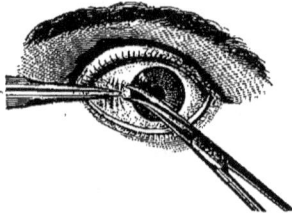

Fig. 103. — Section de la conjonctive.

près du bord interne de la cornée, et l'on incise ce petit pli verticalement avec l'extrémité des ciseaux courbes, dont la face concave regardera le bulbe oculaire, et dont le bec sera tourné vers l'angle interne de l'œil ; puis, introduisant l'extrémité des ciseaux dans l'ouverture conjonctivale, on débride à petits coups le tissu sous-jacent, en s'avançant jusqu'à 1 centimètre environ du bord de la cornée, obliquement vers le bord du muscle. Ce débridement du tissu cellulaire a pour but de détruire les adhérences entre la conjonctive et l'extrémité tendineuse que l'on se propose de déplacer (1).

Deuxième temps. — INTRODUCTION DU CROCHET. — On saisit le plus grand des deux crochets à strabisme comme une plume à écrire, et soulevant la conjonctive de manière à en rendre l'ouverture largement béante, on introduit le crochet, sa pointe mousse tournée vers le bord du muscle. On le pose à plat sur le muscle, de façon à ce que la pointe du crochet dépasse légèrement son bord et, par un mouvement d'évolution qui fait glisser la pointe sous ce bord, on pousse le crochet tout entier, fortement appliqué contre la sclérotique, sous le muscle dont on veut détacher l'insertion. Il faut autant que possible diriger le crochet parallèlement à la surface de la sclérotique,

(1) Il est utile de placer l'incision conjonctivale très près de la cornée ; d'abord, parce qu'il me paraît que l'on a alors un épanchement de sang tout à fait insignifiant, et surtout parce qu'on évite ainsi l'enfoncement de la caroncule, qui résulte habituellement d'une large ouverture conjonctivale, pratiquée loin de la cornée, surtout si l'on débride en même temps le tissu sous-conjonctival dans une grande étendue. — Pour éviter ce dernier inconvénient, L. Boyer a déjà proposé de remplacer la section verticale de la conjonctive, par une incision horizontale, parallèle au bord supérieur ou au bord inférieur du muscle que l'on veut opérer.

pour que la pointe ne perfore pas le muscle dans la continuité de sa largeur, et n'amène qu'une partie du muscle sur le crochet.

Cette introduction du crochet sous le muscle produit en même temps le débridement nécessaire du tissu cellulaire qui rattache la face inférieure du muscle à la sclérotique. Une fois le muscle bien saisi, la fixation de l'œil devient inutile, ainsi que l'application des pinces qui ont servi à soulever le pli conjonctival.

Troisième temps. — SECTION DE L'INSERTION TENDINEUSE (fig. 104). — On fait passer le manche du crochet dans la main gauche, et on lui imprime un mouvement tel que la convexité de l'instrument regarde le bord de la cornée. Avec la pointe mousse des ciseaux, on dégage l'extrémité du crochet de la conjonctive qui le recouvre habituellement, et l'on détache l'insertion tendineuse par de petits coups de ciseaux, en commençant la section par la portion du tendon que soulève la pointe mousse du crochet. Cette section doit être pratiquée nettement sur la totalité de l'insertion tendineuse, et aussi près que possible de la sclérotique, car ce n'est que dans ce cas que nous conservons toute sa longueur au muscle détaché.

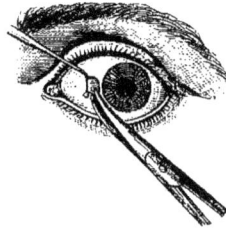

Fig. 104. — Section de l'insertion tendineuse.

Quatrième temps. — DÉGAGEMENT COMPLET DES PARTIES LATÉRALES DE L'INSERTION. — Le quatrième temps de l'opération est rempli par l'exploration minutieuse et attentive des parties latérales de l'expansion tendineuse, pour nous assurer que cette dernière est bien complétement détachée. Dans ce but, on soulève la plaie conjonctivale avec la pointe du crochet, et l'on introduit un crochet plus petit latéralement sous la conjonctive d'abord vers le bord inférieur de l'insertion musculaire, en prenant soin que sa pointe mousse ne s'écarte jamais de la sclérotique. Si quelques fibres étaient restées intactes, il faudrait les diviser, et s'assurer toujours de nouveau qu'il n'en reste pas d'autres adhérentes à la sclérotique, car il suffit de quelques fibres, même tout à fait périphériques, pour empêcher l'effet de l'opération. Il faut donc n'être satisfait que lorsque le petit crochet glisse librement sur la sclérotique dans toute l'étendue de l'insertion tendineuse qui s'étale parfois, en forme d'éventail, assez loin en haut et en bas.

La *ténotomie du muscle droit externe* est tout à fait analogue à celle que nous venons de décrire; seulement, comme l'insertion de ce muscle est un peu plus éloignée du bord de la cornée que celle du droit interne, il est opportun d'inciser la conjonctive à 2 ou 3 millimètres de distance du bord externe de la cornée. En outre, puisque nous n'avons nullement à craindre ici l'influence de l'ouverture conjonctivale sur la caroncule, il est permis d'inciser la conjonctive sur une étendue de 4 à 5 millimètres et de débrider immédiatement le tissu cellulaire sous-conjonctival sur toute la surface du muscle à déplacer. Nous verrons tout à l'heure que l'opération pratiquée sur ce muscle produit moins d'effet, au point de vue du redressement de l'œil, que celle de son antagoniste, et cela probablement, parce que le droit externe embrasse le globe oculaire sur un espace plus long que le muscle droit interne.

La *ténotomie des muscles droits supérieur et inférieur* exige encore plus de prudence que celle des autres muscles. Il faut faire dans ces opérations l'incision conjonctivale très-petite et très-près du limbe cornéen. Il faut en outre débrider le moins possible le tissu sous-conjonctival, et glisser avec précaution le crochet sous le muscle que l'on veut opérer, pour éviter un décollement exagéré du tissu cellulaire. De plus, il est dangereux, pendant le quatrième temps de l'opération, de pousser trop loin la recherche, faite à l'aide du petit crochet, des fibres que la section du muscle aurait pu laisser intactes vers les extrémités de l'expansion tendineuse. En négligeant cette précaution, on s'exposerait, par un débridement trop étendu du tissu cellulaire, ou par le détachement des expansions latérales de la capsule de Ténon, à voir survenir après l'opération une altération notable dans la hauteur de la fente palpébrale, soit par suite d'un soulèvement anormal de la paupière supérieure, lorsqu'on a opéré le muscle droit supérieur; soit par l'abaissement de la paupière supérieure, lorsqu'il s'agit du muscle droit inférieur. Si l'opérateur se rend compte immédiatement après l'opération que cet effet fâcheux s'est produit, il faudrait sans retard rapprocher, à l'aide d'une suture, les bords de la plaie conjonctivale.

Il est indispensable d'examiner après chaque opération l'*effet immédiat* qu'elle a produit. Dans ce but, nous avons à étudier, non-seulement le degré de redressement de l'œil opéré, mais surtout la mobilité de l'œil dans la direction du muscle détaché, ainsi que les mouvements latéraux et convergents des deux yeux.

Le *degré du redressement* (*correction*) et les rapports dans la direction des deux yeux doivent être étudiés, d'abord dans la position médiane des yeux, c'est-à-dire lorsqu'ils fixent un objet situé tout droit devant eux et à la distance de 6 à 8 pieds, puis, lorsqu'on a pratiqué la ténotomie du droit interne, au point de vue des mouvements combinés de convergence des deux yeux, c'est-à-dire en faisant fixer, à la distance de 10 ou 12 pouces, un objet (la pointe du doigt, par exemple) que l'on rapproche successivement des yeux de l'opéré (voy. plus loin).

La *perte de mobilité* (*insuffisance musculaire*) qui résulte naturellement de toute ténotomie doit être mesurée: 1° par rapport à la mobilité préexistante de l'œil opéré; 2° par rapport à la mobilité de l'autre œil. Ces mensurations se font de la manière suivante. Lorsqu'il s'agit, par exemple, d'un strabisme convergent de l'œil droit, on a mesuré avant l'opération la mobilité de cet œil en dedans, en examinant jusqu'où peut être dirigé, soit le centre de la pupille, soit le bord de la cornée, pendant que le globe de l'œil est porté dans la plus forte adduction (rotation de l'œil en dedans). On choisit habituelle-ment, comme point de repère, le point lacrymal inférieur. Supposons que, dans cet examen, on aurait trouvé que c'est le bord externe de la cornée qui, pendant la plus forte adduction, se trouve placé au-dessus du point lacrymal. Immédiatement après la première opération, on renouvelle le même examen, et l'on constate que c'est maintenant le centre de la pupille qui se trouve au-dessus du point lacrymal. La perte de mobilité de l'œil produite par l'opé-ration serait, par conséquent, égale à la distance qui sépare le centre de la pupille du bord externe de la cornée, c'est-à-dire, en mesures linéaires, 4 à 5 millimètres. Lorsqu'il s'agit d'une ténotomie du muscle droit externe, on mesure d'une manière analogue, avant et après l'opération, la position du bord externe de la cornée par rapport à la commissure externe des paupières, pendant l'extrême abduction de l'œil (rotation en dehors).

En second lieu, il faut se rendre compte de l'insuffisance musculaire, en comparant cette fois la mobilité de l'œil dans le sens du muscle opéré avec la mobilité de l'autre œil dans la direction analogue. Supposons toujours qu'il s'agisse d'une ténotomie du muscle droit interne pratiquée sur l'œil droit; on pourrait trouver, par exemple, que du côté opéré la plus forte adduction amènerait le centre de la pupille au-dessus du point lacrymal; l'œil gauche tournerait de 2 ou 3 millimètres plus en dedans; l'insuffisance musculaire mesurerait 2 ou 3 millimètres comparativement à l'état de l'autre œil, c'est-à-dire à l'état normal (1). S'il s'agissait d'un cas de ténotomie du muscle droit externe, on ferait le même examen au point de vue de la position du bord externe de la cornée et de la commissure externe, pendant l'extrême abduc-tion des yeux.

Ayant ainsi exposé d'une manière générale le mode d'examen que nous

(1) On observe généralement dans le strabisme que même la mobilité de l'œil qui ne louche pas s'étend plus qu'à l'état normal dans la direction de la déviation; en dedans, lorsqu'il s'agit d'un strabisme convergent, en dehors, dans le strabisme divergent.

avons à faire après chaque opération de strabisme, au point de vue du redressement de l'œil (correction), ainsi qu'au point de vue de la perte de mobilité
(insuffisance musculaire), il nous reste à indiquer les résultats habituels de
cet examen après l'exécution de l'opération décrite plus haut. Les résultats de
cet examen varieront naturellement selon l'observation plus ou moins fidèle des
règles posées, mais aussi selon l'état fonctionnel du muscle détaché et de son
antagoniste. Plus la prépondérance du premier était prononcée avant l'opération, et moins les contractions de son antagoniste auront d'influence sur la
rotation du globe oculaire, rotation qui détermine, dans une certaine mesure,
la distance de la nouvelle insertion musculaire de son emplacement primitif.
Cependant, on peut dire que, si l'on pratique l'opération ainsi que nous
l'avons décrite sur le muscle droit interne, on obtiendra un redressement de
3 à 4 millimètres. Il sera même de 5, si l'ouverture de la conjonctive a été
plus grande, et si le tissu cellulaire a été détaché dans toute la largeur de
l'insertion tendineuse, au-dessus et au-dessous du muscle. Chez l'enfant, ces
résultats ont 1 ou 2 millimètres en plus.

Lorsqu'il s'agit d'une ténotomie du droit externe, on n'obtient, même en
dégageant largement l'insertion tendineuse, qu'un redressement de 3 ou
4 millimètres au plus, et l'effet habituel, après une petite ouverture conjonctivale, ne sera même que de 2 millimètres. Il ne sera pas plus grand après une
ténotomie simple des muscles droits supérieurs ou inférieurs.

Ajoutons ici que l'on s'expose à des erreurs en examinant les malades,
après la ténotomie du muscle droit externe ou interne, pendant qu'ils sont
encore sous l'influence du chloroforme; car, tout le temps que dure l'action
de cet anesthésique, les yeux sont toujours disposés à se porter en dehors, de
telle sorte qu'une convergence est diminuée et une divergence augmentée.

On doit donc retarder l'examen jusqu'à ce que le malade soit revenu
à lui.

Quant à l'insuffisance musculaire immédiate consécutive à une ténotomie,
elle est en rapport direct avec l'étendue dans laquelle les prolongements de
la capsule de Tenon, qui relient cette dernière à la sclérotique et au muscle, ont
été détruits. Après la ténotomie complète d'un muscle droit interne, la mobilité
de l'œil comparée à celle antérieure à l'opération doit avoir diminué toujours
de 4 à 5 millimètres, et l'insuffisance musculaire, comparativement à la puissance du même muscle de l'autre œil, doit être de 2 ou 3 millimètres. Après
la ténotomie du muscle droit externe, l'insuffisance musculaire doit être toujours de 3 à 4 millimètres, comparativement à l'état normal que l'on constate
sur l'autre œil.

Si, dans un cas ou dans l'autre, ce degré d'insuffisance n'existait pas, on
peut être certain que l'insertion tendineuse du muscle n'a pas été détachée

complétement. Dans ce cas, le chirurgien ne doit pas craindre de pénétrer de nouveau dans la plaie conjonctivale, de rechercher avec le petit crochet les fibres latérales qu'il a pu laisser, et de les couper soigneusement. On ne doit pas attendre un succès complet de l'opération, si elle n'a pas produit le degré d'insuffisance musculaire que nous venons d'indiquer, insuffisance dont la constatation est doublement importante après la ténotomie du droit externe, puisque après cette opération le redressement momentané n'a pas toujours lieu, et que la perte de mobilité en dehors est alors le seul moyen de nous persuader du succès immédiat.

Cet examen de la mobilité de l'œil dans le sens du muscle opéré devient quelquefois difficile, parce que le malade, ressentant quelque douleur à l'endroit de l'opération, évite de contracter le muscle détaché. Cette crainte pourrait en imposer à l'observateur et lui faire croire que l'œil opéré est devenu complétement immobile dans le sens du muscle dont on a pratiqué la section. Un peu de patience, l'application de quelques compresses fraîches sur l'œil, et surtout la déclaration faite au malade que cet examen est indispensable s'il veut guérir de son infirmité, permettront bientôt de procéder régulièrement à l'observation de la mobilité de l'œil et dissiperont cet excès apparent d'insuffisance musculaire.

DES MOYENS DE MODIFIER L'EFFET DE L'OPÉRATION.

Nous avons dit plus haut que le mode opératoire indiqué produit, à peu de chose près, toujours le même résultat et, par conséquent, ne peut servir que pour des cas de strabisme d'un degré déterminé. Afin de pouvoir appliquer cette opération à tous les cas de strabisme qui se présentent, de quelque degré qu'ils soient, il faut pouvoir disposer de moyens aptes à augmenter ou à diminuer l'effet de l'opération. Les divers moyens que nous employons dans ce but consistent :

1° Dans l'étendue des débridements des adhérences celluleuses qui relient le muscle indirectement au globe oculaire ;

2° Dans l'emploi de la suture conjonctivale ;

3° Dans la direction à donner au regard après l'opération.

On *diminue* l'effet de l'opération :

1° En limitant, après une incision très-petite de la conjonctive, le débridement du tissu sous-jacent à l'étendue absolument nécessaire pour l'introduction d'un petit crochet. Dans ce cas, on fait bien d'inciser la conjonctive vers le bord inférieur ou supérieur de l'insertion musculaire plutôt que vers le centre ; en opérant ainsi, l'introduction du crochet nécessite une ouverture moins grande de la conjonctive et un débridement moins étendu du tissu sousjacent. La raison de cette manière d'agir est évidente : plus on ouvre la conjonctive, plus on débride le tissu cellulaire qui unit le muscle à la conjonctive, à la sclérotique et à la capsule de Tenon, et plus le muscle, après être détaché de la sclérotique, pourra se retirer librement et choisir sa nouvelle insertion loin de la première. C'est aussi la même raison qui nous fait recommander le choix d'un petit crochet, lorsqu'on ne veut produire qu'un petit effet; car, plus le crochet est grand, plus le mouvement de rotation par lequel on l'introduit sous le muscle doit séparer et débrider le tissu fibro-celluleux.

2° En pratiquant après l'opération la suture conjonctivale. Cette suture consiste dans la réunion de la plaie de la conjonctive ; elle a pour but de ramener le muscle détaché, avec la conjonctive à laquelle il est lié par du tissu cellulaire, plus près du bord de la cornée. Elle est placée dans une direction diagonale de dehors en dedans ; il est évident que le degré de son effet dépend surtout de la plus ou moins grande portion de conjonctive que l'on saisit dans le nœud du fil. Ce moyen est certainement le plus sûr pour graduer l'effet de déplacement que l'on veut produire, de sorte que l'on pourrait conseiller de détacher toujours entièrement le muscle de toutes les adhérences qui le lient à la sclérotique et à la capsule, et de le ramener après, par la suture conjonctivale, à l'endroit où l'on voudrait voir placer la nouvelle insertion. Cependant, l'application de la suture et son éloignement quelques jours plus tard augmentent la durée et la difficulté de l'opération; d'autant plus que l'opération du strabisme se pratique le plus souvent sur des enfants, chez lesquels il n'est pas toujours facile d'obtenir, ne fût-ce que pour quelques instants, la tranquillité nécessaire pour appliquer soigneusement et pour enlever plus tard le point de suture. Cette difficulté, qui n'arrête pas l'opérateur lorsque l'application de la suture est nécessaire, deviendrait un reproche pour la méthode opératoire si l'on voulait la généraliser inutilement.

Toujours est-il que la suture conjonctivale est un moyen des plus puissants pour diminuer l'effet de la ténotomie, et M. de Graefe n'hésite pas à déclarer que, par la suture conjonctivale, on peut, non-seulement annuler l'effet de la ténotomie, mais encore rendre cet effet négatif, c'est-à-dire rapprocher l'insertion musculaire de la cornée au lieu de la déplacer en arrière.

Il est donc de règle d'employer la suture conjonctivale : 1° Quand le degré de la déviation est inférieur à la mesure de correction que nous obtenons par l'opération décrite ; 2° lorsque l'effet de l'opération a été au delà du redressement que nous avions à produire.

La diminution de la correction qui résulte de l'emploi de la suture conjonctivale dépend en premier lieu, comme nous l'avons déjà dit, de la portion plus ou moins étendue de conjonctive que nous saisissons dans la suture. Elle dépend, en outre, du temps plus ou moins long pendant lequel nous laissons la suture en place. En effet, lorsque nous enlevons la suture de bonne heure, les contractions musculaires peuvent distendre la cicatrice dans laquelle se trouvent la conjonctive et le tissu cellulaire, et éloigner l'insertion nouvelle du muscle du bord de la cornée. Nous diminuons ainsi le premier effet produit par la suture, effet qui, au contraire, devient définitif lorsque nous laissons la suture en place, jusqu'à la formation d'une cicatrice résistante, c'est-à-dire deux ou trois jours.

3° En engageant le malade à diriger le regard du côté du muscle opéré. Cette direction amène la rotation du globe oculaire vers le muscle détaché et empêche celui-ci de glisser trop loin en arrière sur la sclérotique. Chez les malades qui volontairement ne dirigent pas l'œil comme on le désire (surtout chez les enfants), il est utile d'employer après l'opération des louchettes qui se composent de deux coquilles dont l'une, sans aucune ouverture, s'applique devant l'œil opéré; l'autre, placée devant l'œil non opéré, est percée d'une petite ouverture, pratiquée du côté externe lorsque l'œil opéré doit être tenu en extrême adduction, ou du côté interne lorsque l'œil opéré doit être maintenu dans l'extrême abduction.

Pour *augmenter* l'effet de notre opération, nous employons les moyens suivants :

1° Nous pouvons, dans la limite déjà indiquée, disséquer prudemment le tissu qui lie le muscle à la conjonctive et à la sclérotique, et les expansions latérales qui relient la capsule de Tenon au muscle et à la sclérotique. Nous pouvons aussi agrandir l'ouverture de la conjonctive, expédient qu'il n'est pas permis d'employer lorsqu'il s'agit du muscle droit interne, à cause de l'enfoncement de la caroncule.

2° Nous faisons diriger, après l'opération, le regard du malade du côté opposé à la section et, par cette rotation du globe oculaire, nous facilitons le glissement du muscle détaché loin de son insertion primitive. L'emploi des louchettes doit être recommandé pour les malades indociles.

Pour rendre l'effet de cette rotation encore plus constant, M. *Knapp* (1) a conseillé de maintenir la rotation du globe oculaire dans le sens indiqué en traversant la conjonctive avec un fil de soie, et d'enfoncer ensuite l'aiguille qui porte ce fil à travers la commissure correspondante des paupières, de la muqueuse vers la surface épidermique. Cela fait, on serre les bouts du fil, jusqu'à ce qu'on ait rapproché la cornée de la commissure, à la distance

(1) *Zehender's Klinische Monatsblaetter*, sept.-déc. 1865, p. 347.

voulue. Lorsqu'il s'agit de l'opération d'un strabisme convergent, on traverse la conjonctive de haut en bas, près du bord externe de la cornée, dans l'étendue de 2 à 4 millimètres, et l'on passe le fil à travers la commissure externe des paupières. Lorsqu'il s'agit d'un strabisme divergent, on munit le fil de deux aiguilles que l'on passe sous la conjonctive, près du bord interne de la cornée, en enfonçant la première de haut en bas à 3 millimètres au-dessus du diamètre horizontal, de telle façon qu'elle sorte dans le méridien horizontal; et la seconde, de bas en haut, pour l'amener au même point. Cela fait, on serre les bouts des fils, on passe les aiguilles dans la commissure interne au-dessus de la caroncule, et on les fait sortir à 4 millimètres de cette dernière, à la racine du nez.

Ces moyens ingénieux et évidemment efficaces nous paraissent compliquer l'opération outre mesure. Ou l'antagoniste du muscle opéré a toute sa puissance, et alors il suffira de la volonté du malade et de l'emploi des louchettes pour ramener la rotation nécessaire de l'œil ; ou l'antagoniste est insuffisant, et, dans ce cas, il faudrait choisir pour la guérison du strabisme une autre opération de déplacement en avant, que nous décrivons plus loin ; sauf dans les cas de strabisme convergent compliqué d'une légère insuffisance du muscle droit externe où nous employons alors un moyen plus simple, dont fait usage *M. de Graefe*, pour venir en aide à l'action du muscle insuffisant. Ce moyen consiste dans l'application d'une ligature conjonctivale allant de la commissure externe jusqu'à proximité du bord externe de la cornée.

Pour appliquer cette ligature, on pénètre, avec une aiguille munie d'un fil de soie, sous la conjonctive, près de la commissure externe ; puis on glisse l'aiguille horizontalement sous la conjonctive, jusqu'à ce que l'on soit arrivé près du bord externe de la cornée, où l'on traverse la conjonctive du dedans en dehors pour attirer le fil après l'aiguille. Cette dernière étant enlevée, on ferme la ligature par un double nœud, et l'on provoque ainsi une abduction forcée du globe oculaire. Il est facile de comprendre que l'effet de cette ligature sera d'autant plus grand que la portion de conjonctive saisie sera plus considérable. On enlève cette ligature le deuxième ou le troisième jour après l'opération.

M. Liebreich a indiqué (1) un procédé opératoire à l'aide duquel il se propose d'obtenir une correction assez notable pour éviter toujours l'exécution de plus d'une opération sur le même œil. Il décrit son procédé de la manière suivante : « Si je veux opérer le muscle droit interne, je soulève avec des pinces un pli conjonctival à l'extrémité inférieure de l'insertion musculaire ; je l'incise avec des ciseaux, je pénètre par l'ouverture résultant de cette incision entre la conjonctive et la capsule de Tenon ; je sépare soigneusement ces deux mem-

---

(1) *Archiv f. Ophthalmologie*, 1866, XII, 2, p. 288.

branes l'une de l'autre, jusqu'au pli semi-lunaire que je détache aussi, comme
la caroncule, des parties sous-jacentes. Après avoir rendu complétement indé-
pendante de la conjonctive de cette région toute la portion correspondante de
la capsule (1), précaution si importante par rapport au glissement du muscle
je détache l'insertion musculaire de la sclérotique par la méthode usitée, et,
j'agrandis, par en haut et en bas, la section verticale pratiquée à la capsule
pour la ténotomie, d'autant plus largement que je veux produire un recule-
ment plus marqué de l'extrémité du tendon. Cela fait, je ferme toujours au
moyen d'une suture la plaie conjonctivale.

» Le même procédé sert pour la ténotomie du muscle droit externe, et la
séparation de la conjonctive doit être faite jusqu'à la portion de l'angle externe
qui se rétracte fortement en arrière, lorsque l'œil est tourné en dehors. »

DES AUTRES PROCÉDÉS POUR LE DÉPLACEMENT DU MUSCLE EN ARRIÈRE.

Le procédé de *M. Critchett*, tel qu'il a été décrit par M. Soelberg Wells (2),
est le suivant : le malade ayant été soumis à l'influence du chloroforme et les
paupières écartées avec un écarteur à ressort, l'opérateur saisit un pli étroit
de la conjonctive et du tissu sous-jacent, près de l'angle inférieur de l'insertion
du muscle droit, et au moyen de ciseaux droits à pointes mousses, il fait en
cet endroit une petite incision à travers les tissus indiqués. Le bord inférieur
du tendon est ainsi découvert près de son insertion. On passe alors un crochet

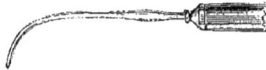

FIG. 105. — Crochet mousse.

mousse (fig. 105) à travers l'ouverture dans le tissu sous-conjonctival sous le
tendon, de façon à le saisir et à le tendre. Des pointes de ciseaux (qui ne sont
que peu ouverts) sont introduites dans l'ouverture, de manière à ce qu'une

_____

(1) *Snellen* a fait remarquer qu'en pénétrant si profondément sous la conjonctive, les ciseaux
rencontrent des artères assez considérables. De là, une hémorrhagie notable, et le sang peut s'épan-
cher à travers l'ouverture de la capsule de Tenon, derrière le globe oculaire. Cet accident, qu'il a
vu survenir deux fois, a eu pour résultat une forte protrusion du globe et, dans un cas, l'impossibilité de pratiquer la ténotomie. Cependant, à l'aide d'un bandage compressif, l'épanchement de
sang n'a pas tardé à disparaître. M. Snellen conseille, par conséquent, de conduire les ciseaux le
long de la surface interne de la conjonctive et loin de la sclérotique; il ajoute qu'il n'a plus observé
cet accident depuis qu'il suit cette pratique (*Zehender's Klinische Monatsblaetter*, 1370, p. 25).

(2) *A Treatise on the Diseases of the Eye*. London, 1869, p. 593.

des pointes suive le crochet derrière le tendon, tandis que l'autre passe au devant de ce dernier entre lui et la conjonctive ; on divise alors le tendon tout près de son insertion par de petits coups de ciseaux successifs. Une petite contre-ponction peut être faite à l'angle opposé du tendon, afin de donner issue au sang épanché, et pour éviter qu'il se répande sous la conjonctive (Bowman).

Le procédé de *Snellen*, employé depuis quelque temps dans la clinique de Donders est le suivant (1) : Le malade étant couché, on pratique avec des ciseaux pointus une incision assez étendue de la conjonctive parallèlement au trajet du tendon ; puis, à l'aide de pinces, on soulève successivement les deux bords de la plaie conjonctivale pour débrider le tissu cellulaire, dans la même étendue en haut et en bas. On détache également la caroncule des parties sous-jacentes. Cela fait, on place les pinces fermées dans l'incision conjonctivale, au milieu du tendon ; en ouvrant les pinces, les bords de cette incision s'écartent, et, si l'on ferme alors les pinces en les appuyant légèrement sur la sclérotique, on saisit sûrement le tendon. L'opérateur reprend les ciseaux, pratique, aussi près que possible de la sclérotique, une ouverture dans le tendon, et introduit une des branches des ciseaux entre le tendon et la sclérotique, l'autre, entre le tendon et la conjonctive. De cette manière, il est facile d'opérer dans les deux directions dans une égale mesure, et de rechercher, à l'aide d'un crochet mousse à strabisme, si l'on n'a pas laissé intactes des fibres tendineuses, comme cela arrive parfois, surtout en opérant sur le muscle droit externe.

M. Snellen croit que cette manière d'opérer est moins douloureuse que la méthode ordinaire, qui nécessite l'introduction du crochet sous le tendon. Aussi, il ne donne pas de chloroforme aux malades.

DE LA MANIÈRE D'OPÉRER DANS LES DIFFÉRENTS DEGRÉS DU STRABISME.

Après avoir exposé plus haut l'effet immédiat de la ténotomie normale, et les moyens que nous possédons pour augmenter ou diminuer cet effet, il nous reste à dire, pour compléter cette étude, quelle est notre manière d'agir en opérant les différents cas de strabisme qui se présentent avec des degrés de déviation si variables.

Voici la règle que nous avons à suivre pour ce qui regarde le *strabisme convergent*. Lorsque la déviation mesure *moins de 3 millimètres*, on pratique

(1) Nous donnons cette description d'après HALBERTSMA, STEPHANUS JUSTUS : *Die Operation des Schielens*, Inaugural-Dissertation. Utrecht, 1869, p. 23. — Compte rendu dans *Zehender's Klinische Monatsblaetter*. 1870, janvier.

la ténotomie du muscle droit interne de l'œil dévié avec une très-petite incision conjonctivale, et en débridant les adhérences cellulaires du muscle dans l'étendue la plus restreinte. Immédiatement après l'opération, on se rend compte, en examinant la mobilité de l'œil en dedans, que l'insertion tendineuse a été complétement détachée, et on restreint le degré de redressement par une suture conjonctivale qui, d'après l'effet qu'on veut bien produire, doit embrasser une portion plus ou moins étendue de la conjonctive.

Si la déviation mesure 3 *ou 4 millimètres*, il suffit de pratiquer la ténotomie du droit interne de l'œil dévié, telle que nous l'avons décrite plus haut; si l'examen des yeux, aussitôt après l'opération, nous démontre que le redressement n'est pas tout à fait suffisant, on n'a qu'à dégager un peu plus avec le petit crochet le tissu cellulaire sous-conjonctival ou, si ce dégagement est insuffisant, on incise prudemment avec quelques coups de ciseaux les prolongements latéraux qui accompagnent le muscle de la capsule de Tenon jusqu'à la sclérotique. Selon le résultat obtenu, on fait diriger l'œil du malade, pendant les premières vingt-quatre heures qui suivent l'opération, du côté interne, si l'on craint un effet excessif; du côté externe, lorsqu'on tient à ce que le muscle se rétracte autant que possible.

On peut obtenir ainsi, surtout chez les enfants, même un effet de près de 5 millimètres. Toutefois, lorsque la déviation mesure *de 4 à 6 millimètres*, nous préférons pratiquer la ténotomie des deux côtés, en partageant l'effet entre les deux yeux. En ce cas, nous opérons d'abord l'œil dévié par une ténotomie normale du droit interne, et, après la cicatrisation, nous complétons le résultat par l'opération de l'autre œil avec ou sans suture conjonctivale, selon le degré de correction qu'il reste à obtenir. En agissant ainsi, nous sommes plus sûr de rétablir l'équilibre musculaire normal, en répartissant, entre les deux yeux, non-seulement la correction, mais aussi l'insuffisance musculaire qui résulte inévitablement de chaque ténotomie. C'est l'observation exacte de ces règles qui nous permet d'atteindre dans l'opération du strabisme ces résultats parfaits : parallélisme des axes optiques, et harmonie complète des yeux pendant les mouvements latéraux ainsi que dans la convergence des yeux.

Quand la déviation mesure *de 6 à 8 millimètres*, nous agissons encore comme dans les cas précédents, c'est-à-dire que nous pratiquons d'abord la ténotomie sur l'œil dévié, dans le but d'obtenir un redressement de 4 à 5 millimètres, et en faisant diriger l'œil après l'opération dans l'extrème abduction avec ligature conjonctivale du côté externe de la cornée, selon la méthode de Graefe (voy. page 144), lorsque la mobilité de l'œil en dehors laisse à désirer. Cet effet obtenu, nous faisons, après la cicatrisation complète du premier œil, la ténotomie de l'autre, en suivant pour cette deuxième opération les règles applicables au degré de déviation qu'il reste encore à corriger.

Quand la déviation *dépasse* 8 *millimètres*, je pratique, dans la même séance, la ténotomie classique du droit interne sur les deux yeux, augmentant dans les limites indiquées ou diminuant, selon le résultat de l'examen immédiat, l'effet de l'opération sur l'un ou l'autre œil par les moyens décrits. Dans les cas où la correction ne serait pas complète, je me réserve de pratiquer, en temps opportun, une nouvelle opération sur l'œil qui a conservé la plus grande mobilité en dedans ; mais je me hâte d'ajouter que je n'aime pas à pratiquer cette opération complémentaire peu de temps après la première. Nous verrons plus loin que ce dernier degré de correction dépend de la manière dont les yeux exécutent les mouvements de convergence, de l'état de réfraction des yeux, et de l'absence ou de la présence de la vision simultanée avec les deux yeux (vision binoculaire) qui nous permet d'abandonner la guérison de très-petites déviations à l'emploi de moyens optiques (verres convexes, verres prismatiques), et d'exercices stéréoscopiques.

Dans le *strabisme divergent*, nous ne pouvons espérer une correction complète par la ténotomie classique, que lorsque la déviation ne dépasse pas 2 ou 3 millimètres. Si le strabisme mesure 4 millimètres, il faudrait pratiquer la ténotomie du muscle droit externe des deux yeux, faisant diriger l'œil après chaque opération dans l'extrême adduction, pour que le muscle puisse glisser aussi loin que possible.

Quand la déviation dépasse la mesure indiquée, ou si l'œil a perdu une partie de sa mobilité en dedans, la simple ténotomie du droit externe ne suffit plus ; il faudra la combiner avec le déplacement en avant du muscle droit interne, opération dont nous traiterons dans un chapitre particulier.

TRAITEMENT CONSÉCUTIF ET SUITES DE L'OPÉRATION.

Lorsque l'effet que nous désirons n'exige pas l'emploi immédiat de louchettes, nous appliquons sur l'œil opéré, après l'avoir rafraîchi pendant quelques instants avec des compresses mouillées, un bandage légèrement compressif. Ce bandage suffit ordinairement pour faire disparaître les douleurs que le malade ressent après l'opération ; nous continuons son emploi, en le changeant deux fois en vingt-quatre heures, pendant quelques jours, et, dans tous les cas, jusqu'après l'enlèvement des points de suture, si l'on en a mis.

L'*écoulement du sang* qui accompagne l'opération est le plus ordinairement insignifiant. Quelquefois cependant il se forme une ecchymose sous-conjonctivale plus ou moins étendue qui se dissipe toujours graduellement, sans qu'il soit nécessaire de s'en occuper.

Il arrive quelquefois que l'effet de la ténotomie diffère, le soir de l'opération, quand nous changeons le bandage, de l'effet observé immédiatement après l'opération. A ce moment, la cicatrisation n'est pas encore faite, et nous pouvons encore en diminuer l'effet par une suture conjonctivale ou l'augmenter en introduisant un petit crochet dans la plaie. Mais, hâtons-nous de le dire, ce n'est qu'exceptionnellement qu'on est obligé d'avoir recours à ces moyens.

Le grand nombre de strabotomies faites jusqu'à nos jours a suffisamment démontré la bénignité de cette opération. La guérison s'effectue avec une rapidité et une facilité surprenantes, et si, dans quelques cas insignifiants par leur nombre, des symptômes inflammatoires se sont développés, ils ne sont survenus qu'après des dénudations inutiles de la sclérotique, ou dans des circonstances particulières (hémophilie).

Pendant la cicatrisation, on voit apparaître quelquefois à la surface de la plaie des bourgeons rouges, fongueux, plus ou moins saillants. Ils se montrent exclusivement après la ténotomie du droit interne, et il faut attendre pour les enlever que la petite tumeur se soit pédiculée. On l'excise alors d'un coup de ciseaux (la cautérisation de ces bourgeons ne paraît pas efficace).

Quant à l'*enfoncement excessif de la caroncule lacrymale* dont on accusait autrefois si volontiers la ténotomie du muscle droit interne, il tenait surtout aux débridements multiples et aux sections profondes qui composaient l'ancienne méthode opératoire. On l'évite généralement en prenant les précautions que nous avons indiquées : La petite incision de la conjonctive près du bord de la cornée, le détachement de l'insertion tendineuse près de la sclérotique, le débridement limité du tissu cellulaire, et enfin la suture conjonctivale, suffisent pour le prévenir. Si toutefois cet enfoncement excessif survient après la strabotomie, et présente une difformité appréciable, il est facile de faire sortir la caroncule de l'angle interne par la petite opération suivante, indiquée par *M. de Graefe* : On saisit la conjonctive à la distance de quelques lignes devant la caroncule, et l'on fait une incision verticale de 6 millimètres de longueur. Soulevant alors la lèvre interne de la plaie, on pénètre avec des ciseaux, courbes sur le plat et avec leur concavité tournée vers le globe, dans le tissu sous-jacent que l'on détache de la surface externe du muscle, en ayant bien soin de ne pas toucher à ce dernier. On prépare de la même manière le lambeau de la conjonctive qui se trouve entre l'incision et le bord de la cornée, et l'on réunit ensuite les deux lambeaux par un point de suture qui doit saisir une portion de conjonctive d'une étendue suffisante pour relever la caroncule et la déplacer en avant.

Quant à l'*exophthalmie* survenue après l'opération, il faut distinguer les cas où elle est réelle, c'est-à-dire où il y a vraiment une certaine propulsion du globe oculaire, de ceux où elle n'est qu'apparente par l'écartement anormal de la fente palpébrale. Chez la plupart des strabiques, il existe, et cela a été prouvé par des mesures prises avant et après l'opération, un écartement des paupières plus considérable du côté de l'œil dévié que du côté de l'autre œil. Cette asymétrie qui, avant l'opération, n'attire pas l'attention de l'observateur qui se porte tout entière sur la position réciproque des yeux, devient plus manifeste lorsque le malade ne louche plus. Peut-être devons-nous chercher la cause de cette asymétrie dans la hauteur des fentes palpébrales, ou dans la déviation elle-même, en ce sens que la cornée, par la position anormale qu'elle occupe en dedans ou en dehors, tend par sa convexité à écarter les paupières l'une de l'autre.

Dans un nombre de cas plus restreint, une légère propulsion de l'œil opéré survient réellement, et cela par suite d'un débridement étendu des prolongements celluleux de la capsule, ou d'une ouverture considérable de cette capsule même.

Quoi qu'il en soit, si nous voulons remédier à cette propulsion apparente ou réelle de l'œil opéré, nous ne le pouvons qu'en modifiant la hauteur des fentes palpébrales. Lorsque nous avons affaire à une certaine procidence du globe de l'œil, le meilleur moyen d'y remédier est de diminuer la longueur de la fente palpébrale par la tarsorrhaphie (voyez plus loin la description de cette opération).

Lorsqu'il n'existe qu'une différence dans l'écartement des fentes palpébrales, il est plus profitable à l'aspect du malade d'obtenir la symétrie des deux yeux en élargissant la fente palpébrale du côté où l'œil paraît le plus petit, par l'opération du blépharophimosis que nous décrirons plus loin. C'est encore à *M. de Graefe* que la science est redevable de ces considérations thérapeutiques.

Il n'est pas rare, même après une opération parfaitement réussie, de voir le malade ne point rompre avec la mauvaise habitude de porter la tête dans une position oblique en rapport avec la direction du strabisme antérieur. Le remède est dans l'emploi des louchettes que nous avons décrites plus haut. Ainsi, supposons que l'opéré porte sa tête tournée à droite, on lui donnera des louchettes munies d'une petite ouverture du côté du nez pour l'œil gauche, du côté de la tempe pour l'œil droit. Le malade, en se servant de ces louchettes, sera obligé de tourner la tête à gauche, s'il veut voir devant lui, et, grâce à cet exercice, il finira par faire disparaître la position vicieuse de la tête.

RÉSULTATS IMMÉDIATS ET DÉFINITIFS DE L'OPÉRATION.

L'observation attentive des yeux après l'opération a démontré qu'il existe une certaine différence entre l'effet définitif de la strabotomie et son effet immédiat. Sous ce rapport, on a dû distinguer trois périodes : Dans la *première*, qui suit immédiatement la ténotomie, l'effet est le plus considérable, car la rotation du globe de l'œil dans la direction du muscle détaché n'est effectuée que par les attaches indirectes qui réunissent encore le muscle à la sclérotique. La *seconde période*, qui survient trois ou quatre jours après, s'annonce par une diminution de l'effet immédiat, le muscle ayant contracté une nouvelle insertion et exerçant alors, par conséquent, une influence directe sur les mouvements de l'œil.

Nous trouvons encore une modification dans la position de l'œil opéré, généralement six semaines ou deux mois après l'opération, *troisième période* annoncée par une légère augmentation de l'effet opératoire. Cette augmentation est due à l'action de l'antagoniste, qui a pris une influence plus grande sur la position et les mouvements du globe oculaire, proportionnellement à la durée de l'inaction du muscle ténotomisé et au degré d'affaiblissement de ce dernier obtenu par l'opération.

Il est facile de concevoir que l'effet produit pendant cette troisième période par la puissance de l'antagoniste doive varier avec les divers cas de strabisme que l'on a opérés, et avec les dispositions spéciales de chaque individu pour les mouvements d'accommodation, dispositions qui varient surtout d'après l'état de réfraction des yeux. Ainsi nous observons, dans la plupart des cas, qu'après l'opération du strabisme convergent, la correction définitive dépasse l'effet immédiat ; mais nous voyons aussi le contraire, c'est-à-dire une convergence progressive de l'œil opéré, lorsqu'il existe de l'hypermétropie et que le malade ne se sert pas des verres qui la neutralisent, ainsi que dans les cas de diplopie que l'opéré tend à éviter en contractant le muscle droit interne.

Dans le strabisme divergent, la diminution presque constante de l'effet de l'opération est assez considérable pendant la période de cicatrisation. Il ne faut point perdre de vue cette considération au moment même de l'opération dont le premier effet doit toujours dépasser le but que l'on se propose, c'est-à-dire non-seulement corriger la divergence, mais encore produire une convergence de 1 à 2 millimètres qui disparaît pendant la cicatrisation. Nous devons rappeler à cet endroit qu'une rétraction même très-prononcée du muscle droit externe ne conduit pas à une insuffisance musculaire très-remarquable, et une légère insuffisance de ce muscle ne constitue pas une gêne, puisque nous ne portons jamais l'œil dans l'extrême abduction, préférant en effet tourner la tête pour regarder tout à fait en dehors.

Pour le strabisme convergent, nous possédons un moyen très-précieux de juger immédiatement après l'opération le résultat définitif que nous avons à espérer. Ce moyen consiste dans l'étude des mouvements de convergence des yeux pendant qu'ils sont dirigés sur un objet (la pointe de notre doigt) que l'on rapproche graduellement. Il est par conséquent de la dernière importance de nous rendre compte après l'opération, quand l'effet du chloroforme a disparu, de quelle manière les yeux fixent cet objet, lorsque nous le rapprochons dans la ligne médiane jusqu'à 3 ou 4 pouces.

Le résultat définitif de l'opération peut être prévu d'après la manière dont l'œil opéré se comportera pendant cet examen. S'il s'arrête aussitôt que l'objet arrive à la distance de 8 ou 6 pouces, de sorte que nous constatons une divergence des yeux si nous rapprochons l'objet davantage, il faut nous attendre à ce que notre opération soit suivie plus tard d'un strabisme divergent, lors même qu'au moment de l'opération la symétrie dans la position médiane des yeux eût été parfaite. Cette certitude est plus grande encore si l'œil à la distance indiquée, non-seulement s'arrête, mais commence un mouvement associé au mouvement de convergence de l'autre œil, c'est-à-dire se dirige en dehors, et cela d'autant plus que l'objet fixé se rapproche des yeux. Il est absolument nécessaire dans ce cas de restreindre l'effet de notre opération par une suture conjonctivale, au risque même d'annuler ainsi en partie la correction du strabisme que l'on peut toujours, en cas de besoin, compléter plus tard par une opération sur l'autre œil.

Il faut encore avoir recours à l'application d'une suture dans les cas où l'opéré, tout en faisant converger ses yeux jusqu'à la distance de 4 à 5 pouces, ne peut maintenir cette convergence. Nous constatons cet état, en recouvrant de la main l'œil opéré, pendant que le malade fixe notre doigt à la distance indiquée. Nous voyons alors que l'œil opéré ne conserve pas derrière la main sa position et se dévie en dehors. L'insuffisance musculaire, que cet état de choses révèle conduirait au bout de quelque temps à l'asthénopie musculaire, soit que l'individu soit atteint d'un degré de myopie qui nécessite un rapprochement des objets en deçà de la distance indiquée, soit que le malade se trouve par son état dans l'obligation de lire ou d'écrire beaucoup. Il est vrai qu'il nous est possible de compléter notre cure par des moyens optiques (verres sphériques et prismes) et par des exercices stéréoscopiques. Cependant ces derniers ne peuvent servir que lorsqu'il existe une vision binoculaire, et tout le monde sait que les moyens optiques ne sont pas faciles à employer, lorsqu'il s'agit d'enfants, et qu'ils ne sont jamais agréables ni aux parents ni aux malades qui craignent de voir s'éterniser le traitement et l'usage des lunettes.

Dans une autre série de cas, les malades exécutent très-bien le mouvement de convergence jusqu'à la distance de 3 ou 4 pouces de leurs yeux, et pour peu que nous continuions à faire fixer notre doigt à cette distance, nous voyons se produire un mouvement soudain en dedans de l'œil opéré, c'est-à-dire que la déviation se reproduit momentanément sous nos yeux. Quand même alors le strabisme est entièrement corrigé, il faut craindre une récidive, et la prévenir, s'il est possible, par l'usage des verres appropriés, si l'individu est hypermétrope, et en faisant exercer soigneusement la vision binoculaire, jusqu'à ce que le résultat soit définitif. En négligeant ces précautions indispensables, nous exposons le malade à des rechutes certaines. Avouons que dans ces cas le strabisme reparaît parfois malgré tous nos soins, surtout lorsque pour une raison ou pour une autre la vision binoculaire ne s'accomplit point, ou qu'elle rencontre, soit dans la faiblesse visuelle d'un œil, soit dans l'état de la réfraction (différence de réfraction dans les deux yeux) des obstacles sérieux.

Lorsque la correction nécessaire est obtenue, et que le malade converge jusqu'à 3 pouces de distance sans que l'œil opéré dévie notablement derrière la main qui le recouvre, nous pouvons compter sur une guérison absolue, à la condition de ne pas perdre de vue la prédisposition au strabisme, donnée par l'état de la réfraction (hypermétropie) qui, dans un certain nombre de cas, a été la cause déterminante du strabisme, et qu'il faudra neutraliser par des verres appropriés pour prévenir la récidive.

Dans l'article où nous aurons à parler du traitement chirurgical de l'asthénopie musculaire (strabisme latent), on trouvera des indications précises sur la manière d'examiner les facultés adductrice et abductrice de chaque œil, ainsi que l'équilibre des deux yeux qui en résulte. Toutes ces indications peuvent être utilisées aussi pour contrôler l'effet de la ténotomie dans les cas où l'on peut provoquer la diplopie, si elle n'existe pas déjà naturellement.

DES RÉSULTATS DE LA STRABOTOMIE.

Le but que l'opération du strabisme se proposait autrefois était presque exclusivement celui de faire disparaître la déviation, et on considérait le résultat comme parfait, si l'opération n'avait pas porté une atteinte trop frappante aux mouvements latéraux de l'œil opéré. Depuis que les études physiologiques ont éclairé tout à fait ce chapitre de l'ophthalmologie, en nous faisant

connaître les lois précises qui règlent les mouvements associés des deux yeux
et leurs mouvements combinés pour la convergence, ainsi que les rapports
intimes qui existent entre les mouvements des yeux et leur état de réfraction et
d'accommodation, les prétentions légitimes de l'art de guérir ont considérablement augmenté. Aujourd'hui nous demandons qu'une strabotomie corrige la
déviation et régularise la force adductrice et abductrice de l'œil dévié, au point
ne pas produire une perte de mobilité dangereuse ; en outre, nous voulons que
de l'insuffisance musculaire soit intelligemment répartie entre les deux yeux, et
qu'on rétablisse complétement l'équilibre musculaire de ces derniers. Enfin,
nous demandons que l'on tienne compte de l'état de réfraction des yeux et des
occupations du malade, qui exigent tantôt plus, tantôt moins d'efforts de convergence. C'est à ce point de vue que nous jugeons actuellement les résultats
définitifs de l'opération du strabisme, et c'est d'après ce même point de vue
que j'essayerai maintenant d'exposer les conditions et les chiffres approxi-
matifs des succès.

La première condition d'un succès complet de la strabotomie est l'existence
d'une vision binoculaire chez le malade. Dans quelques cas (5 pour 100), cette
vision existe avant l'opération. Dans un plus grand nombre de cas, nous pouvons
la provoquer avant l'opération (15 pour 100). Dans d'autres cas (25 pour 100),
on ne peut l'obtenir qu'après l'opération. La présence de la vision binoculaire
se révèle par la diplopie que le malade accuse ou que nous pouvons faire
naître par différents moyens. Nous découvrons facilement son existence par
l'emploi d'un prisme. Après avoir examiné séparément chaque œil, noté sa
manière de fixer un objet (avec fixation centrale ou excentrique), son acuité
visuelle, son état de réfraction et d'accommodation, nous engageons le malade
à regarder avec ses deux yeux la flamme d'une bougie placée à la distance de
6 ou 8 pieds. Il arrive rarement que le malade accuse immédiatement de la
diplopie (signe irrécusable d'une vision binoculaire). Dans d'autres cas, nous
réussissons à rendre visibles au malade les deux images venant de ses deux
yeux, en plaçant devant l'œil dont il se sert habituellement un verre coloré
(violet), et en usant de prismes. Si d'aucune manière nous ne pouvons obtenir
la perception des images doubles, la vision binoculaire fait défaut. Souvent la
vision binoculaire n'est perdue que dans quelques portions de la rétine, de
sorte qu'il faut employer, pour obtenir des images doubles, des prismes de plus
en plus forts qui dirigent les rayons de lumière sur les différentes parties de la
rétine. Dans le même but, il est nécessaire de tourner ces prismes dans les sens
les plus différents (la base en haut, en bas, en dehors, en dedans, et dans les
directions diagonales). Dans tous les cas où nous découvrons ainsi, soit avant,
soit après l'opération, l'existence d'une vision binoculaire, et que nous ne négli-
geons pas de fortifier encore cette faculté par des exercices appropriés (voy. plus

loin), nous avons gagné un élément important pour le pronostic du succès définitif; car, si la vision binoculaire n'existe pas, nous ne pouvons pas espérer avec
cette même certitude une guérison parfaite, parce qu'il n'y a pas de diplopie, et
que le succès complet de la strabotomie résulte de la fusion des images doubles.
En effet, la tendance inhérente à notre nature de voir simple avec les deux yeux
combat efficacement le petit défaut d'équilibre entre les forces adductrices et
abductrices des yeux que l'opération doit nécessairement laisser subsister.
Pour satisfaire à cette tendance, les deux yeux doivent être dirigés de manière
que les axes optiques s'entrecroisent sur le point que nous regardons et
que des images identiques puissent se former sur la *fovea centralis* de chaque
œil. En un mot, l'acte de la vision binoculaire gouverne les mouvements de
nos yeux, fait disparaître de petits défauts de correction qui peuvent subsister
après l'opération, décide de l'harmonie des mouvements associés et combinés,
et enfin raffermit définitivement le résultat de la strabotomie.

Dans le cas où le rétablissement d'une vision normale avec les deux yeux ne
paraît pas possible, le résultat de l'opération, comparé au but élevé que nous
nous proposons, c'est-à-dire la guérison complète dans son acception la plus
rigoureuse, ce résultat, dis-je, ne sera qu'approximatif. Mais hâtons-nous de
dire que le malade est, malgré tout, moins exigent que l'opérateur consciencieux, et qu'il est satisfait si l'opération atteint son but cosmétique, c'est-à-
dire si elle rétablit, autant que possible, l'expression de la physionomie. C'est
dans ces cas surtout que l'opérateur, s'il veut réussir, doit suivre rigoureusement les préceptes, pour les différents degrés de la déviation, établis d'une
manière si précise par M. de Graefe, et que nous avons eu soin d'indiquer plus
haut avec détail.

Le fait que le succès complet dépend de la présence de la vision binoculaire
inspire naturellement le désir de s'appuyer aussi souvent que possible sur cet
élément de réussite, et mon expérience personnelle m'a démontré que nous
pouvons, en usant de beaucoup de patience, arriver souvent à ramener cette
vision binoculaire là où au premier examen elle fait entièrement défaut. Il est
vrai qu'il faut pouvoir compter sur la patience et la docilité des malades, et que
notre plus grand obstacle se rencontre souvent dans leur jeunesse. De là aussi
le conseil généralement donné de retarder l'opération jusqu'à un âge plus
avancé. Mais, en donnant ce précepte, on n'a pas tenu compte de ce fait, que
plus le strabisme dure, plus le malade s'habitue à supprimer mentalement
l'image rétinienne de l'œil dévié. Cette suppression amène rapidement la faiblesse de l'œil dévié qui augmente vite, et nous explique l'absence fréquente
de la vision binoculaire dans les cas de strabisme. Ceci posé, nous pouvons
déclarer que l'opération ne devrait jamais être retardée, si la vision binoculaire
existe encore, de peur qu'elle ne se perde. Si elle n'existe déjà plus, il vaut

peut-être mieux fortifier d'abord l'œil dévié par des moyens faciles à employer même chez des enfants tout petits (voyez plus loin), et attendre avec l'opération jusqu'à l'âge de cinq ou six ans, où l'intelligence des petits malades peut venir à notre aide pour des exercices aptes à rétablir, avant l'opération, cette vision binoculaire qui joue un rôle si important dans la guérison définitive.

Disons maintenant quels sont les différents exercices dont nous faisons usage dans ce but. Il s'agit, avant tout, d'exercer à part l'œil dévié pour obvier à l'affaiblissement visuel qui résulte de ce que le strabique ne se sert pas habituellement de cet œil. Pour cela, nous faisons recouvrir l'œil normal avec un bandeau que le petit malade doit porter une ou plusieurs heures par jour. Si la vision excentrique paraît déjà avoir souffert dans un sens ou dans un autre, on fait faire en outre des exercices d'orientation de la manière suivante : on fait fixer une carte à l'œil qu'on veut exercer, et l'on promène autour de cette carte des objets que le malade doit chercher à voir et à reconnaître, sans cesser de fixer la carte. Si l'enfant connaît les lettres, on lui fait lire avec l'œil qui louche habituellement de gros caractères qu'il puisse bien distinguer. S'il ne les voit pas bien, on emploie une loupe ; on l'exerce ainsi pendant quelques minutes, et l'on répète cette lecture plusieurs fois par jour. Peu à peu, à mesure que la vision s'améliore, on passe à des caractères plus petits et à des verres convexes plus faibles, et en même temps on prolonge la durée des exercices. Lorsque l'acuité de l'œil dévié a ainsi suffisamment gagné, il s'agit de provoquer la vision simultanée avec les deux yeux, c'est-à-dire la diplopie. Souvent cette dernière, si le strabisme n'a pas trop d'étendue, s'établit spontanément; sinon, nous la provoquons à l'aide d'exercices particuliers faits avec le stéréoscope ou avec des verres prismatiques. En se servant des prismes, on fait bien de placer, au moment des exercices, devant l'œil dont le malade se sert habituellement, un verre coloré (violet) ; puis on choisit la flamme d'une bougie présentée à 6 ou 8 pieds de distance, comme objet de fixation. Par l'emploi d'un verre prismatique dont la base est dirigée en haut ou en bas, placée devant l'autre œil, on réussit à rendre visibles au malade les deux images différemment colorées venant de ses deux yeux, surtout si l'on cache par moments un des yeux avec la main et qu'on le découvre subitement. Après avoir répété cette expérience pendant quelque temps, le malade finit par se rendre compte de sa diplopie, même sans l'interposition des verres. La distance des deux images — croisées ou homonymes, selon que le strabisme est divergent ou convergent — est naturellement d'autant plus grande que la déviation même est plus prononcée. Il est aisé de comprendre que, dans le cas d'une forte déviation, l'image de l'objet fixé est reçue dans l'œil dévié par une partie périphérique de la rétine, et par conséquent cette image est assez faible et bien moins distincte que celle perçue par l'autre œil. Cette faiblesse de l'image fait que le malade l'aperçoit à grand'peine; si nous voulons réussir dans notre traitement, il faut souvent rendre cette image plus intense, en la projetant sur une partie plus voisine de la tache jaune. Un prisme, placé devant l'œil dévié, avec son sommet dirigé dans le sens de la déviation, produit ce résultat.

. Si nous avons décrit ces exercices avec autant de détails, c'est qu'ils nous ont servi souvent à rétablir, avant l'opération, la vision binoculaire, qui nous est d'un si puissant secours pour la guérison complète du strabisme. Nous les faisons continuer encore, après l'opération, en même temps que nous prescrivons au malade l'usage de verres appropriés à l'état de réfraction de ses yeux, dans le but de raffermir l'acte binoculaire rétabli par le parallélisme des axes optiques, et de prévenir la possibilité d'une rechute qu'il faut attribuer presque toujours à l'oubli de ces précautions.

DE LA TÉNOTOMIE EMPLOYÉE CONTRE L'ASTHÉNOPIE MUSCULAIRE.

Le nom d'*asthénopie* a été donné à une faiblesse de la vue qui dépend surtout d'un défaut d'énergie dans l'exercice de la vision. En effet, nous pouvons constater chez les malades atteints de cette affection une acuité de vue normale, sans cependant qu'ils soient en état de se servir de leurs yeux d'une manière assidue. Nous savons actuellement que l'asthénopie dépend tantôt d'une hyperesthésie de la rétine (*asthénopie rétinienne*), tantôt d'une faiblesse relative de l'accommodation (*asthénopie accomodative*), tantôt de l'insuffisance des muscles droits internes (*asthénopie musculaire*). Ce n'est que de cette dernière que nous nous occuperons ici.

L'asthénopie causée par l'insuffisance des muscles droits internes est caractérisée par les symptômes suivants : d'abord, les malades se plaignent généralement que, lorsqu'ils ont lu ou écrit pendant quelque temps, les lettres se brouillent, paraissent plus larges ou doubles, que les pages du livre se croisent ou se dédoublent également, qu'il en résulte pour eux une certaine fatigue et la nécessité de cesser la lecture. Ce travail est accompagné de tension dans les yeux et de douleurs sus-orbitaires qui surviennent aussitôt, dès que cette occupation dure quelque temps.

Lorsqu'on veut savoir si ces symptômes d'asthénopie dépendent d'une insuffisance de muscle droits internes, on fera bien de rechercher jusqu'à quelle distance des yeux la convergence peut s'effectuer. Dans ce but, on fait fixer au malade la pointe du doigt à la distance de 12 à 15 pouces, distance à laquelle les yeux convergent encore assez facilement. Si l'on rapproche alors graduellement le doigt, les yeux le suivent jusqu'à une certaine distance, puis leur mouvement de convergence s'arrête, et l'on peut observer les phénomènes suivants : l'un des yeux continue à fixer la pointe du doigt, l'autre s'arrête à un certain point, parfois après quelques oscillations dues aux efforts que fait le muscle droit interne pour maintenir la convergence ; ou il accompagne le mouvement de son congénère par un mouvement associé en se dirigeant lentement en dehors, ou enfin cette déviation en dehors se produit d'une manière soudaine et comme spasmodique.

Si l'on place dès l'abord le doigt à 5 ou 6 pouces des yeux, on voit la divergence s'établir d'emblée. Si l'on couvre un des yeux de la main, et qu'on fasse fixer à l'autre un objet rapproché, on voit que l'œil placé sous la main prend une position divergente, et en faisant fixer l'objet alternativement par un œil, puis par l'autre, on se rend compte du mouvement de redressement que les yeux exécutent pour se diriger vers l'objet.

Pour diagnostiquer avec plus de précision encore l'insuffisance musculaire, et pour en reconnaître le degré, on se sert de verres prismatiques. Nous savons que l'œil normal est généralement en état de surmonter (1) l'effet d'un prisme de 24 à 30 degrés, quand sa base est tournée du côté de la tempe, et de 6 ou 8 degrés, lorsque cette base est tournée du côté du nez. Cette différence s'explique par le fait que le muscle droit interne est plus fort et plus exercé que le muscle droit externe. Très-peu de personnes peuvent vaincre l'effet d'un prisme de plus de 1 ou 2 degrés, lorsque sa base est tournée en haut ou en bas. Par conséquent, en détruisant par cette dernière expérience la vision binoculaire simple, nous rendons à tout œil la liberté de suivre, quant à sa position, la tendance naturelle de ses forces musculaires ; c'est-à-dire, tandis qu'ordinairement les besoins de la vision obligent les yeux à se placer, parfois même contre la disposition des forces musculaires, de manière que l'image du même objet se forme sur la *fovea centralis* de chaque œil, cette nécessité cesse d'agir aussitôt que la vision binoculaire simple n'existe plus. Dès ce moment, chaque œil prend la direction qui résulte de la force relative de ses muscles.

Si donc nous plaçons devant un œil un prisme de 10 à 12 degrés avec sa base en haut ou en bas, et que nous fassions regarder avec les deux yeux, à la distance de 8 ou 10 pouces, une ligne droite avec un point au milieu (fig. 106), dessinée sur une feuille de papier, il se produit immédiatemen de la diplopie, et les deux points sont situés l'un au-dessus de l'autre. Si ces deux points se trouvent dans la même verticale, nous devons en conclure que l'équilibre des forces musculaires est le même dans les deux yeux. Mais si nous répétons la même expérience sur des yeux atteints d'insuffisance musculaire, les deux points ne seront plus exactement superposés, l'un d'eux aura éprouvé une déviation latérale. Ainsi, si le muscle droit interne est insuffisant,

(1) Nous appelons surmonter l'effet d'un prisme, le pouvoir de faire disparaître par un effort musculaire la diplopie qui résulte de l'interposition d'un prisme entre un œil et l'objet fixé, les deux yeux étant ouverts.

il se produira une diplopie croisée, résultat de la divergence qu'affectent les deux yeux, dès que par l'effet du prisme la vision binoculaire simple est détruite. Nous pouvons exprimer facilement le degré de cette insuffisance par le degré d'un prisme qui, placé devant l'œil avec sa base en dedans, ramène les deux points sur la même ligne verticale.

Lorsque nous avons ainsi constaté la présence et le degré de l'insuffisance, nous devons toujours chercher à connaître la force relative des muscles droits interne et externe, en déterminant le verre prismatique le plus fort dont ils puissent surmonter l'effet. Dans ce but, nous engageons le malade à fixer la flamme d'une bougie à la distance de 8 ou 10 pieds, puis nous plaçons devant un œil successivement des prismes de différents degrés, leur base tournée vers la tempe afin de déterminer le prisme le plus fort avec lequel le malade puisse voir encore simple. Ce prisme nous indique la force du muscle droit interne ; nous recherchons de la même manière la force du droit externe, en tournant la base du prisme vers le nez (1).

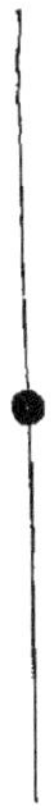

L'asthénopie musculaire peut être traitée de différentes manières, selon le degré de l'insuffisance ou selon notre intention d'employer soit des palliatifs, soit des moyens destinés à rétablir l'équilibre musculaire dérangé par la faiblesse relative des droits internes. Ce n'est pas ici le lieu d'entrer dans des détails sur les moyens de la première catégorie ; disons seulement qu'ils consistent dans l'emploi de verres prismatiques seuls ou combinés avec des verres sphériques, selon l'état de réfraction des malades. Le but de ce livre nous oblige à nous borner à l'exposé du traitement chirurgical destiné à rétablir l'équilibre musculaire, c'est-à-dire à remédier radicalement à l'insuffisance des muscles droits internes. Nous obtenons ce résultat par la ténotomie du muscle droit externe, qui, ainsi déplacé en arrière, a une moindre action sur la rotation du globe oculaire. Cet affaiblissement de l'antagoniste diminue pour ainsi dire le travail des muscles droits internes, et rétablit l'équilibre.

Cependant nous ne pouvons penser à la ténotomie que lorsque nous sommes sûrs qu'elle ne produira pas de strabisme convergent pour la vue à distance, et nous gagnons cette conviction par l'étude attentive, selon le mode indiqué plus haut, de la force d'abduction de l'œil. Si cette force est excessive, il y

FIG. 106.

_____

(1) Pour obtenir un résultat exact dans cet examen, il est indispensable que les deux images se trouvent toujours à la même hauteur ; il faut donc s'en informer près du malade, et diriger la base du prisme légèrement en haut ou en bas, selon la différence de niveau, jusqu'à ce que les deux images soient placées sur la même horizontale.

aura ou un strabisme divergent, lorsque le malade regarde de loin, ou du moins cette divergence se produira derrière le prisme à l'aide duquel nous déterminons la force du muscle droit externe.

C'est cette divergence que nous pouvons faire disparaître par la ténotomie du droit externe, sans crainte de voir se produire un strabisme convergent et une diplopie homonyme pour la vision des objets éloignés. Il est évident que notre opération peut corriger l'insuffisance des droits internes, d'autant plus complétement que le prisme surmonté par l'abduction est plus fort, c'est-à-dire que la force abductrice de l'œil est plus considérable. Le prisme exprimant cette force indiquera donc la limite de correction que nous sommes en droit d'obtenir par l'opération (1).

La ténotomie du muscle droit externe, pratiquée dans la maladie qui nous occupe, doit être exécutée avec précaution, en observant minutieusement les règles établies plus haut, et qui nous permettent de produire exactement l'effet nécessaire. Aussi ne devrons-nous jamais négliger d'examiner le résultat immédiat de cette ténotomie, qui, dans les cas d'insuffisance, sitôt l'opération terminée, doit être le suivant : Lorsque le malade opéré fixe à 8 pieds la flamme d'une bougie, il peut se produire une diplopie homonyme pouvant être corrigée par un prisme de 10 degrés, ce qui correspond avec une convergence de 1 millimètre à 1 millimètre 1/2. Cette convergence disparaît par suite de la cicatrisation de la plaie dans les premières semaines, qui suivent l'opération. Lorsque le malade fixe à la même distance la flamme d'une bougie, pendant que cette dernière n'est plus placée exactement devant lui, mais à 15 ou 20 degrés du côté nasal de l'œil opéré (position appelée d'*élection* par de Graefe), toute trace de convergence doit avoir disparu ; de sorte que si l'on pose devant un des yeux un prisme avec sa base en haut ou en bas, les deux images que le malade perçoit doivent se trouver exactement l'une au-dessus de l'autre.

Si ces expériences démontrent que l'effet produit par l'opération n'est pas suffisant, il est toujours facile de l'augmenter par les moyens connus : En débridant davantage le tissu cellulaire qui arrête le déplacement du muscle en arrière ; en dirigeant en dedans après l'opération, à l'aide des louchettes, l'œil opéré ; en pratiquant plus tard la même opération sur l'autre œil. Lorsqu'au contraire la convergence dépasse la mesure voulue, nous devons restreindre immédiatement l'effet opératoire par une suture conjonctivale, et faire diriger l'œil du malade du côté du muscle opéré.

(1) Généralement, on considère un prisme de 8 à 10 degrés comme le plus faible qui permette l'emploi de la ténotomie.

DE L'OPÉRATION DU STRABISME PARALYTIQUE AVEC DIPLOPIE.

A côté du strabisme purement concomitant, dans lequel, comme nous l'avons vu plus haut, le degré de la déviation est le même dans toutes les directions du regard, nous rencontrons des cas où ce strabisme est accompagné d'une perte de mobilité de l'œil dans la direction opposée à la déviation. Admettons, par exemple, qu'il existe un strabisme divergent de l'œil gauche en dehors et, en même temps, une paralysie incomplète du muscle droit interne du même œil. Ici, la déviation augmente nécessairement à mesure que le regard se porte à droite, et il en résulte par conséquent une indication thérapeutique autre que celle que nous avons à remplir dans le strabisme concomitant ordinaire. Tandis que dans ce dernier nous cherchons à obtenir une correction uniforme pour toutes les directions du regard, il paraît urgent de produire, dans l'exemple cité, une correction qui varie avec la direction des yeux. Pour satisfaire à cette indication, M. de Graefe (1) a enseigné des préceptes utiles, dans lesquels il a tiré d'une manière très ingénieuse le plus grand profit de l'insuffisance musculaire qui résulte de toute ténotomie.

Dans l'exemple précité de strabisme divergent de l'œil gauche, avec paralysie incomplète du muscle droit interne, nous pourrions, pour corriger la déviation, pratiquer la ténotomie du droit externe. Il n'est pas douteux que nous pouvons obtenir ainsi un parallélisme des deux axes optiques pour la position médiane des yeux et pour les directions de regard qui ne s'écartent pas trop de cette position. Mais nous avons vu plus haut que, dans l'exemple choisi, la déviation augmente à mesure que le regard est dirigé à droite, et comme notre opération amène une correction uniforme dans tout le champ de fixation, elle sera insuffisante lorsque le malade regardera à droite (le strabisme divergent persistera), en même temps que l'insuffisance musculaire qui résulte de la ténotomie du droit externe provoquera un léger strabisme convergent, lorsque le malade regardera à gauche. Il s'ensuit, en cas de vision binoculaire, une vision simple dans la partie centrale du champ de fixation, une diplopie homonyme si le regard se tourne à gauche, une diplopie croisée s'il tourne à droite.

Cependant nous voyons, dans un certain nombre de cas, cette diplopie disparaître spontanément ou à la suite de quelques exercices, lorsque la faculté de fusionner les images par la contraction volontaire des muscles droits

(1) Voyez M. de Graefe, Aphorismes sur la ténotomie oculaire, particulièrement dans le cas de diplopie, dans Zehender's Klinische Monatsblätter, 1864, pp. 1-22.

est très-prononcée. Cette faculté peut être mesurée d'avance par les prismes dont le malade surmonte l'effet en portant son œil dans la plus grande abduction et adduction (direction de l'œil en dedans et en dehors). Souvent aussi la faculté de contracter volontairement les muscles latéraux pour éviter la diplopie augmente dans toutes les directions du regard, dès qu'on a rétabli la vision simple pour une partie du champ de fixation. Cette faculté varie d'ailleurs d'après des différences individuelles et surtout d'après l'étiologie de la paralysie. En effet, la fusion des impressions que les rétines reçoivent est un acte des centres nerveux, dont l'intégrité décide de l'action plus ou moins énergique avec laquelle cette fusion s'exerce. Voilà pourquoi nous la trouvons souvent très-manifeste dans le cas d'une paralysie périphérique des muscles oculaires, et insignifiante dans une paralysie centrale, ce qui fournit un signe précieux pour le diagnostic du siége de la maladie.

Pour les cas où la simple ténotomie pratiquée sur l'antagoniste du muscle parétique amènerait, tout en corrigeant le strabisme, la diplopie latérale, *M. de Graefe* a posé d'autres préceptes, basés sur les bons résultats qu'il a obtenus dans des cas nombreux de diplopies consécutives à d'anciennes paralysies. Il utilise alors, pour obtenir la meilleure correction possible, l'insuffisance musculaire qui résulte des ténotomies, et sa manière d'agir est la suivante : Supposons toujours qu'il s'agisse d'une diplopie à images croisées, due à une paralysie incomplète du droit interne gauche; il pratique d'abord la ténotomie du droit externe du côté sain. Les muscles associés se trouvent alors dans des conditions identiques d'actions, en ce sens que, dans les directions latérales du regard, le droit interne de l'œil gauche affaibli par la paralysie incomplète, et le droit externe de l'œil droit affaibli par la ténotomie, agissent ensemble; leur faiblesse symétrique exigera des deux yeux un effort pareil pour diriger le regard à droite, la mobilité sera la même et la diplopie guérie. Il en résulterait tout au plus l'habitude de tourner la tête à droite, autour de son axe vertical, pour éviter la direction des yeux à droite, direction qui exige les efforts des deux muscles affaiblis. En revanche, lorsque le malade regardera à gauche, c'est le muscle droit externe de l'œil gauche et le muscle droit interne de l'œil droit, tous les deux relativement trop forts, qui se contracteront ensemble et d'une manière symétrique. Malheureusement, on détermine ainsi un trouble considérable dans les mouvements de convergence que l'accommodation nécessite pour la vision de près, parce que ces mouvements sont alors exécutés par la contraction simultanée du droit interne gauche, en partie paralysé, et du droit interne droit, renforcé par la section de son antagoniste. Lorsque ces malades voudront lire, ils éprouveront des phénomènes d'asthénopie, de diplopie, etc. Pour obvier à cet inconvénient, il faut pratiquer ténotomie du muscle droit interne à droite, et égaliser ainsi la synergie accommodatrice des droits internes. Enfin, il faudra pratiquer la ténotomie du droit externe gauche pour obtenir la symétrie des mouvements lorsque le regard est dirigé à gauche. — On peut donc dire que si l'un des quatre muscles droits latéraux a diminué d'action consécutivement à une paralysie, qu'il en est résulté un strabisme et un défaut de mobilité stationnaire, il faut, pour rétablir l'équilibre, affaiblir les trois autres muscles.

Il est utile de rappeler ici que, d'après la manière dont nous pratiquons la ténotomie, nous pouvons déterminer une insuffisance musculaire notable, sans augmenter beaucoup la correction de la déviation, en dégageant considérablement le tissu sous-conjonctival ; par contre, l'insuffisance reste très-modérée, comparativement à la correction, si l'on évite ce dégagement autant que possible ou si l'on applique une suture conjonctivale ; de sorte que, dans les cas qui nous occupent, on agit de l'une ou de l'autre manière, selon l'effet que l'on veut produire ou corriger par ces ténotomies répétées.

Dans un certain nombre de ces cas, à la suite de paralysies des muscles droits supérieur et inférieur ou des muscles obliques, nous avons à corriger la différence de niveau des images superposées. Disons tout de suite qu'il n'est pas permis d'opérer les muscles obliques, puisqu'il est impossible de mesurer à l'avance l'effet à obtenir, et qu'on arrive, par la ténotomie du droit supérieur ou inférieur, suivant le cas, à remédier à la déviation en hauteur des images qui résulte d'un défaut d'action des obliques.

Tandis que, dans les cas de déviation latérale consécutive à une paralysie, la ténotomie sur l'œil sain n'a qu'une application restreinte, elle doit être employée comme méthode principale contre les déviations de hauteur de même origine. En effet, cette manière d'agir y rencontre des conditions très-favorables, constituées d'une part par le fait que les muscles droits inférieur et supérieur n'agissent qu'avec leurs congénères du côté opposé, et non avec leurs antagonistes ; d'autre part, parce que, dans la ténotomie de ces muscles, l'insuffisance est bien plus grande, par rapport à la correction, que dans la ténotomie des muscles latéraux ; enfin, parce que, dans certains états pathologiques, la faculté régulatrice, qui réside dans la contraction musculaire volontaire, augmente sensiblement par l'exercice des muscles droits supérieur et inférieur. — Supposons l'œil gauche dévié en haut, et sa mobilité en bas restreinte de 2 millimètres à la suite d'une paralysie incomplète du muscle droit inférieur : la ténotomie du muscle droit supérieur de l'œil gauche produirait la correction dans la position médiane ; mais si le malade regarde en haut, il existera une différence de niveau consécutive à l'insuffisance produite par la section du muscle ; s'il regarde en bas, une différence de niveau produite par la faiblesse paralytique du droit inférieur. Si, au lieu d'opérer sur l'œil dévié, on sectionne le muscle droit inférieur de l'œil droit, les yeux seront placés au même niveau ; dans l'élévation du regard, ce sont les droits supérieurs, tous les deux relativement trop forts, qui agiront ensemble ; dans l'abaissement du regard, ce sont les droits inférieurs, dont l'un est affaibli par la ténotomie, l'autre à la suite de la paralysie incomplète. La symétrie des mouvements sera donc rétablie, et si le malade présente une disposition à incliner la tête en avant, disposition qui s'explique par la plus grande difficulté d'abaisser le regard, l'exercice méthodique remédie généralement à ce défaut.

Les considérations qui précèdent suffiront, je pense, pour motiver la règle établie par M. de Graefe, que la déviation verticale des yeux, consécutive à des paralysies incomplètes, doit être corrigée par la ténotomie sur l'œil sain. Si un œil est dévié en haut avec perte de mobilité en bas, il faut pratiquer la ténotomie du droit inférieur de l'œil sain ; s'il est dévié en bas avec perte de mobilité en haut, il faut opérer le droit supérieur de l'autre œil. Si la déviation est très-considérable, l'opération est nécessaire aux deux yeux (droit supérieur de l'un, droit inférieur de l'autre), mais elle doit être exécutée de telle sorte que le plus grand effet soit produit sur l'œil sain par la ténotomie du muscle qui agit dans la direction de son congénère atteint de paralysie partielle.

Lorsque la différence du niveau est accompagnée d'une déviation latérale, ou si cette dernière est le résultat de l'opération pratiquée sur un muscle droit supérieur ou inférieur, il faut la combattre d'après les règles établies pour la ténotomie des muscles droits interne et externe.

Quant à l'exécution technique des ténotomies sur les muscles droits supérieur et inférieur, nous avons déjà indiqué plus haut (p. 138) que ces opérations doivent être entourées d'une grande prudence. M. de Graefe se sert aussi, pour produire un effet faible et afin d'éviter des insuffisances trop considérables, de la *ténotomie partielle*. En opérant, il faut tenir compte de ce que le résultat immédiat de ces ténotomies augmente dans les premières douze ou vingt-quatre heures après l'opération, et ce n'est qu'à ce moment que la correction et l'insuffisance atteignent leur degré le plus élevé, pour diminuer après quelques jours de la manière habituelle. Il faut se rappeler, en outre, que le résultat immédiat doit excéder le résultat définitif, et cela d'autant plus que la perte de mobilité était plus grande (voyez plus loin le chapitre du *déplacement en avant*). S'il s'agit, par exemple, de remédier à une perte de mobilité en bas de 3 millimètres, il faut opérer de manière que l'effet immédiat produise un abaissement du regard de 20 degrés au-dessous du plan de l'horizontale ; le lendemain, cet abaissement sera de 30 degrés ; mais on peut s'attendre qu'après un mois ou six semaines, il sera remonté presque au plan horizontal. Si l'on veut modérer l'accroissement progressif de l'effet dans les premiers jours, on immobilise l'œil au moyen du bandeau compressif; si on veut l'empêcher de se produire, on applique une suture conjonctivale, un peu obliquement, en comprenant dans la suture une portion de la muqueuse d'autant plus considérable qu'on veut diminuer plus fortement le résultat de l'opération. S'agit-il, au contraire, d'augmenter l'effet, il faut engager le malade à tourner son regard dans la direction opposée au muscle opéré.

Avant de terminer ce chapitre, rappelons encore une fois ce que d'ailleurs nous avons déjà indiqué par le titre, que tous les préceptes renfermés dans cet exposé se rapportent uniquement à des cas de strabisme compliqué par une perte de mobilité consécutive à des paralysies incomplètes. Il faut, en outre, que la perte de mobilité n'excède pas une certaine mesure; toutes les fois que cette dernière dépasse 4 ou 5 millimètres, on préfère, à juste titre, employer le principe du déplacement du tendon en avant, dont nous traitons dans le chapitre suivant.

STRABOTOMIE PAR DÉPLACEMENT DU TENDON EN AVANT.

(Voyez planche photographique n° 20.)

L'ancienne strabotomie qui, au débridement très-étendu du tissu sous-conjonctival joignait souvent des sections multiples des muscles oculaires, amenait quelquefois des accidents regrettables. La manière vicieuse de couper le muscle dans sa continuité loin de son insertion ou même d'exciser une partie de son tendon, afin de produire un effet plus considérable, conduisait fréquemment à une déviation de l'œil opposée à celle que l'on voulait corriger. Cette déviation a été désignée sous le nom de *strabisme secondaire*. Elle est caractérisée par la perte plus ou moins grande de mobilité du globe oculaire, qui est le résultat inévitable de l'insertion vicieuse que le muscle coupé contracte avec la sclérotique.

Nous rencontrons les mêmes symptômes dans certains cas de strabisme consécutif à une paralysie musculaire. C'est pour ces cas où la simple ténotomie, à cause de l'impuissance de l'antagoniste, ne serait pas capable de rétablir les conditions normales, que l'on a adopté le principe de déplacer le muscle, en avançant son insertion scléroticale vers le bord de la cornée.

M. *Jules Guérin*, le premier, a cherché dans les cas de strabisme divergent provoqué par la trop grande rétraction du droit interne *myotomisé*, à avancer vers la cornée le tendon de ce muscle; mais le procédé opératoire adopté par cet habile chirurgien avait de grands inconvénients. Il allait, après une dissection de la muqueuse et du *fascia* oculaire, à la recherche du muscle droit interne. Il dénudait pour cela la partie interne de la sclérotique et soumettait les parties cellulaires qui enveloppent le muscle rétracté à une dissection *minutieuse* pour préparer le muscle qu'il voulait ramener vers la cornée. Il faisait passer ensuite un fil à *travers la sclérotique* du côté externe de la cornée, de manière à pouvoir, en tirant sur le fil, obtenir la rotation complète de l'œil en dedans. Un pansement avec des bandelettes de diachylon gommé maintenait l'œil dans l'extrême adduction, et favorisait ainsi la nouvelle insertion du muscle sur la sclérotique, tout près du bord interne de la cornée.

Cette opération, à laquelle restera toujours attaché le mérite d'avoir appliqué pour la première fois le principe du déplacement musculaire en avant, a subi des modifications très-heureuses entre les mains de *M. de Graefe*. Le procédé de ce dernier, que nous allons décrire plus loin, évite d'abord la dissection minutieuse nécessaire à la recherche du muscle isolé, dissection d'un travail pénible, quelquefois même incertain, et dont l'expérence a prouvé l'inutilité. En effet, la présence de la couche cellulaire qui enveloppe le muscle, loin d'être nuisible, ne fait qu'ajouter à la solidité de la nouvelle insertion d'autant plus forte qu'elle est plus large. Mais la principale modification porte sur l'application du fil. En faisant passer celui-ci, comme le veut M. Guérin, à travers la sclérotique, et en l'y laissant séjourner plusieurs jours, on risque de déterminer une inflammation dangereuse, d'autant plus qu'on ne peut attacher le fil à la superficie et d'une façon légère, si l'on veut éviter un déchirement qui pourrait compromettre tout le succès de l'opération. M. de Graefe attache le fil au tendon de l'antagoniste du muscle à déplacer, et ne regarde comme assuré l'effet de l'opération, que si l'on pratique la ténotomie de cet antagoniste même. Il facilite ainsi et rend moins pénible pour le malade la rotation forcée de l'œil à l'aide du fil, et favorise le rétablissement de l'équilibre musculaire. Ce dernier point s'explique, si l'on pense que le muscle déplacé en avant, affaibli par une inactivité plus ou moins longue, ne pourra guère avoir la force nécessaire pour contrebalancer l'action de son antagoniste, si nous ne diminuons pas la force de ce dernier par une ténotomie.

L'opération ainsi modifiée s'accomplit en trois temps. (Comme c'est surtout dans les cas de strabisme divergent que nous rencontrons l'occasion de pratiquer cette opération, la description suivante se rapporte à la déviation externe).

Premier temps. — Recherche du muscle a déplacer. — On saisit la conjonctive comme dans la ténotomie du muscle droit interne, et l'on incise cette membrane le long du bord interne de la cornée dans une assez grande étendue.

Un aide soulève alors, à l'aide de pinces, la conjonctive incisée, de manière que l'opérateur puisse saisir le tissu cellulaire sous-jacent et passer le crochet à strabisme sous l'insertion musculaire. L'opérateur détache alors d'avant en arrière le tissu sous-conjonctival au ras de la sclérotique, jusqu'à ce qu'il puisse facilement et sans résistance attirer ce tissu cellulaire vers le bord de la cornée et au delà même, car il faut pour le succès de l'opération que cette partie qui renferme le muscle soit tout à fait mobile et puisse glisser facilement en avant sur la sclérotique.

Deuxième temps. — APPLICATION DU FIL ET SECTION DE L'ANTAGONISTE. — On opère sur la partie externe de l'œil, et l'on commence comme pour la ténotomie du muscle droit externe, c'est-à-dire par une petite incision de la conjonctive, une petite ouverture dans le tissu sous-jacent et l'introduction du crochet sous le tendon. Il faut faire alors autour du tendon une anse à l'aide d'un fil de soie, dont chaque extrémité est passée d'avance dans une aiguille courbe. Cette anse s'exécute de la façon suivante : On traverse d'abord tout près de la sclérotique avec une aiguille la partie moyenne du tendon d'avant en arrière, et on la fait sortir vers le bord libre de ce tendon ; elle embrasse ainsi un bon tiers de sa largeur. Après avoir répété la même manœuvre avec la seconde aiguille sur l'autre moitié du tendon, on noue près de la sclérotique l'anse ainsi formée et qui embrasse les deux tiers externes de l'aponévrose. Un aide tire alors l'anse du fil un peu en dedans, tandis que l'opérateur attire le crochet pour

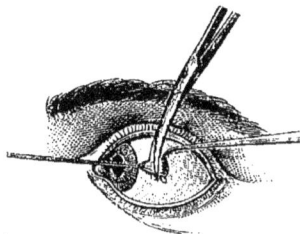

FIG. 107. — Déplacement en avant. Application du fil et section de l'antagoniste.

tendre la partie du muscle qui se trouve entre les deux, et coupe le tendon à peu près à 2 millimètres en arrière de l'anse, avec toutes les précautions nécessaires pour ne pas toucher cette dernière. (voy. fig. 107).

Troisième temps. — FIXATION DE L'ŒIL DANS L'EXTRÊME ADDUCTION. — L'œil bien nettoyé, il reste à fixer le fil dont on s'est servi pour former l'anse, de façon à pouvoir maintenir pendant vingt-quatre heures l'œil dans l'adduction forcée. Il suffirait pour cela de tirer fortement le fil du côté et au-dessus du dos du nez, et de le fixer dans cette position. Mais il est indispensable de protéger en même temps la cornée contre toute irritation produite par la présence du fil, et de faciliter l'occlusion des paupières sans que ce fil puisse frotter sur leurs bords. Dans ce but, on dirige d'abord l'œil dans l'extrême adduction à l'aide du fil. On engage le malade à fermer ses paupières, et si l'on s'aperçoit que le fil dirigé horizontalement sur le dos du nez devient gênant pour l'une ou l'autre paupière, on l'attire un peu en haut ou en bas, à l'aide d'une anse de fil que l'on attache, selon le besoin, au front ou à la joue du côté opéré. On fait passer alors le fil qui retient l'œil, horizontalement sur le dos du nez rehaussé autant qu'il est nécessaire par des bandelettes disposées les unes sur les autres, et on le fixe convenablement sur la joue du côté opposé (voy. fig. 108).

Un bandage légèrement compressif sert à immobiliser l'œil, et à consolider le pansement.

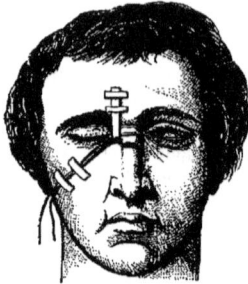

L'opéré doit rester au lit jusqu'à ce qu'on enlève le fil qui sert à maintenir l'œil dans l'extrême adduction. Si pendant ce temps la sensation de la position forcée du globe oculaire met obstacle au repos du malade, on peut de temps à autre appliquer des compresses froides dont il ne faudrait cependant pas prolonger l'emploi. L'expérience a prouvé en effet, qu'en général l'application continuelle des compresses froides après les

Fig. 108. — Fixation de l'œil dans l'adduction forcée par le fil.

opérations oculaires augmente l'irritation, et dispose à une mauvaise qualité de la sécrétion. De plus, dans le cas particulier qui nous occupe, nous avons encore à craindre pour la solidité de l'appareil, car si celui-ci venait à céder dans les douze premières heures, l'effet pourrait être compromis, et il faudrait le fixer de nouveau. Après vingt ou vingt-quatre heures, le muscle s'est généralement rattaché à la sclérotique. Néanmoins, si l'opéré n'éprouve ni douleur ni réaction, on peut laisser l'appareil un jour de plus, jusqu'au surlendemain.

L'effet primitif de l'opération doit dépasser sensiblement la limite qu'on désirerait lui assigner définitivement, car le tissu cellulaire qui attache le muscle à la sclérotique est très-extensible, et la couche musculaire finit par se retirer peu à peu de quelques millimètres. Immédiatement après l'enlèvement du fil, que l'on pratique aisément en attirant l'anse et en la coupant avec la portion du tendon qu'elle renferme, l'œil doit se trouver dans l'angle interne de l'orbite. Cette extrême convergence n'est pas définitive, car le muscle, greffé sur le bord de la cornée, se retire peu à peu, à mesure que son antagoniste reprend la force de ses contractions. Cependant, le résultat peut dépasser parfois l'effet désiré, et l'on est obligé alors d'y remédier plus tard par une ténotomie du droit interne du côté sain.

Cette opération, assurément une des plus belles et des plus efficaces de la médecine opératoire, est un moyen indispensable pour beaucoup de cas de strabisme secondaire ou de déviation paralytique. Toutefois, son exécution exige un opérateur exercé, et une certaine énergie de la part du malade condamné à vingt-quatre heures d'immobilité avec le fil dans l'œil. Un plus grand inconvénient de cette méthode consiste dans l'impossibilité de modifier l'effet selon les particularités de chaque cas. Nous sommes obligés chaque fois de placer la cornée tout à fait dans l'angle de la fente palpébrale, et de provoquer ainsi un déplacement définitif qui peut dépasser l'effet désiré.

Il était donc utile de trouver un procédé opératoire d'un effet moindre sur le déplacement du tendon, et qui permît de doser avec plus de précision le degré de ce déplacement. *M. de Graefe* (1) a parlé le premier des tentatives pour obtenir le déplacement du muscle en avant par une simple suture sans emploi du fil de traction, surtout dans les cas où ce dernier ne trouvait pas de place suffisante. Indépendamment de ces tentatives, *M. Critchett* (2) a recommandé et érigé en méthode, d'une manière générale, ce nouveau procédé qui a été ensuite avantageusement modifié en quelques points par M. de Graefe lui-même (3).

Voici en quoi il consiste (4) :

Premier temps. — SECTION DU MUSCLE. — S'il s'agit par exemple d'avancer le muscle droit interne, on détache très-exactement la conjonctive du bord interne de la cornée, par une incision d'une longueur de 1 centimètre à peu près ; puis on dégage soigneusement jusqu'à la caroncule la conjonctive du tissu sous-jacent. Cela fait, on coupe l'insertion du muscle tout près de la sclérotique, après y avoir introduit un crochet selon les règles indiquées pour la ténotomie, et l'on dégage le tissu cellulaire de façon à pouvoir attirer le muscle facilement en avant.

Deuxième temps. — APPLICATION DES SUTURES. — L'opérateur saisit une large portion de la conjonctive au-dessus de la cornée, et y pénètre avec une aiguille enfilée, à 4 millimètres au-dessus de la cornée et à 5 ou 6 millimètres du bord externe de la plaie conjonctivale ; puis, faisant soulever par un aide la conjonctive décollée, il attire avec des pinces le tendon détaché, et enfonce le

(1) *Archiv fuer Ophthalmologie*, 1857, III, 1, p. 377.
(2) Rapport du congrès de Heidelberg, 1862.
(3) *Archiv fuer Ophthalmologie*, 1863, IX, 2, p. 48.
(4) Nous adopterions volontiers pour cette opération le nom déjà proposé de *proruphé*, pour éviter la longueur de la phrase suivante : *déplacement en avant du muscle par la suture*.

fil dans ce tendon à 4 millimètres de son bord et vers sa partie moyenne ; enfin, il traverse avec l'aiguille la conjonctive décollée à la distance de 5 ou 6 millimètres de son bord, et ferme la suture. Pour consolider l'effet et déplacer le muscle dans le sens horizontal, on place une seconde suture d'une manière analogue, partant du bord inférieur de la cornée et traversant le tendon presque au même endroit que la première. (Voy. planche photogr. n° 20.)

Troisième temps. — SECTION DE L'ANTAGONISTE. — Il se compose de la ténotomie régulière du muscle droit externe.

Il est bien entendu qu'on proportionne la quantité du tendon que l'on saisit avec la suture, à l'effet que l'on veut produire, car c'est justement là un des grands avantages de ce procédé opératoire. Immédiatement après l'opération, on constate l'augmentation de la mobilité de l'œil dans le sens du muscle déplacé en avant, ainsi que la correction de la déviation. Il ne faut pas oublier que, pour le strabisme divergent, l'effet immédiat doit être exagéré, car il diminue un peu à mesure que l'antagoniste reprend ses fonctions. L'application du bandage compressif est le meilleur moyen pour prévenir ou pour combattre, par l'immobilisation des paupières, les symptômes d'irritation. Les sutures peuvent être enlevées après un temps qui varie de vingt-quatre à quarante-huit heures, temps au bout duquel la nouvelle insertion s'est habituellement faite. Cependant, lorsque les yeux ne sont pas irrités, on peut laisser les sutures même plus longtemps.

M. Agnew, de New-York (1), a proposé un moyen très-efficace pour assurer l'effet de ce procédé. Avant de détacher le muscle qu'il veut avancer, il passe un fil sous le tendon, et le saisit dans une ligature tout près de son insertion scléroticale. Puis il pratique la ténotomie de l'antagoniste, détache l'insertion du muscle qu'il veut avancer, et, à l'aide du fil de la ligature, il l'attire en avant tant qu'il juge nécessaire, et applique les sutures. La ligature qui entoure l'extrémité du muscle paraît avantageuse pour attirer le muscle suffisamment en avant; mais elle complique aussi l'opération, et une main exercée obtient le même résultat à l'aide des pinces. Lorsque les sutures sont placées, M. Agnew coupe l'extrémité du muscle qui renferme la ligature, et cette résection doit être proportionnée au degré de l'effet que l'on veut obtenir.

Le procédé recommandé par *M. Liebreich* (2) se distingue du procédé habi-

(1) Voy. *Transactions of the American ophthalmological Society*, 1866, p. 31.
(2) Voy. *Archiv für Augen- und Ohrenheilkunde*, von Knapp und Moos, I, 1, p. 63.

tuel par deux points : il pratique l'incision de la conjonctive près de l'insertion musculaire, à quelques millimètres de distance de la cornée, et il détache la conjonctive aussi bien vers la cornée que vers la caroncule. L'autre différence consiste dans la manière de fixer l'extrémité du muscle qu'il veut avancer vers la cornée. Il applique ses sutures à l'aide d'un fil qui porte une aiguille à chaque extrémité. Il enfonce les deux aiguilles au bord supérieur du bout musculaire, à 2 millimètres de distance l'une de l'autre, puis il traverse avec ces aiguilles, d'arrière en avant, la conjonctive près du bord de la cornée et ferme la suture; ensuite il applique une seconde suture, d'une manière analogue, au bord inférieur de l'extrémité musculaire. Il réunit la plaie conjonctivale par des sutures ordinaires.

Résumons, en terminant, les indications que *M. de Graefe* a établies pour ce procédé opératoire :

1° Les cas de strabisme secondaire avec perte de mobilité en dedans de 5 à 6 millimètres, avec une déviation modérée en dehors, et dans lesquels il n'est pas désirable de faire l'opération du fil, parce qu'il faudrait diminuer son effet par une ténotomie du droit interne de l'autre œil ;

2° Les déviations consécutives à des paralysies ayant produit une perte de mobilité de l'œil qui ne dépasse pas 5 ou 6 millimètres.

3° Les cas de strabisme divergent très-considérable avec une légère perte de mobilité en dedans ;

4° Certains cas de strabisme convergent du plus haut degré avec dégénérescence fibreuse du droit interne, avec perte de mobilité en dehors, comme on le trouve parfois dans les cas de strabisme congénital. Cependant M. de Graefe fait observer avec raison qu'il y a lieu d'être très-prudent dans cette application du procédé, car le déplacement du muscle droit externe en avant avec ténotomie simultanée de son antagoniste ne peut se faire sans enfoncement de la caroncule, et sans une insuffisance musculaire considérable.

DES OPÉRATIONS

SE PRATIQUENT DANS L'ORBITE

Les opérations qui se pratiquent dans l'orbite sont :

1° L'ouverture des abcès qui peuvent s'y former ;

2° L'extirpation des tumeurs qui n'ont pas intéressé le globe oculaire ;

3° La section du nerf optique ;

4° L'extirpation plus ou moins complète du contenu de l'orbite ;

5° L'énucléation du globe oculaire.

TRAITEMENT DES ABCÈS ET ÉPANCHEMENTS ORBITAIRES ; EXTRACTION DE CORPS ÉTRANGERS DE L'ORBITE.

Les abcès de l'orbite ont leur point de départ tantôt dans une périostite, tantôt dans l'inflammation du tissu cellulo-graisseux de l'orbite. On peut établir en règle générale que, dès qu'on est en droit de supposer la formation de l'abcès, il est urgent de l'ouvrir. Cependant, lorsqu'il y a lieu de croire que le périoste est intact, il est permis d'attendre jusqu'à ce qu'il soit possible d'ouvrir l'abcès en dedans des paupières. En effet, toutes les fois que nous pratiquons l'ouverture à travers la paupière et qu'il s'établit une suppuration prolongée, il y a à craindre une cicatrisation vicieuse qui peut avoir pour résultat un déplacement constant du bord palpébral. En cas de doute si l'inflammation a intéressé le périoste ou non, il est permis de faire, d'après l'exemple de M. Richet, une ponction exploratrice à l'aide d'un bistouri à lame étroite que l'on plonge dans le sillon oculo-palpébral au niveau du bord orbitaire. Dès qu'un abcès donne une fluctuation manifeste, perceptible au voisinage du rebord orbitaire, on l'ouvre selon les règles générales de la chirurgie. Si l'incision doit être pratiquée dans la partie inférieure ou externe de l'orbite, il sera presque toujours possible d'entrer directement par la muqueuse, en retirant la paupière. Si cependant il fallait traverser cette dernière même, ce qui est surtout inévitable près du bord supérieur de l'orbite, il y a lieu de suivre le conseil d'Ammon, c'est-à-dire de ne pas inciser directement la peau au niveau de la tumeur, mais un peu au-dessus pour la paupière supérieure, au-dessous pour l'inférieure, afin d'éviter que la plaie horizontale ne contracte avec l'os des adhérences qui exercent consécutivement une influence fâcheuse sur la position des paupières.

L'ouverture de ces abcès est d'autant plus difficile, qu'ils siègent plus profondément et qu'ils donnent moins de fluctuation. On peut être forcé parfois de pénétrer profondément dans la cavité orbitaire, laquelle, on le sait, offre chez l'adulte environ 4 centimètres et demi de profondeur. Dans ces cas peu favorables, on enfonce un bistouri aigu entre le globe oculaire et la paroi de l'orbite, à l'endroit où le gonflement phlegmoneux paraît avoir mis plus d'écart entre le globe et l'orbite. En ponctionnant, il faut avoir présente à l'esprit la direction de la paroi orbitaire le long de laquelle on s'avance ; ainsi, par exemple, du côté interne de l'œil, le bistouri doit être dirigé obliquement en arrière et en dehors ; du côté externe, obliquement en dedans et en arrière, suivant une direction horizontale. Toujours faut-il pousser le bistouri avec modération, de manière à éviter la perforation d'une lamelle osseuse.

En général, il vaut mieux faire la ponction trop tôt que trop tard.

Si l'on veut attendre une fluctuation manifeste ou même l'imminence d'une perforation spontanée, on court le risque de voir la suppuration s'étendre de plus en plus, détruire dans des directions différentes le tissu rétro-bulbaire, attaquer l'os et même le globe, et amener enfin la formation de cicatrices difformes et nuisibles aux fonctions de l'œil.

Si l'on opère trop tôt, de façon que la ponction ne soit suivie que de l'évacuation d'une très-petite quantité de pus ou seulement de sang, on diminue par cela même l'intensité du processus, par le débridement partiel du tissu enflammé, ainsi que par la déplétion sanguine et l'ouverture de quelques petites cavités remplies de pus. En outre, ces petits abcès s'ouvriront plus facilement dans le canal de la plaie qu'à la surface des téguments, et l'on peut s'attendre à voir le pus se vider à travers l'incision, lors même qu'il ne s'en serait pas produit au moment de la ponction.

Une fois l'abcès vidé, on fera bien de s'abstenir de faire des injections avec de l'eau tiède qui pourrait se répandre dans le tissu cellulaire, et augmenter l'inflammation et la suppuration. En revanche, on cherchera, au moyen d'explorations prudentes avec le stylet, à se renseigner sur l'état du périoste et de l'os qu'il recouvre. Si l'on sent le périoste épaissi ou même décollé par le pus, il est de la plus grande importance d'y pratiquer une incision profonde, pour faire cesser la tension très-douloureuse du périoste et pour empêcher un décol-

lement plus étendu. Une mèche interposée entre les lèvres de la plaie extérieure sert à empêcher sa réunion prématurée. Lorsque le sondage a révélé la présence d'une esquille d'os, il faut l'extraire et, en cas de besoin, agrandir la plaie
extérieure. Si la suppuration fournit un pus de mauvaise nature et traîne en
longueur, on peut avoir recours à l'injection de solutions astringentes faibles,
ou employer une pommade légèrement irritante, dont on enduit la mèche de
charpie. Lorsque la surface de l'os carié cesse d'être rugueuse et que l'on sent
l'abcès se remplir de bourgeons, il est permis de laisser la plaie externe se
fermer. Si cet orifice s'entourait de bourgeons charnus abondants, on devrait
les toucher soit avec la teinture d'opium, soit avec le nitrate d'argent.

Lorsqu'après la guérison on observe un peu de proéminence du globe oculaire ou un peu d'œdème de la conjonctive, l'emploi d'un bandage compressif
pendant quelque temps paraît le moyen le plus rapide pour les faire disparaître. Les essais pour combattre la rétraction cicatricielle qui survient pendant
le cours de la maladie sont presque toujours infructueux. Il vaut mieux remettre
toute tentative thérapeutique de ce genre jusqu'après la guérison de l'abcès.

Quant aux *épanchements sanguins* dans l'orbite, ils disparaissent généralement par l'emploi du bandeau compressif. Les incisions pratiquées dans le
but d'évacuer le liquide épanché, sont donc au moins inutiles, et devraient être
réservées pour les cas où la compression prolongée du globe de l'œil occasionne un danger sérieux pour cet organe. Ces cas sont excessivement rares,
car le globe oculaire se déplace facilement et sans danger, et d'ailleurs les
collections sanguines rétro-bulbaires se résorbent avec une grande facilité.

La présence d'un *corps étranger* qui a pénétré dans l'orbite, après une
blessure de cette région, nécessite son extraction. Lorsqu'on a constaté par une
exploration minutieuse de la plaie son siége et sa nature, il faut souvent, pour
arriver à le saisir avec des instruments appropriés, élargir la plaie extérieure
avec les précautions nécessaires.

OPÉRATION DES TUMEURS ORBITAIRES.

L'extirpation des tumeurs orbitaires est indiquée lorsque ces tumeurs gênent
déjà les fonctions de l'organe visuel, ou lorsque l'augmentation rapide de leur
volume menace l'existence de l'œil ou nous fait prévoir des difficultés plus
grandes dans leur opération ultérieure. Le procédé opératoire est déterminé
en général par la nature, le siége et l'étendue du néoplasme. On préfère habituellement pratiquer l'extirpation à travers la paupière, parce que l'opération

à travers la conjonctive est plus pénible, et que l'on a à redouter des cicatrices vicieuses. Dans des cas exceptionnels cependant, il a paru nécessaire de séparer la paupière supérieure par deux incisions verticales montant de l'extrémité de chaque commissure vers l'arcade sourcilière, et de la renverser ensuite sur le front. D'habitude, on pratique, à l'endroit de la plus forte proéminence de la tumeur une incision parallèle au bord orbitaire, incision qui doit pénétrer jusqu'à la surface de la tumeur que l'on met ainsi à nu. Lorsque la tumeur a une grande étendue, il peut devenir nécessaire de faire une incision en forme de T. En tout cas, on sépare soigneusement la tumeur des parties environnantes, on l'attire à l'aide de pinces ou du tenaculum de Musseux, et l'on finit par la détacher de toutes ses adhérences à l'aide du bistouri ou des ciseaux.

La règle est d'enlever la tumeur aussi complétement que possible si l'on veut prévenir les récidives ; en cas de rapports intimes entre la tumeur et le périoste, de gratter ce dernier avec une rugine. Cette précaution devient même inévitable, lorsqu'on est à se demander si l'on n'a pas affaire à une tumeur carcinomateuse.

Dans les cas de *kystes*, il importe moins de laisser une portion de l'enveloppe, car la suppuration consécutive détruit ce qui reste.

D'ailleurs, le traitement opératoire des kystes de l'orbite dépend absolument de la consistance de leur contenu, lequel peut être liquide, semi-liquide ou dense. Pour fixer définitivement ce diagnostic, on sera obligé dans bien des cas, lorsque l'auscultation, la palpation et les commémoratifs ont démontré qu'il ne s'agit pas d'une tumeur anévrysmale, de procéder à une ponction exploratrice à l'aide d'un trocart à large canule. Ce moyen ne donne une certitude absolue que lorsqu'il s'écoule par la canule un liquide plus ou moins fluide. En ce cas, une simple ponction, suivie ou non d'injections irritantes, ou une incision de plus d'étendue, suffisent pour la guérison, qui est déterminée alors par une inflammation adhésive.

Lorsque ces kystes à contenu fluide sont très-considérables et s'étendent dans la profondeur de l'orbite, il serait dangereux de provoquer la suppuration, car on en a vu qui étaient en contact direct avec les enveloppes du cerveau. Dans ces cas, les injections irritantes ou l'introduction de charpie dans le kyste ne doivent pas être mises en usage ; et il est plus prudent de répéter les incisions et les ponctions, et d'employer le bandage compressif. Quand les kystes ont un contenu dense et sont de dimension médiocre, il faut en pratiquer l'extirpation, en ayant soin, lorsqu'on est arrivé, dans la dissection, près de la membrane d'enveloppe, de se servir plutôt du doigt et du manche du scalpel que du tranchant, pour ne pas ouvrir la membrane d'enveloppe, ce qui rendrait très-difficile et même impossible l'énucléation complète du kyste.

Pendant toutes ces opérations, il faut préserver avec soin le globe oculaire de tout tiraillement et même de toute secousse inutile. Ce n'est que lorsqu'une extirpation complète du néoplasme ne serait pas possible sans extirpation simultanée de l'œil, et que ce dernier aurait subi déjà des altérations matérielles, que l'enlèvement du globe est indiqué (voy. plus loin Extirpation du globe oculaire). Mais, dans la plupart des cas des tumeurs orbitaires, et toujours lorsque la tumeur est située en dehors des muscles oculaires, le globe doit rester intact, lors même que l'on serait obligé de le mettre à nu dans une grande étendue; car l'expérience a démontré que, même dans ces circonstances, le globe oculaire peut être conservé et reprendre ses fonctions.

Les tumeurs *vasculaires* de l'orbite ont été soumises à différents traitements. Dans les cas rares, où la tumeur était caverneuse, on a pratiqué avec succès l'excision. Les tumeurs anévrysmales ont été soumises tantôt à la compression, tantôt à la ligature, tantôt enfin à la coagulation du sang par des moyens directs. Parmi ces derniers, il faut nommer l'injection du perchlorure de fer (*Monteggia, Desormeaux, Bourguet*) (1), du lactate de fer (*Brainard*) (2), l'acupuncture et l'électropuncture. La compression a été exercée tantôt directement sur l'anévrysme, tantôt sur le tronc carotidien. La ligature paraît avoir eu le plus de succès, car sur trente-deux cas rapportés par MM. *Demarquay* (3), *Zander et Geissler* (4), il y a eu vingt-deux succès, huit guérisons incomplètes et deux cas de mort. Les deux derniers engagent à réserver l'intervention chirurgicale pour les cas où elle paraît indispensable.

Une mention particulière doit être faite pour les tumeurs *osseuses* qui opposent à l'extirpation les plus grands obstacles, puisque leur dureté les rend presque inattaquables par les instruments chirurgicaux. Leur extirpation n'est possible que lorsqu'on réussit à détacher la tumeur en masse (5) ; car la dureté de ces tumeurs éburnées s'est toujours opposée aux tentatives d'extirpation partielle. Nous avons à peine besoin de dire qu'il faut renoncer à toute opération, lorsque la tumeur largement implantée dans les parois de l'orbite ne pourrait être extirpée qu'en courant le risque d'ouvrir la cavité crânienne. C'est dans des cas pareils que l'on a même vu survenir la mort après les tentatives d'opération.

Lorsque l'énucléation d'une tumeur orbitaire est faite et l'écoulement sanguin arrêté, on ferme la plaie des téguments par des sutures, en laissant cependant ouvert un coin de la plaie pour l'introduction d'une mèche qui assure

(1) Demarquay, *Traité des tumeurs de l'orbite*, 1860, p. 348.
(2) Voy. *The Lancet*, 1853, et *Union médicale*, n° 104.
(3) *Traité des tumeurs de l'orbite*, Paris, in-8°, p. 547.
(4) *Zander u Geissler : Die Verletzungen des Auges*, Leipzig et Heidelberg, 1864.
(5) Voy. *Maisonneuve, Gaz. des hôpitaux*, 1853, n° 95 ; *Heynes-Walton, Operative Ophthalmic surgery*, London, 1853, p. 345. *Texlor, Wuerzburger Medic. Zeitschrift*, t. VII, p. 5.

l'écoulement libre du pus. La cavité où siégeait la tumeur se remplit de granulations qui amènent rapidement la cicatrisation. Mais il n'est pas rare aussi qu'il reste un trajet fistuleux dont l'occlusion définitive exige l'emploi de pommades irritantes ou de cautérisations.

SECTION DU NERF OPTIQUE.

Cette opération avait été recommandée par *M. de Graefe* autrefois, pour remplacer l'énucléation du globe oculaire dans les cas qui prédisposent à l'ophthalmie sympathique; mais elle a été abandonnée depuis que l'on a gagné la conviction que ce n'est pas par l'intermédiaire du nerf optique que ces affections sont communiquées à l'autre œil, mais par les nerfs ciliaires.

La section du nerf optique a été proposée dernièrement par *M. de Graefe* dans deux conditions (1). D'abord, dans les cas où la perte de la vision est suivie d'apparitions lumineuses ou colorées telles qu'elles tourmentent le malade et le privent de repos; ces apparitions peuvent s'aggraver jusqu'à déterminer de vraies hallucinations, comme cela a été observé dans un cas par de Graefe. On rencontre ces phénomènes quelquefois après le décollement de la rétine; mais bien plus souvent après des choroïdites avec formation de dépôts calcaires dans l'intérieur de l'œil.

La seconde indication pour la section du nerf optique se trouve dans les cas où la présence d'une tumeur intra-oculaire exige l'extirpation du globe. On sait en effet que, dans ces cas, le néoplasme se propage très-souvent le long du nerf optique, que nous désirons par conséquent couper aussi loin que possible du globe de l'œil. Une résection ultérieure de l'extrémité du nerf, après l'énucléation de l'œil, est bien difficile à cause de la rétraction des tissus, et M. de Graefe propose, dans ces cas, de commencer l'opération par la section du nerf optique, que l'on réussit facilement à couper très en arrière dans le voisinage du trou optique, en se servant du procédé suivant :

On saisit le globe de l'œil avec des pinces à fixation, et on le tire fortement hors de l'orbite et en avant, dans la direction de l'axe du nerf optique; puis on glisse, avec un neurotome de forme appropriée, le long de la paroi orbitaire externe jusqu'au fond de l'orbite, et l'on coupe, à la distance de quelques lignes du trou optique, le nerf optique, qui, fortement tendu, se présente très-bien au tranchant du couteau.

L'opération est suivie d'ecchymoses étendues de l'orbite et des paupières, dont on obtient la résorption comme d'habitude, à l'aide d'un bandage compressif.

(1) Voyez *Berliner Klinische Wochenschrift*, 1867, n° 31, et *Compte rendu du congrès d'ophthalmologie de Paris* de 1867.

EXTIRPATION DU GLOBE OCULAIRE ET DU TISSU ORBITAIRE.

L'extirpation du globe oculaire et du tissu orbitaire est indiquée dans les cas de néoplasmes de nature maligne et ayant envahi le globe oculaire et l'orbite. Cette opération, excessivement douloureuse, exige l'emploi du chloroforme. Un aide surveille l'anesthésie, un autre fixe la tête du malade et ouvre les paupières, un troisième enfin doit s'occuper exclusivement à éponger le sang à mesure que l'hémorrhagie se produit.

Pour faciliter les manœuvres opératoires dans l'intérieur de l'orbite, on prolonge l'angle palpébral externe, au moyen d'une incision faite avec le bistouri. Après avoir fixé le globe oculaire avec une érigne, un ténaculum de Musseux ou à l'aide d'un fil dont on a traversé préalablement le globe, on dissèque les paupières en séparant leurs faces internes du globe de l'œil, on les renverse en haut et en bas, et on les fait tenir par des crochets mousses ou des pinces à disséquer ; puis, tirant de la main gauche le globe oculaire en avant et en haut, l'opérateur plonge un bistouri droit, tenu comme une plume à écrire, dans l'angle orbitaire interne, le long de l'ethmoïde jusqu'auprès du trou optique. Il le promène du dedans en dehors sur toute la demi-circonférence inférieure de l'orbite, pour en détacher les parties molles, jusqu'à l'angle externe. Baissant alors l'érigne, on attire le globe oculaire en avant et en bas. On promène le bistouri de l'angle interne tout au long de la demi-circonférence supérieure, de manière que les deux incisions viennent se réunir à l'angle externe. L'œil ne tient plus alors qu'au fond de l'orbite, par les muscles et le nerf optique formant un pédicule que l'on coupe d'un seul coup et aussi loin que possible en arrière, avec des ciseaux courbes.

Si la glande lacrymale est comprise dans la dégénérescence pour laquelle on extirpe le globe de l'œil, le chirurgien doit l'enlever, soit en la comprenant dans l'incision supérieure, soit en la détachant ultérieurement après l'extirpation du globe.

Le gros de la tumeur enlevé, on explore soigneusement, avec le doigt, la cavité orbitaire, et partout où l'on découvre du tissu malade on l'excise soigneusement jusqu'à l'os; au besoin, on rugine même le périoste et, dans quelques cas, on peut même être contraint d'enlever une partie de la paroi osseuse. Lorsque le néoplasme a traversé la paroi orbitaire, on réussit parfois à le retirer à l'aide d'une érigne et à l'extirper plus complétement.

Quand les paupières sont comprises dans la dégénérescence, on les cerne par deux incisions semi-lunaires qui suivent les bords de l'orbite et circon-scrivent toutes les parties altérées.

L'hémorrhagie considérable à laquelle il faut s'attendre après l'extirpation de l'œil, doit être combattue au moyen d'injections d'eau glacée et par le tamponnement. Ce dernier est presque toujours d'un effet sûr et rend inutile la ligature de l'artère ophthalmique et de ses rameaux, l'introduction de boulettes de charpie imprégnées de perchlorure de fer ou l'emploi du fer rouge. Ces deux derniers moyens présentent un danger sérieux à cause du voisinage du cerveau, et le perchlorure de fer surtout, parce qu'il arrête la circulation et produit une altération chimique du sang dans les vaisseaux à une assez longue distance; ce qui présente un danger grave pour les vaisseaux de la base du crâne.

Le tamponnement se fait à l'aide de petites boulettes de charpie sur lesquelles on ferme les paupières, les recouvrant de charpie et fixant tout ce pansement à l'aide d'un bandeau compressif serré. Lorsqu'on a réussi à arrêter le sang avant l'application du bandage compressif, on peut procéder à la réunion de la commissure externe, par première intention, au moyen de simples sutures. Le bandeau ne doit pas être changé dans les premières vingt-quatre heures, et son application est à continuer jusqu'à ce que l'orbite se trouve couverte d'une couche de granulations. Pendant tout ce temps, le malade doit être entouré de soins et de précautions, nécessaires comme après les lésions graves ; l'inflammation locale et la fièvre générale doivent être combattues par les moyens employés ordinairement.

Lorsque tout danger d'une hémorrhagie consécutive a disparu, que l'orbite se remplit de granulations, le bandage devient inutile, et il suffit alors de nettoyer plusieurs fois par jour l'orbite avec des injections d'eau pure, jusqu'à ce que la cicatrisation soit complète.

Si les granulations se forment très-lentement, ou si elles sont pâles et flasques, il peut devenir utile d'employer une pommade irritante, la teinture d'opium, le nitrate d'argent, etc.

L'ÉNUCLÉATION DE L'ŒIL.

Ce procédé, que nous devons à *Bonnet*, de Lyon, consiste à énucléer, en quelque sorte, le globe oculaire de sa capsule fibreuse, en conservant, autant que possible, cette dernière, le système des muscles et la conjonctive. Il n'est applicable qu'au cas où le globe de l'œil seul est affecté, lorsqu'il est le siége d'une néoplasie limitée par les enveloppes du globe oculaire, ou lorsqu'il exerce sur son congénère une influence sympathique fâcheuse. L'énucléation est indiquée, en outre, lorsque l'œil impropre à la vue est le siége de souffrances vives, ou enfin, lorsqu'après s'être désorganisé, il acquiert, comme dans le staphylôme, des dimensions énormes.

Les instruments nécessaires pour cette opération sont des élévateurs pleins, un crochet à strabisme, des ciseaux à pointe mousse et courbes sur le plat.

Après avoir soumis le malade à l'anesthésie, et écarté les paupières à l'aide des élévateurs, on saisit un pli de la conjonctive près de la cornée au-dessus de l'insertion du muscle droit interne, on l'incise comme pour une opération de strabisme et, en glissant avec la pointe des ciseaux sous la conjonctive, on débride largement le tissu cellulaire sous-jacent; puis on introduit le crochet sous l'insertion musculaire, et l'on coupe le tendon à une petite distance de la sclérotique. Cela fait, on continue la section de la conjonctive, toujours près de la cornée, jusqu'au plus prochain muscle droit que l'on détache également de la sclérotique et ainsi de suite jusqu'à ce que les quatre muscles droits soient coupés. On saisit alors le globe oculaire à l'aide de pinces assez fortes que l'on applique à la sclérotique, près de l'extrémité tendineuse du muscle droit interne ménagé dans ce but, et, tout en tirant autant que possible l'œil en dehors et en avant, on glisse avec les ciseaux fermés, le long du globe oculaire, jusqu'auprès du nerf optique que l'on coupe, aussi loin que possible, en arrière de son insertion (voy. fig. 109). Celui-ci coupé, il est très-facile de

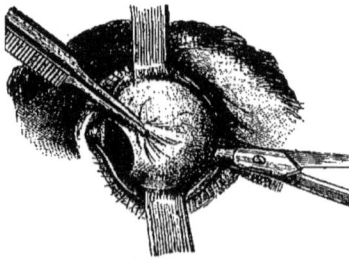

Fig. 109. — Énucléation de l'œil.

luxer le globe de l'œil et de le détacher complétement des muscles obliques.

Dans la plupart des cas, l'hémorrhagie est insignifiante, et le pansement se fait au moyen du bandeau compressif. La guérison par première intention s'effectue rapidement, et, au bout de quelques jours, on voit déjà l'ouverture pratiquée dans la conjonctive cicatrisée sur le petit moignon formé par les extrémités musculaires et le nerf optique. Le sac conjonctival est alors complé-

tement fermé, et, après quelque temps, on peut permettre au malade l'usage
d'une pièce artificielle.

SECTION DES NERFS CILIAIRES.

M. de Graefe a, le premier, émis l'idée que, dans certains cas d'ophthalmie
sympathique, la section des nerfs ciliaires pourrait probablement remplacer
l'énucléation du premier œil atteint. J'ai exécuté cette opération le premier,
en 1866 (1), et publié depuis ce temps les observations qui s'y rapportent.

Je pratique l'opération des nerfs ciliaires dans les cas où l'on a à craindre
une affection sympathique, lorsque je constate la sensibilité de la région ciliaire
au toucher, et je conseille de la pratiquer avant même qu'il y ait aucun symptôme d'affection sympathique. Je ne doute pas que l'on ne puisse prévenir
ainsi, dans un certain nombre de cas, la production de cette maladie terrible.
Même dans les cas où la vision avait été abolie par des maladies internes
(irido-choroïdites) qui ne prédisposent pas à l'ophthalmie sympathique, j'ai
vu cesser les douleurs considérables dont ces yeux sont parfois le siége après
la section des nerfs ciliaires.

Procédé opératoire. — Celui que j'ai proposé pour la section des nerfs
ciliaires est le suivant :

Étant donnée la région douloureuse au toucher où la section des nerfs ciliaires
doit être pratiquée, j'y soulève un pli de la conjonctive, près du bord de la
cornée, exactement comme dans l'opération du strabisme, et je l'incise; puis,
pénétrant avec la pointe de ciseaux mousses entre la conjonctive et la sclérotique, je débride dans la direction et dans l'étendue exigées par le plan de
l'opération, le tissu cellulaire qui unit les deux membranes. J'introduis alors
un crochet à strabisme sous celui des muscles droits, qui est le plus rapproché
de l'incision, et j'arrive ainsi à fixer l'œil, tandis qu'en même temps je détermine l'endroit de l'insertion musculaire que je ménage, si possible du moins
en partie. Le crochet étant tenu de la main gauche, je ponctionne la sclérotique derrière la région ciliaire obliquement à sa surface, et de manière
à éviter le cristallin. Je me sers d'un couteau étroit à tranchant légèrement
concave, dans le genre du névrotome. La contre-ponction se fait de telle
façon que, la section terminée, j'ai une plaie linéaire parallèle à l'équateur du

(1) Voy. *Annales d'oculistique*, sept.-oct. 1867, p. 120 ; *Compte rendu du Congrès d'ophthalmologie de Paris*, 1867; *Zehender's Klinische Monatsblaetter*, oct.-nov.-déc. 1868; *Annales d'oculistique*, mars-avril 1869, p. 170.

globe oculaire, et dans laquelle le corps vitré se présente immédiatement. La longueur de l'incision scléroticale doit être proportionnée à l'étendue de la région douloureuse. Je retire alors le crochet avec précaution, et je ramène la conjonctive vers la cornée; dans quelques cas, j'ai même réuni la plaie conjonctival par un ou deux points de suture.

La réaction après l'opération est très-modérée et ne demande pas d'autres soins que le repos, des injections sous-cutanées de morphine, en cas de douleurs ou d'insomnie, et le bandage compressif.

Depuis la première publication de mes observations, la section des nerfs ciliaires a été pratiquée avec succès par MM. Riccardo Secondi, à Gênes (1), J. Z. Lawrence, à Londres (2), et d'autres.

DE LA PROTHÈSE OCULAIRE (APPLICATION D'UN OEIL ARTIFICIEL).

L'emploi d'un œil artificiel a surtout pour but de diminuer, autant que possible, la difformité qui résulte de la présence d'un œil fortement altéré ou de l'absence du globe de l'œil dans l'orbite. Il empêche, en outre, dans les cas où le globe oculaire a été perdu ou considérablement diminué de volume, le rétrécissement consécutif de l'orbite, l'enfoncement et l'atrophie des paupières, ainsi que l'inversion des bords palpébraux si souvent cause d'une irritation pénible du sac conjonctival ; enfin, l'emploi d'une pièce artificielle, en rendant aux paupières leur position normale, facilite le passage régulier des larmes et empêche efficacement l'épiphora et ses suites fâcheuses.

Pour qu'une pièce artificielle remplisse ce but, il est nécessaire, non-seulement qu'il soit fixé en avant par les paupières, mais encore que la face postérieure concave de l'émail s'appuie en autant de points que possible sur la conjonctive bulbaire.

Il résulte de ce que nous venons de dire que les conditions les moins favorables à la prothèse oculaire se rencontrent dans les cas où l'on a pratiqué l'extirpation du globe de l'œil et du tissu orbitaire, la pièce réparatrice ne jouissant alors d'aucune mobilité. Les circonstances sont plus favorables après la simple énucléation ; la conservation des muscles donne alors une certaine mobilité au sac conjonctival contre lequel la pièce artificielle s'applique, et cette dernière suit, au moins en partie, l'œil sain dans les mouvements qu'il exécute. Les plus beaux résultats sont fournis par la prothèse oculaire, lorsque le vo-

(1) Névrose sympathique radicalement guérie par la névrotomie ciliaire, dans *Giornale d'oftalmologia Italiano*, 1868, et *Annales d'oculistique*, juillet-août 1868, p. 86.

(2) Cas d'ophthalmie sympathique guéri par neurotomie ciliaire, remplaçant l'énucléation du globe oculaire (*The Lancet*, n° XX, 1868, 14 nov., p. 633).

lume du globe de l'œil n'est que faiblement diminué. La petite pièce artificielle s'appuie alors partout, et suit les mouvements du moignon dans des excursions aussi étendues qu'à l'état normal.

Lorsque le globe de l'œil, dont l'altération rend l'emploi d'une pièce artificielle désirable, est d'un volume supérieur ou même égal à celui de l'œil normal, il est impossible de faire porter un œil artificiel aussi mince qu'il soit. Il devient alors nécessaire de diminuer dans la juste mesure le volume de l'œil, soit en pratiquant la méthode ingénieuse de *M. Critchett* pour l'ablation des staphylômes antérieurs, soit en suivant le conseil de *M. de Graefe*, qui préfère déterminer dans ces yeux une atrophie modérée par le moyen suivant.

Un fil de soie double est passé à travers le corps vitré, de façon qu'une portion de la sclérotique, large de 10 à 12 millimètres, soit renfermée dans la ligature; on fera bien d'introduire le fil parallèlement à la périphérie de la cornée et d'éviter les parties très-amincies des enveloppes. Lorsqu'on néglige cette dernière précaution, le fil rencontre la partie atrophiée de la choroïde qui ne fournit pas de matériaux propres à la formation de la suppuration. Après avoir fermé la suture légèrement, on coupe le fil tout près du nœud, on ferme les paupières avec des bandes de taffetas ou avec un bandage légèrement compressif, et l'on attend, pour écarter le fil, les premiers signes de la panophthalmite (chémosis, protrusion légère et roideur dans les mouvements du globe). A partir de ce moment, des fomentations avec une infusion tiède de camomille, ou même des cataplasmes chauds lorsque la tension est considérable, suffisent pour tout traitement. Lorsqu'on laisse le fil trop longtemps en place, on expose le globe de l'œil à un collapsus plus considérable que cela ne doit être utile, et M. de Graefe conseille, par conséquent, d'enlever le fil, en cas de doute, plutôt de bonne heure que trop tard, et de renouveler, si cela devient utile, son application quelques jours plus tard.

La durée moyenne de la guérison, après l'introduction du fil, est de quinze jours à trois semaines, et comme le moignon perd rapidement sa sensibilité, on peut faire porter après quelques semaines la pièce artificielle.

Le procédé opératoire que *M. Critchett* a proposé pour diminuer le volume des yeux atteints de staphylômes antérieurs, dans le but de procurer un bon support à l'œil artificiel, consiste à exciser une portion du staphylôme et à pratiquer la suture des lèvres de la plaie.

Le malade étant couché et anesthésié, on écarte les paupières à l'aide des élévateurs, puis on traverse la base du staphylôme avec des aiguilles à sutures ayant une courbure semi-circulaire et munies d'un fil de soie; ces aiguilles, au nombre de quatre ou cinq, selon l'étendue de l'ectasie, doivent être placées à une égale distance et traverser l'œil de haut en bas (voy. fig. 110).

Les aiguilles mises en place de façon que leurs deux extrémités traversent la sclérotique à distance égale des bords du staphylôme, il faut procéder à l'excision de la partie antérieure du staphylôme. L'étendue de cette excision varie naturellement avec l'étendue de l'ectasie et doit être telle qu'elle laisse toujours un moignon convenable. On la pratique de la manière suivante : après une petite incision horizontale de 5 millimètres d'étendue, dirigée de l'insertion tendineuse du muscle droit externe vers le nez, on excise, avec de petits ciseaux à pointe mousse, deux lambeaux semi-elliptiques en restant toujours à 2 millimètres de distance des points où les aiguilles pénètrent (fig 110).

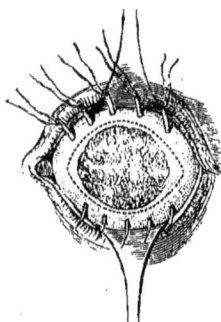

Fig. 110. — Opération du staphylôme, d'après Critchett. — Les aiguilles sont placées; la ligne ponctuée indique les incisions.

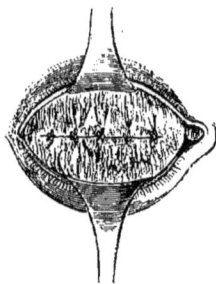

Fig. 111. — Opération du staphylôme, d'après Critchett. — Aspect du moignon après que les fils sont noués.

La section achevée, on tire les aiguilles et l'on noue soigneusement les fils, de manière à rapprocher aussi complétement que possible les bords de la plaie scléroticale (fig. 111).

L'opération ainsi terminée, on enlève l'écarteur des paupières, on ferme les paupières, et, après avoir rafraîchi l'œil opéré par quelques compresses d'eau froide, on applique un bandeau compressif. On enlève les points de suture après quelques semaines ; quelquefois ils s'éliminent spontanément, et on peut les retirer toujours aussitôt la cicatrisation faite. Le résultat définitif est un moignon très-mobile traversé par une cicatrice horizontale, dont l'angle externe est toujours un peu proéminent. L'œil artificiel y trouve un excellent appui.

La pièce artificielle ne doit être portée que lorsque la conjonctive ou le moignon ne présente plus trace d'inflammation et de sensibilité. On commence habituellement par un œil d'un petit volume, et l'on augmente progressivement sa grosseur jusqu'à ce qu'il soit semblable, autant que possible, à l'autre œil sain.

Pour l'appliquer, on saisit la pièce par son bord externe, et on la glisse d'abord au-dessous de la paupière supérieure relevée ; puis, abaissant la paupière inférieure, ou introduit entre elle et le moignon le bord inférieur de l'œil artificiel. Pour l'enlever, il suffit d'abaisser la paupière inférieure, et d'introduire la tête d'une grosse épingle derrière le bord inférieur de la pièce.

DES OPÉRATIONS

SE PRATIQUENT SUR LA CORNÉE

DE LA PARACENTÈSE DE LA CORNÉE.

La paracentèse de la cornée est pratiquée pour faire sortir de la chambre antérieure le liquide qu'elle renferme, soit que ce liquide se compose seulement de l'humeur aqueuse, comme à l'état normal, soit que nous y trouvions du sang, du pus, etc. D'ailleurs, comme l'évacuation de l'humeur aqueuse diminue momentanément la pression intra-oculaire, cette opération trouve son indication toutes les fois que la résistance de la cornée a sensiblement diminué, par exemple, pour empêcher la perforation spontanée de cette membrane en cas d'ulcération ; on l'emploie encore pour vider le contenu des abcès de la cornée et dans certaines formes d'iritis séreuses avec troubles permanents de l'humeur aqueuse. L'évacuation renouvelée de cette dernière est d'une influence manifeste sur la marche de la maladie et sur la rapidité de la guérison. Enfin, la paracentèse répétée de la chambre antérieure a paru souvent agir favorablement sur l'amélioration de la vision troublée par les opacités du corps vitré, qui se forment dans les cas de choroïdites chroniques. La cause de ce fait doit être recherchée probablement dans les modifications produites par cette opération dans la circulation intra-oculaire, modifications qui ne sont pas encore suffisamment élucidées.

L'endroit de la cornée où cette opération doit être faite dépend de la cause particulière qui provoque l'intervention chirurgicale. Nous pouvons cependant dire, comme règle générale, que la ponction de la cornée doit être toujours pratiquée à quelques millimètres de la périphérie de cette membrane. Lorsqu'il s'agit de diminuer la tension de l'œil, on choisira de préférence la partie externe de la cornée, comme étant la plus accessible aux instruments. On peut cependant exécuter avec autant de facilité la petite opération vers le bord interne de la cornée, en se servant d'un instrument coudé. Dans les cas où l'on se propose d'ouvrir un abcès de la cornée, il est préférable de pratiquer la ponction à la partie la plus déclive de l'abcès, afin que l'humeur aqueuse, chassée avec une certaine force de propulsion, entraîne avec elle le pus et les parties mortifiées. Il faut cependant ajouter que, lorsque l'opérateur se propose de vider réellement un abcès de la cornée, surtout lorsque sa paroi antérieure est très-mince, il y arrivera mieux et plus sûrement en enlevant plutôt une partie de la paroi antérieure et en retirant le contenu de l'abcès à l'aide d'une petite curette; mais hâtons-nous de dire aussi que l'arrêt dans l'agrandissement de l'abcès, la plus grande rapidité de la guérison, en un mot l'influence avantageuse de la ponction de la cornée paraît dépendre avant tout de la diminution de la tension de cette membrane.

Lorsque la paracentèse doit prévenir une perforation spontanée de la cornée, nous devons la pratiquer à l'endroit où cette perforation menace, c'est-à-dire à la partie la plus mince de l'ulcération qui, par sa proéminence, indique qu'elle est prête à céder à la pression venant de la chambre antérieure.

Les intruments nécessaires pour cette petite opération sont une aiguille à paracentèse (fig. 112), une pince à fixation et un petit stylet convexe, à pointe

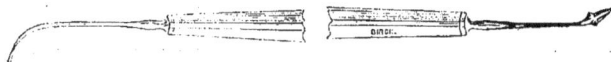

Fig. 113. — Stylet convexe à pointe mousse.   Fig. 112. — Aiguille à paracentèse.

mousse (fig. 113). La tête du malade étant bien fixée et les paupières suffisamment écartées, on fera bien d'immobiliser l'œil à l'aide de la pince à fixation, toutes les fois que le malade ne sera pas capable de tenir son œil complétement tranquille; c'est de cette manière seulement que l'on peut être sûr d'éviter, soit les tâtonnements ennuyeux avant de réussir à ponctionner juste à l'endroit nécessaire, soit la paracentèse à un autre endroit que celui où nous aurions désiré la faire, soit enfin, une mauvaise direction de l'instrument. L'aiguille à paracentèse doit être enfoncée obliquement, de façon à faire une plaie linéaire de 3 à 4 millimètres de largeur. C'est en faisant pénétrer de la manière indiquée l'instrument à travers la cornée qu'on évite le plus sûrement le prolapsus consécutif de l'iris. Aussitôt que la pointe de l'instrument est arrivée dans la chambre antérieure, on abaisse le manche de l'aiguille, afin que la pointe n'aille pas blesser l'iris ou le cristallin projetés en avant à la suite de l'évacuation de l'humeur aqueuse. En retirant l'aiguille, on voit le plus souvent suivre l'humeur aqueuse, qui, selon l'état de la pression interne de l'œil et suivant la direction de la plaie cornéenne, sortira avec plus ou moins de force ; mais il arrive aussi que l'humeur aqueuse ne sort que lorsque nous entr'ouvrons un peu les lèvres de la petite plaie, soit par une légère pression avec la pointe de l'aiguille, soit à l'aide du petit stylet. Dans les cas où la pression intra-oculaire est très-forte, il est toujours utile de prévenir une évacuation tumultueuse de l'humeur aqueuse, et de la faire sortir aussi tranquillement que possible. C'est encore au moyen du petit stylet, dont nous appuyons légèrement la pointe arrondie et aplatie sur le bord de la plaie, que nous pouvons renouveler, en cas de besoin, l'évacuation de l'humeur aqueuse, avant que la petite plaie de la cornée soit complétement cicatrisée. Aussitôt que l'évacuation de la chambre antérieure est terminée, on applique un bandeau compressif, qu'on enlève au bout de quelques heures, ou dont on continue l'emploi, selon les indications spéciales.

Lorsqu'il s'agit d'un abcès, on aura soin d'élargir la plaie proportionnellement à l'étendue de l'abcès au moment où l'on retire l'instrument, de manière que l'humeur aqueuse en chasse, en s'échappant, tout le contenu. Dans ces cas, il vaut parfois mieux pratiquer l'ouverture avec un petit couteau lancéolaire.

EXTRACTION DES CORPS ÉTRANGERS DE LA CORNÉE.

Lorsqu'un corps étranger se trouve logé tout à fait à la face antérieure de la cornée, il est généralement facile de l'enlever à l'aide d'une curette de Daviel. Lorsque le malade est tranquille, il suffit de faire tenir la tête du malade par un aide ou de l'appuyer contre le dos d'une chaise, d'écarter les paupières avec le pouce et l'index de la main gauche, et de fixer ainsi le globe de l'œil, en exerçant sur lui une pression modérée à travers les paupières ; mais, pour peu que le malade manque de volonté et ne puisse tenir son œil immobile, il vaut mieux ne pas renouveler des essais inutiles et pénibles, et se servir de la pince à fixation pour immobiliser le globe de l'œil. Une précaution toute particulière est nécessaire dans le choix de la position à donner à la tête du malade ; elle est déterminée par la direction dans laquelle le corps étranger est le mieux visible, et il est souvent utile, avant l'opération, de se rendre compte, bien exactement, de la situation du corps étranger, à l'aide de l'éclairage oblique.

Lorsque le corps étranger se trouve dans les couches profondes de la cornée, nous risquons, en essayant de l'enlever, de l'enfoncer de plus en plus dans la cornée, et même de le faire entrer dans la chambre antérieure. Ce danger est encore plus grave, si le corps étranger proémine déjà dans la chambre

antérieure. Dans ce cas, on peut, si le corps étranger dépasse la surface antérieure de la cornée, le saisir avec des pinces fines (1). Cependant il est toujours
préférable, même dans ce cas, et il devient même indispensable, lorsque le corps
étranger ne proémine pas assez pour être saisi avec des pinces, de passer
préalablement un petit couteau lancéolaire derrière le corps étranger pour
l'empêcher de s'enfoncer davantage et de tomber dans la chambre antérieure.
Lorsqu'il est nécessaire pour atteindre notre but de pénétrer avec ce couteau
dans la chambre antérieure même, il faut l'enfoncer très-obliquement pour
empêcher la sortie prématurée de l'humeur aqueuse. Une fois le corps
étranger fixé contre la lame du couteau, on peut l'enlever à l'aide d'une aiguille
à cataracte ou des pinces fines. L'instillation d'atropine, l'application de compresses fraîches ou d'un bandeau compressif devront suivre l'extraction.

Si malgré toutes ces précautions le corps étranger tombait dans la chambre antérieure, il faudrait, quand cette dernière renferme une quantité suffisante d'humeur aqueuse, pratiquer une incision de quelques millimètres, à
l'aide d'un couteau lancéolaire, à la périphérie de la cornée, et laisser s'échapper rapidement l'humeur aqueuse, dont le courant pourrait chasser le corps
étranger de l'œil. Mais s'il y reste, on sera obligé de pratiquer l'excision de la
partie de l'iris sur laquelle il repose ; car, en agissant autrement, on pourrait exposer l'iris à une inflammation traumatique bien dangereuse.

OPÉRATION DES NÉOPLASIES DE LA CORNÉE.

Nous aurons à exposer dans ce chapitre les opérations suivantes : L'abrasion de la cornée ; l'ablation des tumeurs qui, venant du voisinage, ont
empiété sur la cornée et, enfin, l'opération des staphylômes de cette membrane.

DE L'ABRASION DE LA CORNÉE.

Dans certains cas d'opacité de la cornée due à un changement de la couche
épithéliale ou à un dépôt de sels métalliques, contre lesquels on aura essayé
inutilement tout autre traitement, et dont l'influence sur la vision ne pourra
être neutralisée par aucun autre moyen, on peut employer l'abrasion des par-

_____

(1) J'ai réussi parfois, dans le cas où le corps étranger était trop enfoncé pour être saisi par les
pinces, à rendre l'emploi de ces dernières possible, en enlevant autour du corps étranger les couches superficielles de la cornée avec la pointe d'un couteau à cataracte. L'extrémité du corps étranger
devient ainsi dégagée, et les pinces y trouvent plus de prise.

ties opaques et même l'ablation des opacités superficielles de la cornée; car
on a vu, en effet, la substance ainsi enlevée remplacée par un tissu apte à
faire passer les rayons de lumière.

L'*abrasion* se fait à l'aide d'un couteau à cataracte, d'un petit couteau lancéolaire ou d'une petite aiguille particulière que j'ai fait faire pour l'opération
du kératoconus (voy. fig. 114), à l'aide desquels on enlève, en grattant, les par-

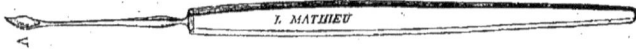

Fig. 114. — Aiguille pour l'opération du kératoconus.

ties opaques. Cette opération est souvent douloureuse et exige, surtout chez les
enfants, l'emploi du chloroforme. Comme on ne réussit pas facilement à enlever
d'un coup toutes les opacités et que la durée trop prolongée de ces manœuvres n'est pas sans danger, il est avantageux de répéter l'opération, qui s'est
montrée surtout efficace dans les cas d'incrustations métalliques, de cicatrices
épithéliales et de dépôts calcaires ou graisseux à la surface de la cornée.

L'*ablation*, surtout efficace contre des taches cicatricielles qui proéminent
sur le niveau de la cornée sans y pénétrer profondément, est pratiquée à l'aide
d'un petit couteau étroit, conduit, pendant que le globe de l'œil est fixé, au-
dessous des couches opaques dans l'épaisseur de la cornée. Le petit lambeau
ainsi formé est saisi avec des pinces et détaché par un coup de ciseaux de la
surface cornéenne.

L'opération de l'abrasion exige beaucoup de précaution. Il vaut mieux se
borner à une première tentative très-restreinte, surveiller la réaction et renouveler les séances en cas de besoin. L'emploi de l'atropine, de compresses
fraîches, et du bandage compressif, suivra cette opération.

DE L'ABLATION DES TUMEURS.

L'ablation des tumeurs de la cornée, tumeurs qui siégent presque toujours
à la périphérie de cette membrane, n'offre pas de difficulté et ne présente pas de
danger, lorsqu'elle est faite avec précaution. La tumeur que l'on rencontre le
plus souvent dans cette région est le dermoïde, et il faut bien se garder de
vouloir enlever cette tumeur dans toute sa profondeur, tentatives auxquelles
il faut attribuer la perforation de la cornée et la perte de l'œil consécutive à
l'ablation, dont plusieurs cas ont été publiés. M. *de Graefe*, qui a enlevé sans
accident un certain nombre de ces tumeurs, insiste sur la nécessité de ne
pas pénétrer profondément dans la substance de la cornée qui se confond inti-

mement avec la tumeur dermoïde; il suffit de saisir avec des pinces à griffes la partie de la tumeur qui proémine sur la cornée, et de la détacher au niveau même de cette membrane à l'aide d'un petit couteau, dirigé vers la sclérotique d'où on l'enlève par quelques coups de ciseaux.

DE L'OPÉRATION DES STAPHYLOMES.

OPÉRATION DES STAPHYLOMES CICATRICIELS.

L'opération du staphylôme de la cornée a pour but de débarrasser l'œil d'une ectasie, quelquefois progressive, qui gêne les mouvements de l'œil, empêche l'occlusion des paupières et devient souvent ainsi une cause d'irritation prolongée. Elle s'exécute d'après les méthodes suivantes : L'incision, l'ablation totale ou partielle, l'application, à travers le globe de l'œil, d'un séton qui, à l'aide de la suppuration consécutive, change l'œil en un moignon atrophique.

Incision du staphylôme. — Cette opération est indiquée surtout dans les staphylômes cicatriciels à parois minces. Elle a pour résultat de provoquer, par l'évacuation de l'humeur aqueuse et d'une partie du contenu de l'œil, le collapsus du globe. Alors les deux moitiés du staphylôme incisé se placeront l'une sur l'autre, et formeront une cicatrice aplatie.

Le malade étant couché, on immobilise sa tête et l'on fait écarter les paupières ; puis, avec un couteau à cataracte dont le dos doit être tourné vers le centre de l'œil et la pointe introduite tout près de la base du staphylôme, on traverse l'ectasie dans son plus grand diamètre de dehors en dedans. On pratique la contre-ponction aussi rapidement que possible, et l'on divise le staphylôme dans toute sa hauteur en deux parties égales (voy. fig. 115). L'humeur aqueuse, le cristallin (s'il y est encore) et une partie du corps vitré s'échapperont aussitôt par l'ouverture. Immédiatement après l'opération, on ferme les paupières à l'aide de bandelettes de taffetas anglais, et l'on applique le bandage compressif, qui doit être renouvelé tous les jours et employé jusqu'à la formation définitive de la cicatrice aplatie. Si l'on néglige cette dernière précaution et si l'on cesse trop tôt l'emploi de la compression, on s'expose à voir survenir une nouvelle ectasie de la cicatrice.

Excision du staphylôme. — L'excision a pour but d'enlever le staphylôme dans sa totalité ou en partie, et de produire la formation d'une cicatrice résistante et plate. L'ablation totale est pratiquée de la manière suivante : Le

malade étant couché, on écarte fortement les paupières, et l'opérateur transperce la base du staphylôme, à l'aide d'un couteau à cataracte ou avec le couteau à staphylôme, de dehors en dedans, quelque peu au-dessous du diamètre
transversal, et en dirigeant le tranchant en haut. Puis, en poussant le couteau
vers le nez, il taille un lambeau comme dans l'extraction de la cataracte

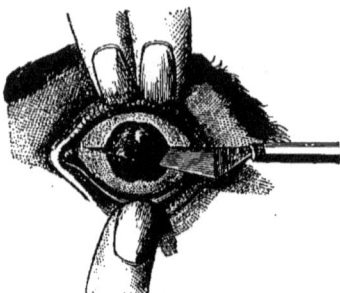

Fig. 115. — Opération du staphylôme
par incision.

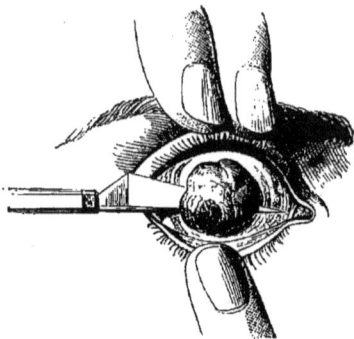

Fig. 116. — Opération du staphylôme
par ablation.

(voy. fig. 116). Ce lambeau est saisi avec des pinces à griffes, et l'excision est
achevée avec une paire de ciseaux courbes. Si le cristallin existe encore et ne
s'échappe pas spontanément, il faudrait l'extraire. Après l'opération, les paupières doivent être tenues fermées par des bandelettes de taffetas, et l'œil couvert d'un bandage compressif. — Il y a, généralement, peu d'hémorrhagie au
moment de l'opération, sauf dans les cas où la tension interne de l'œil est sensiblement augmentée ; mais il peut arriver, quelques heures après, qu'un épanchement sanguin considérable se fasse dans la cavité de l'œil, détachant les membranes internes (particulièrement la rétine), et les poussant vers la plaie. Dans
ce cas, la suppuration de l'œil suit habituellement l'opération du staphylôme.

Dans les circonstances ordinaires, la guérison marche régulièrement, les
lèvres de la plaie se couvrent de granulations et de bourgeons charnus, en
même temps que la portion du corps vitré, qui remplit l'ouverture, prend la
teinte grisâtre et la consistance d'une masse muco-purulente. Peu à peu l'ouverture se recouvre d'un tissu cicatriciel qui, d'abord fortement injecté, finit
par s'affaisser, se rétracter et forme une cicatrice blanchâtre.

Le danger des hémorrhagies et la suppuration survenant après l'excision
complète du staphylôme, exécutée d'après le procédé que nous venons de dé-

crire, a déterminé la plupart des chirurgiens à adopter le procédé de *Critchett* que nous avons décrit plus haut (voy. page 184). En effet, l'introduction préalable des aiguilles et l'emploi des sutures consécutives à l'excision du staphylôme, préviennent heureusement ces suites fâcheuses. Cependant, dans les yeux durs au toucher, il faut toujours s'attendre à une hémorrhagie pendant l'opération même, quel que soit le procédé d'excision choisi.

Un procédé bien ingénieux pour l'ablation totale des staphylômes, mais pour lequel l'expérience personnelle me fait défaut, est celui du docteur *Borelli*. Ce chirurgien traverse la base du staphylôme avec deux aiguilles, dont l'une est dirigée de la tempe vers le nez, l'autre perpendiculairement à la première de haut en bas. Il entoure alors toute la base du staphylôme, au-dessous des aiguilles, d'un fil qu'il noue après l'avoir serré un peu. On recouvre les paupières d'un morceau de linge fin et de charpie, et l'on applique par-dessus le bandeau compressif. A la fin du troisième jour, staphylôme, aiguilles et fil sont généralement détachés, et, six à huit jours après, la plaie est complétement cicatrisée.

J'ai employé de préférence, surtout chez des enfants, l'excision partielle du staphylôme, en faisant usage d'un procédé qui est basé sur celui que M. Stellwag a décrit dans son traité d'ophthalmologie, sans indiquer qui en est l'auteur. Voilà comment je l'exécute : je commence par tailler, à l'aide du couteau à cataracte, un lambeau à la base du staphylôme, en ayant soin de détacher ainsi cette dernière dans les deux tiers de sa périphérie ; le cristallin et une partie du corps vitré s'échappent. Puis, à l'aide de ciseaux courbes, je coupe du staphylôme, ainsi détaché, une portion telle qu'il reste un lambeau dont la forme et la grandeur doivent correspondre avec l'ouverture de la base du staphylôme. Ceci fait, j'attache, à l'aide d'une suture, le sommet du lambeau au point correspondant de la sclérotique. La cicatrisation est complète au bout de quelques jours, la suture s'élimine plus tard spontanément, et le résultat remplit complétement notre but, à savoir, d'obtenir une cicatrice plate et résistante.

Quant à la méthode de *M. de Graefe*, qui consiste à provoquer, par l'emploi d'un fil qui traverse l'œil, une choroïdite suppurative et l'atrophie consécutive du globe, nous renvoyons le lecteur au chapitre précédent (page 183) où nous l'avons décrite avec détails.

OPÉRATION DES STAPHYLOMES PELLUCIDES.

Le staphylôme pellucide de la cornée, qui prend tantôt une forme sphérique (cornée globuleuse), tantôt une forme conique (cornée conique ou kératoconus), a été l'objet d'une intervention chirurgicale d'après divers points de vue.

Le traitement de la *cornée globuleuse* ne présente que peu de chance de succès. Dans le but de diminuer ou d'enrayer le développement du globe, on a essayé des paracentèses réitérées de la chambre antérieure jointes à l'application du bandeau compressif; l'iridectomie, la ponction du corps vitré et la section du muscle ciliaire (d'après le procédé de Hancock) ont été tentées dans le même but, mais sans que les résultats publiés paraissent satisfaisants.

Si l'ectasie de la cornée est devenue telle qu'elle gêne les mouvements des paupières et expose l'œil à une irritation permanente, il faudrait avoir recours, lorsque la vision est tout à fait éteinte dans l'œil, à l'opération radicale du staphylôme que nous avons décrite plus haut.

Les opérations employées contre le *kératoconus* ont eu pour but de diminuer la pression intra-oculaire ou de placer l'œil dans des conditions optiques plus favorables. Pour remplir la première indication, on a employé les paracentèses répétées et l'iridectomie (de Graefe). Afin de placer la pupille derrière les parties périphériques de la cornée où l'anomalie de courbure est la moins prononcée, on a tenté le déplacement pupillaire par l'iridectomie et l'iridodésis. M. Bowman a imaginé pour cela de transformer la pupille en une fente allongée (par une double iridodésis, pratiquée aux extrémités d'un même diamètre de la cornée) à travers laquelle la vue s'effectue comme à travers une lunette sténopéique qui procure quelquefois au malade une amélioration considérable.

Cependant aucune de ces opérations ne pouvait changer l'anomalie de courbure de la cornée. Pour amener son aplatissement, on avait proposé autrefois de cautériser le staphylôme avec le beurre d'antimoine (Richter et Sichel) ou d'exciser du cône de la cornée une petite portion centrale ou latérale (Warlomont, van Roosbrock), même avec une suture consécutive des lèvres de la plaie; mais les dangers d'une telle opération (expulsion du cristallin et du corps vitré, suppuration de la cornée et suppuration générale de l'œil) ont certainement empêché les opérateurs d'exécuter cette proposition.

Ce n'est que dans les derniers temps que l'idée d'amener par une opération un aplatissement de l'ectasie, a été reprise par *M. de Graefe* avec un succès complet. J'ai été, moi-même, un des premiers à répéter l'opération de Graefe (1), qui a donné aussi de très-bons résultats au professeur *Horner* (2), de Zurich.

(1) Voyez la note sur un nouveau mode de guérison de kératoconus, lue à l'Académie de médecine, le 18 février 1868, par le docteur Ed. Meyer, et reproduite dans les *Annales d'oculistique*, t. XLIX, p. 205.
(2) Voyez *Zehender's Klinische Monatsblaetter fuer Augenheilkunde*. 1860, mai, p. 139.

Voilà comment j'exécute cette opération suivant la méthode de de Graefe : à l'aide d'une aiguille particulière (voy. fig. 114), j'enlève, à la surface de la cornée, un peu en dehors du sommet du cône, un petit morceau de la substance cornéenne à peu près d'une longueur de 3 millimètres, en faisant attention de ne pas pénétrer dans la chambre antérieure. Deux jours après, je commence à cautériser la plaie avec un crayon pointu de nitrate d'argent mitigé, et je répète cet attouchement tous les deux ou trois jours pendant quinze jours à trois semaines. Ayant ainsi produit une petite infiltration limitée, je pratique au fond de l'ulcère une paracentèse que je répète pendant une semaine tous les jours ou tous les deux jours. On laisse alors la cicatrisation marcher d'elle-même, et sous l'influence de la rétraction du tissu cicatriciel, on voit la cornée s'aplatir petit à petit et le staphylôme disparaître.

La première opération de ce genre, pratiquée par M. de Graefe, date de 1866, les miennes de 1866 et 1868, et jusqu'ici les résultats ont été définitifs.

DES OPÉRATIONS

SE PRATIQUENT SUR LA CONJONCTIVE

Nous traiterons dans ce chapitre : 1° de l'extraction des corps étrangers de la conjonctive; 2° de l'opération du chémosis; 3° de la scarification et de l'excision des granulations palpébrales; 4° de la syndectomie; 5° de l'opération des tumeurs conjonctivales; 6° de l'opération du ptérygion; 7° de l'opération du symblépharon.

DE L'EXTRACTION DES CORPS ÉTRANGERS DU SAC CONJONCTIVAL.

Lorsqu'il y a lieu de supposer la présence d'un corps étranger sur la conjonctive, il est indispensable d'examiner soigneusement la surface de la conjonctive des deux paupières, ainsi que celle de la conjonctive bulbaire et de la cornée. La paupière inférieure est facile à renverser si l'on engage le malade à regarder en haut, en même temps que l'on tire le bord ciliaire en bas. Les plis du cul-de-sac antérieur s'écartent lorsqu'on exerce une légère pression sur le globe même, à travers la paupière supérieure. La paupière supérieure n'est pas aussi facile à explorer, on y arrive cependant sans grandes difficultés en saisissant, après avoir engagé le malade à regarder en bas, entre l'index et le pouce de la main gauche, le bord libre de la paupière supérieure. Abaissant alors celle-ci, on applique l'extrémité d'un doigt de la main droite ou d'un gros stylet sur la surface externe un peu au-dessus du bord supérieur du cartilage tarse, et l'on opère le renversement de la paupière en déprimant le bord du cartilage, en même temps que l'on tire le bord palpébral en avant et en haut. Le renversement ainsi obtenu, il est nécessaire, si l'on ne veut pas voir retourner immédiatement la paupière dans sa position normale, d'engager le malade à regarder toujours en bas, d'appliquer le bord de la paupière renversée contre le bord orbitaire supérieur et d'exercer, à travers la paupière inférieure, une légère pression sur le globe oculaire. On voit alors les plis du cul-de-sac supérieur se développer et s'écarter.

Généralement on trouve le corps étranger à quelque distance du bord de la paupière d'où on l'enlève facilement à l'aide d'un mouchoir ou d'un pinceau. S'il adhère plus solidement, on se servira de la curette de Daviel; s'il s'est tellement incrusté dans les tissus, qu'il résiste à la curette ou même à la traction d'une pince, on peut exciser le petit pli de la muqueuse qui contient le corps étranger.

OPÉRATION DU CHÉMOSIS.

Le chémosis, résultat d'un épanchement séreux dans le tissu sous-conjonctival, nécessite souvent l'intervention chirurgicale. Cette dernière est bien plus rarement nécessaire en cas d'épanchement sanguin, à moins, toutefois, que le chémosis soit très-considérable. L'excision d'un pli conjonctival à l'endroit du chémosis, opération préconisée si souvent dans les traités classiques, doit être tout à fait abandonnée; d'abord parce qu'elle peut devenir la cause de cicatrices désagréables de la conjonctive, ensuite parce qu'elle ne remplit pas du tout le but proposé. En effet, l'excision de la conjonctive ne peut faire sortir que le liquide qui se trouve immédiatement au-dessous de la muqueuse enlevée; car l'épanchement est renfermé dans la trame cellulaire du tissu sous-conjonctival, et il y restera tant qu'on ne débridera pas ce tissu.

Pour cette raison, il est indispensable d'employer une autre manière et de procéder comme il suit : à l'aide de ciseaux courbes et à pointe mousse, on pratique à la partie la plus déclive du bourrelet chémotique une incision, en écartant largement les branches des ciseaux ; puis on introduit leur pointe dans le tissu sous-conjonctival, que l'on débride à coups de ciseaux dans toute l'étendue du chémosis. Après avoir retiré les ciseaux, on facilite l'écoulement du liquide, en exerçant, à travers les paupières, une légère pression, du sommet du chémosis vers l'incision. Deux incisions semblables peuvent être pratiquées, en cas de besoin, des deux côtés de la cornée.

DE LA SCARIFICATION ET DE L'EXCISION DES GRANULATIONS PALPÉBRALES.

Les *scarifications* de la conjonctive palpébrale combattent efficacement et rapidement l'excès d'inflammation et de gonflement qui accompagne parfois les ophthalmies externes. C'est aussi dans ce cas seulement qu'il est indiqué de les pratiquer ; tandis qu'il faut bien se garder de vouloir ériger les scarifications en méthode générale pour le traitement d'une ophthalmie déterminée, telle que la conjonctivite granuleuse. En effet, l'inflammation et le gonflement de la muqueuse que nous cherchons à combattre par les scarifications peuvent se rencontrer aussi bien dans les autres formes des inflammations de la conjonctive, tandis que nous voyons bien des cas d'ophthalmie granuleuse où les scarifications sont au moins inutiles.

On les exécute à l'aide d'une aiguille à cataracte, ou mieux à l'aide d'un scarificateur particulier (voy. fig. 117) avec lequel on fait de petites incisions.

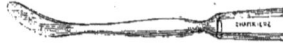

Fig. 117. — Scarificateur de Desmarres.

superficielles et parallèles l'une à l'autre. On entretient l'écoulement du sang, en tiraillant légèrement la paupière dans le sens opposé à la direction des incisions, et en épongeant fréquemment les endroits scarifiés. Quant à des scarifications profondes du tissu conjonctival et sous-conjonctival, nous les rejetons complétement, parce qu'elles entament la substance de la conjonctive elle-même, et produisent des cicatrices irrégulières.

Je remplace très-souvent les scarifications, surtout dans les cas de scarifications palpébrales, par un frottement énergique exécuté à l'aide d'une éponge un peu dure sur la muqueuse malade. Le résultat, au point de vue de l'écoulement du sang, est absolument le même que celui obtenu par les scarifications. Je crois, en outre, qu'en enlevant la couche épithéliale des granulations par ces frictions énergiques, on amène une activité de circulation qui prépare le travail de résorption et ainsi la guérison des granulations. En effet, j'en ai vu guérir, par cette méthode, sans l'emploi du caustique et sans autre traitement local quelconque. Quel que soit d'ailleurs le moyen par lequel on ait provoqué l'écoulement du sang, on l'arrête sans difficulté en remettant dans sa position normale la paupière renversée ; puis on débarrasse le sac conjonctival des caillots de sang qui s'y arrêtent parfois, et l'on engage le malade à appliquer quelques compresses fraîches sur l'œil, pour combattre la sensation de chaleur qui suit la petite opération.

L'*excision des granulations* n'est permise que dans des cas bien déterminés, c'est-à-dire quand les granulations sont isolées, proéminentes et, pour ainsi dire, pédiculées, en un mot, lorsqu'on peut les enlever sans risque d'entamer la conjonctive elle-même. Dans quelques cas, bien plus rares encore, on voit la conjonctive et plus souvent la caroncule recouverte, non plus de granulations isolées, mais d'une couche épaisse, fongueuse ou gélatineuse qui ne disparaît qu'avec une lenteur désespérante sous l'influence des cautérisations ordinaires. Dans ces cas, très-rares, je le répète, il peut être permis d'enlever cette couche, en observant toujours la précaution indispensable de ne pas s'étendre trop loin et surtout en évitant d'exciser une partie saine de la muqueuse.

L'excision même des granulations ne présente pas de difficulté. Le malade étant assis sur une chaise, on fait fixer par un aide placé derrière lui la tête et la paupière préalablement renversée, tandis qu'un autre aide doit être prêt à éponger le sang qui s'écoule. L'opérateur saisit alors la granulation avec une pince à griffes fines, l'attire et l'enlève tout près de sa base par un coup de ciseaux. Il est indispensable d'enlever ainsi les granulations les unes après les autres et de n'en exciser qu'un nombre limité dans chaque séance ; il faut se garder de vouloir abraser, pour ainsi dire, toute la muqueuse pour lui rendre sa surface lisse. L'excision même n'est pas douloureuse et le malade ne ressent de la douleur que quand les ciseaux entament la conjonctive. Il est nuisible de cautériser immédiatement après l'excision. Il faut plutôt appliquer, pendant quelques minutes, des compresses fraîches pour combattre la légère réaction qui s'ensuit.

Après les excisions comme après les scarifications, on arrête l'écoulement du sang en remettant la paupière dans sa position normale, et il ne faut pas oublier d'enlever, avec une éponge fine, les petits caillots de sang qui se trouvent dans les plis de la conjonctive et qui gêneraient le malade.

DE LA SECTION DES VAISSEAUX DE LA CONJONCTIVE
ET DE LA SYNDECTOMIE.

Dans les cas de pannus invétéré de la cornée où tous les autres moyens ont fait défaut, on a vanté à différentes reprises la scarification et même l'excision des vaisseaux conjonctivaux et sous-conjonctivaux qui avoisinent le bord de la cornée, et se propagent sur cette membrane. On exécute la scarification à l'aide du scarificateur ordinaire, en coupant ces vaisseaux dans leur continuité. Quant à l'excision, on y procède en soulevant un pli de la conjonctive qui contient une partie du vaisseau, et en le coupant avec des ciseaux de Cooper ; cette section pourra s'exécuter sur plusieurs points à la fois. On facilitera l'écoulement du sang, en appliquant une éponge fine trempée dans de l'eau tiède.

M. *Furnari* a recommandé contre les cas de pannus invétéré, l'abrasion de la conjonctive et du tissu sous-conjonctival périkératique (*syndectomie*). L'objet de cette opération est d'empêcher l'afflux du sang vers la cornée par la division et l'excision partielle des vaisseaux de la conjonctive et du tissu sous-conjonctival. Cette opération est pratiquée de la manière suivante : Après avoir ouvert les paupières à l'aide de l'écarteur à ressort, l'opérateur saisit avec des pinces à griffes la conjonctive et le tissu sous-conjonctival près de la cornée, et y pratique une incision perpendiculaire au bord cornéen. Prenant son point de départ de cette incision, il enlève tout autour de la cornée une bande conjonctivale circulaire d'à peu près 3 millimètres de largeur. Ceci fait, il enlève dans la même étendue, par de petits coups de ciseaux, le tissu sous-conjonctival, de façon à dénuder complétement la sclérotique. La recommandation de Furnari de cautériser la surface scléroticale dénudée, ou de couper des vaisseaux sur la cornée même, ne paraît pas exempte de graves inconvénients, et je m'en suis toujours abstenu. Des compresses fraîches et l'emploi consécutif du bandeau compressif, suffisent ordinairement pour combattre la réaction.

J'ai employé la même opération avec des résultats très-heureux dans des cas de kératite diffuse, chez les adultes où tous les moyens habituels, après un emploi de plusieurs mois, s'étaient montrés inefficaces. Dans aucun cas, il ne faut s'attendre à un effet immédiat de l'opération sur l'état de la cornée, son influence heureuse ne se faisant sentir quelquefois qu'après quelques semaines et même plus tard.

DE L'OPÉRATION DES TUMEURS CONJONCTIVALES.

Le traitement chirurgical des néoplasies que l'on rencontre dans la conjonctive consiste presque toujours dans leur excision. La règle générale, dans cette opération, est de conserver, autant que possible, la partie de la conjonctive qui n'est pas altérée. Ainsi, par exemple, dans les cas de kystes, de lipomes ou d'entozoaires siégeant au-dessous de la conjonctive, on peut très-bien se borner à une simple incision semi-circulaire à la base de la petite tumeur que l'on attire et qu'on retranche après l'avoir dégagée, en cas de besoin, des adhérences contractées avec le tissu environnant. Après l'opération, on réunit la plaie de la muqueuse par un ou deux points de suture. Le pinguicula, ainsi que les polypes conjonctivaux sont enlevés avec les ciseaux courbes, après avoir été saisis et attirés par des pinces à érigne. Il est prudent d'enlever aussi pour les polypes une petite partie de la conjonctive sur laquelle est implanté le pédicule. L'hémorrhagie, quelquefois assez abondante à la suite de cette petite opération, peut être arrêtée facilement par une légère cautérisation avec le nitrate d'argent, précaution très-utile aussi pour éviter les récidives.

Nous avons indiqué plus haut (page 180) la manière d'opérer les tumeurs dermoïdes de la conjonctive.

Quant aux nævi, aux tumeurs érectiles et aux cas si rares d'épithéliomes ou de cancers débutant par la conjonctive et intéressant cette membrane seule, nous n'avons qu'à insister sur ceci : leur extirpation doit être pratiquée le plus tôt possible, et l'on tâchera de combler la perte de substance, autant qu'on pourra, en détachant la muqueuse du voisinage pour faciliter son glissement, et en réunissant ses bords attirés des deux côtés, à l'aide de quelques sutures.

Avant de terminer ce chapitre, disons un mot sur la manière de débarrasser la conjonctive palpébrale de l'infarctus des glandes de Meibomius, affection que l'on désigne aussi sous le nom de *lithiase de la conjonctive :* Après avoir renversé la paupière, on ouvre, avec la pointe d'une aiguille à cataracte ou avec un petit bistouri, la petite glande, et l'on fait sortir facilement la petite concrétion qu'elle contient, soit avec le même instrument, soit avec une curette.

DE L'OPÉRATION DU PTÉRYGION.

Le ptérygion complétement développé a donné lieu à des méthodes opératoires très-différentes. Nous décrirons ici, comme étant le plus en usage, 1° la ligature; 2° la transplantation; 3° l'excision.

L'opération très-ingénieuse de la *ligature* a été décrite par son auteur, *Szokalski,* de la manière suivante : un fil muni d'une aiguille à chacune de ses extrémités, est conduit sous le ptérygion de la manière suivante. L'opérateur, après avoir soulevé le ptérygion à l'aide d'une paire de pinces, passe une des aiguilles près du bord de la cornée de haut en bas, au-dessous du ptérygion; l'autre aiguille est passée, de la même manière, au-dessous du ptérygion près de sa base (voy. fig. 118). On coupe alors les aiguilles et l'on obtient ainsi trois ligatures. Celles des côtés externe et interne doivent embrasser la base et le sommet du ptérygion, celle du milieu est destinée à le détacher de sa surface postérieure. Ces ligatures étant solidement fermées, on peut couper les extrémités des fils. Au bout de quatre jours à peu près, on peut enlever facilement la partie étranglée du ptérygion.

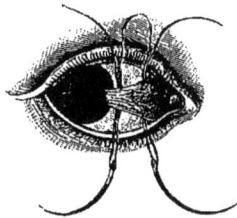

Fig. 118. — Opération du ptérygion par la ligature.

La *transplantation* ou déviation, telle qu'elle a été indiquée par *M. Desmarres*, est pratiquée de la manière suivante : Après avoir détaché le ptérygion de la cornée et de la sclérotique de sorte qu'il n'adhère plus que par sa base, on pratique une incision qui commence au bord inférieur de la plaie conjonctivale à 4 millimètres de distance du bord de la cornée, et qui doit être continuée parallèlement à ce dernier dans une étendue suffisante pour recevoir l'extrémité libre du ptérygion. Les choses ainsi disposées, le ptérygion doit être fixé sous l'incision de la conjonctive par quelques points de suture.

L'*excision* du ptérygion est pratiquée de la manière suivante : les paupières étant écartées, l'opérateur saisit le ptérygion soit avec des pinces, soit à l'aide d'un fil passé, au préalable, sous la membrane vers sa partie moyenne et noué sur le ptérygion (Delgado); soulevant alors la petite tumeur, il détache soigneusement à l'aide des ciseaux, d'abord la portion cornéenne en commençant par le sommet (voy. fig. 119) et en continuant à séparer la membrane de la sclérotique, jusqu'à la distance de 3 ou 4 millimètres du bord de la cornée. La membrane ainsi détachée doit être enlevée tout à fait par deux coups de ciseaux qui, en prolongeant la section latérale du ptérygion, convergent vers sa base. Un autre procédé pour enlever la petite tumeur consiste dans la manœuvre suivante : l'opérateur, tenant soulevé le ptérygion de la surface de la sclérotique, passe par derrière un couteau à cataracte, le tranchant tourné

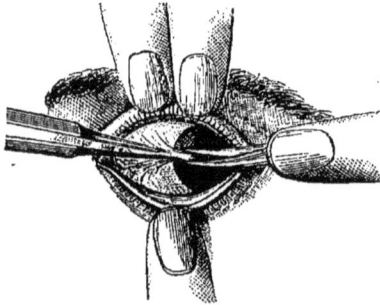

Fig. 119. — Opération du ptérygion par excision.

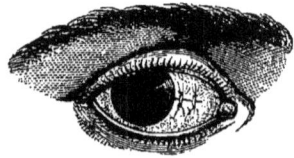

Fig. 120. — Suture de la conjonctive après l'excision du ptérygion.

du côté de la cornée et l'une des faces de la lame vers la sclérotique. Il sépare alors la membrane en coupant jusque sur la cornée, où le couteau termine lui-même la section; puis, tenant toujours le ptérygion avec la pince, il le sépare de la sclérotique et le coupe vers la base.

Le ptérygion enlevé, on réunit, par une ou deux sutures, les bords de la plaie conjonctivale, après avoir détaché la muqueuse du voisinage pour faciliter son glissement (voy. fig. 120).

Il n'est jamais nécessaire ni même désirable d'enlever le ptérygion jusqu'aux replis semi-lunaires, et l'étendue indiquée de l'incision suffira généralement. M. Pagenstecher laisse même le ptérygion, détaché de la cornée et de la sclé-

rotique, adhérant à sa base, le renverse et réunit les lèvres de la plaie conjonctivale par une ou deux sutures. Le ptérygion renversé s'atrophie très-vite,
faute de nutrition.

OPÉRATION DU SYMBLÉPHARON ET DE L'ANKYLOBLÉPHARON.

L'*ankyloblépharon*, c'est-à-dire l'adhérence des paupières l'une à l'autre
par leurs bords, peut occuper une étendue plus ou moins grande de la fente
palpébrale. L'opération consiste à séparer l'adhérence avec le bistouri ou, ce
qui vaut mieux, d'un coup de ciseaux. Il est prudent de passer une sonde cannelée derrière la partie où les bords de la paupière sont adhérents.

Les adhérences divisées, toute l'attention de l'opérateur doit se porter maintenant sur les moyens d'empêcher la réunion nouvelle des bords palpébraux.
Dans ce but, on a proposé un grand nombre de moyens tendant à combattre
la difficulté que l'on éprouve à empêcher les adhérences de se reproduire.
Ainsi, on a cherché à maintenir les paupières écartées en les fixant, soit au
moyen de bandelettes agglutinatives, soit à l'aide d'un fil passé à travers
la peau de chaque paupière et maintenue sur le front et la joue. On a aussi
proposé d'interposer entre les bords palpébraux des corps étrangers, de recouvrir les lèvres de la plaie de couches de collodion souvent renouvelées, ou,
enfin, la cautérisation d'un des bords seulement avec le nitrate d'argent. Une
ressource précieuse et facilement applicable est la suture de la conjonctive
palpébrale, disséquée et renversée en dehors, avec la peau de la paupière inférieure (Ammon). Au bout de vingt-quatre ou quarante-huit heures, on enlève les sutures, devenues inutiles.

Cette réunion de la muqueuse et des lèvres de la plaie cutanée est tout à
fait indispensable si l'on a affaire à des brides cicatricielles siégeant vers les
angles de l'œil ; car, sans cela, les angles de la plaie se réuniraient toujours et
raccourciraient la fente palpébrale. Il est donc nécessaire, après avoir incisé
la bride cicatricielle ou excisé si elle est large, de pratiquer la seconde partie
de l'opération du blépharophimosis ou une véritable cantoplastie (voyez plus
loin la description de cette opération).

L'ankyloblépharon se complique fréquemment d'adhérences de la paupière au
globe, et il est important de connaître l'étendue de cette adhérence avant
d'entreprendre une opération. On en juge surtout par la mobilité de l'œil
derrière les paupières, en engageant le malade à remuer le globe et à essayer
d'ouvrir et de fermer l'œil. On peut encore, dans le même but, passer un
stylet dans l'ouverture de l'angle interne ou externe s'il en existe une, et

examiner si l'instrument peut ou non se mouvoir librement en haut et en bas, dans l'espace oculo-palpébral.

Le *symblépharon*, c'est-à-dire l'adhérence entre la conjonctive de la paupière et celle du globe oculaire, devient l'objet d'une opération lorsque son étendue et sa position empêchent les mouvements de l'œil ou des paupières, ou dans les cas où il recouvre une partie de la cornée, et occasionne des troubles de la vue. Le procédé opératoire à employer contre le symblépharon, ainsi que le succès de cette opération, dépendent, en grande partie, du siége et de l'étendue de la portion intermédiaire qui réunit la paupière au globe de l'œil. Ainsi, lorsqu'une simple bride est étendue de la paupière à la conjonctive bulbaire (symblépharon incomplet), il est facile d'en obtenir la séparation à l'aide d'une *ligature* dans laquelle on serre étroitement la bride cicatricielle. S'il arrivait que la bride fût plus large, on pourrait réussir à l'aide du même moyen, en employant deux ligatures, dont chacune embrasserait la moitié de la partie membraneuse qui s'étend de la paupière sur le globe de l'œil. Une fois la séparation obtenue, on enlève la partie de la bride adhérente à la cornée ou à la conjonctive bulbaire, dont on peut réunir la plaie par quelques points de suture. Ce n'est que lorsque cette plaie est complétement cicatrisée qu'il faut enlever la portion de la bride qui adhère à la conjonctive palpébrale.

On a employé un procédé analogue même pour les symbléphorons complets, c'est-à-dire lorsque l'adhérence s'étend jusque dans le cul-de-sac conjonctival. Dans ce cas, on procède comme pour la division des adhérences des doigts (méthode de Rudtorffer). On traverse le fond du symblépharon avec une aiguille-lance, dans la direction de la gouttière palpébrale et aussi profondément que possible; puis on engage dans la plaie ainsi faite un fil de plomb dont les deux bouts peuvent être recourbés aux angles de la fente palpébrale dont ils émergent. D'autres opérateurs réunissent les bouts du fil, et, de temps en temps, serrent le nœud un peu plus fortement (voyez fig. 121). On doit laisser le fil en place jusqu'à ce que son trajet soit cicatrisé, et l'on coupe alors l'adhérence comme nous l'avons décrit plus haut pour le symblépharon incomplet.

La méthode d'opérer le symblépharon par une ligature a été déjà décrite, en 1593, par *Fabricius Hildanus*. L'application du fil de plomb date de *C. Himly.*

Un autre procédé plus rapide, mais peut-être moins sûr, employé contre le symblépharon complet, est le suivant, indiqué par *Arlt* : Pendant qu'un aide sépare la paupière du goble de façon que la portion intermédiaire soit fortement tendue, l'opérateur passe un fil de soie assez fort à travers la portion du symblépharon qui est la plus proche de la cornée; il l'attire, le coupe aussi près que possible de la cornée, et dissèque avec un bistouri ou avec des ciseaux la surface bulbaire jusqu'au fond du cul-de-sac conjonctival. Ceci fait et l'écoulement du sang bien arrêté, on munit les extrémités du fil d'aiguilles que l'on fait passer, de dedans en dehors, à travers la paupière près de son bord orbitaire. On attire les deux extrémités du fil au dehors, et les adhérences détachées du globe de l'œil se trouvent ainsi abattues sur la face interne de la paupière, de manière à mettre la face cutisée du lambeau en contact avec la

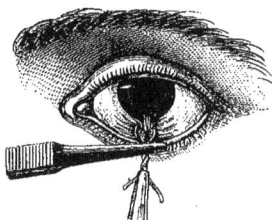

Fig. 121. — Opération du symblépharon par l'introduction d'un fil de plomb.

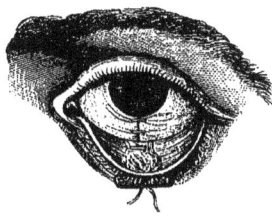

Fig. 122. — Opération du symblépharon (méthode d'Arlt).

plaie conjonctivale. Cette dernière est réunie par deux ou trois points de suture (voyez fig. 122). Lorsque la plaie conjonctivale est cicatrisée, on peut exciser le lambeau laissé sur la paupière.

Une opération bien ingénieuse du symblépharon est celle de la transplantation dont nous faisons suivre la description telle qu'elle a été donnée par l'auteur lui-même, M. Teale.

Après avoir fait une incision à travers la paupière adhérente, dans une ligne correspondant au bord de la cornée (voyez A, fig. 123), je dissèque la paupière du globe jusqu'à ce que ce dernier soit aussi libre dans ses mouvements que s'il n'y avait jamais eu d'adhérence. Ainsi, le sommet du symblépharon (A, fig. 123), formé par la peau palpébrale, reste adhérent à la cornée.

Ceci fait, je dissèque deux lambeaux de la conjonctive bulbaire, de la forme et de la grandeur des lambeaux B et C, représentés dans la figure 124. On détache pour ces lambeaux la conjonctive seule, sans le tissu sous-conjonctival, et il faut avoir soin de les dégager suffisamment pour pouvoir, sans peine et sans tension, les étendre sur l'ancien emplacement du symblépharon. Les deux lambeaux ainsi préparés sont placés dans leur nouvelle situation de la manière suivante (voyez fig. 125) : Le lambeau interne B est étendu sur la surface dénudée de la paupière ayant son sommet réuni à la conjonctive saine, vers l'angle externe de la plaie. Le lambeau externe C doit être attaché sur la surface dénudée du globe de l'œil et avoir son sommet réuni à la conjonctive, près de la base du lambeau interne. Si les lambeaux ainsi attachés présentent une tension exagérée, il faut y obvier par de petites

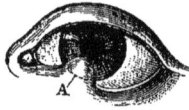

FIG. 123. — Opération du symblépharon, par *Teale*. — A,
incision à travers la paupière
adhérente.

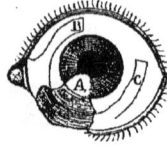

FIG. 124. — Opération du symblépharon, par *Teale*.— Dissection des lambeaux B et C
dans la conjonctive.

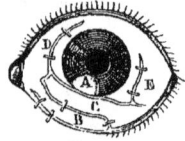

FIG. 125. — Déplacement du
lambeau de la conjonctive sur
la surface dénudée du symblépharon et application des
sutures.

incisions de la conjonctive près de leur base. En dernier lieu, on réunit la conjonctive au-dessus des endroits où l'on a pris les lambeaux (D, E, fig. 125), et l'on applique avantageusement quelques points de suture au bord de la conjonctive transplantée, pour empêcher leur enroulement. La portion du symblépharon (A) laissé sur la cornée s'atrophie et finit par disparaître.

Lorsqu'un large symblépharon embrasse une grande portion de la conjonctive et recouvre presque entièrement la cornée, quel que soit le procédé que l'on emploie, on aurait tort d'espérer un succès complet et définitif. Il ne faut pas, non plus, se livrer trop tôt à de vaines espérances, car le résultat est souvent moins satisfaisant quelque temps après l'opération, et le symblépharon doit être considéré jusqu'ici comme une des lésions auxquelles il est le plus difficile de remédier.

DES OPÉRATIONS

SE PRATIQUENT SUR LES PAUPIÈRES

Dans ce chapitre, nous aurons à décrire les opérations nécessaires pour corriger les anomalies dans la position et la configuration des paupières et dans la longueur de la fente palpébrale ; de plus, les procédés employés pour en-

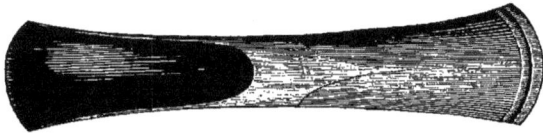

Fig. 126.

lever les tumeurs des paupières. Les instruments les plus importants pour ces

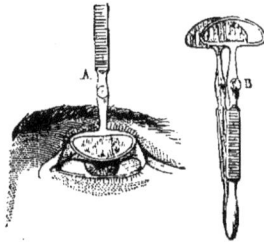

Fig. 127. — Pince de Desmarres.

opérations sont les suivants : une plaque d'ivoire ou de corne (figure 126), destinée à être placée entre le globe de l'œil et la paupière ; des pinces de

Desmarres modifiées (fig. 127 et 128); de petites pinces à dissection, des

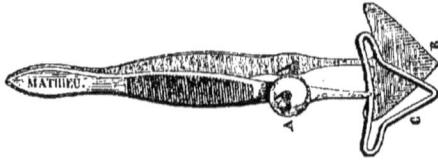

FIG. 128. — Pince de Desmarres modifiée.

bistouris, des sutures, et enfin des serres-fines.

OPÉRATION DE L'ÉPICANTHUS.

L'épicanthus, anomalie congénitale qui consiste dans l'existence d'un pli cutané recouvrant l'angle interne des fentes palpébrales, est souvent compliqué d'un aplatissement des os propres du nez et de l'élargissement de l'espace qui sépare les grands angles des yeux. En même temps que l'épicanthus, on rencontre souvent la microphthalmie (parfois seulement apparente à cause du rétrécissement de la fente palpébrale), la chute de la paupière supérieure, le strabisme convergent et plus tard la tumeur lacrymale.

L'opération de l'épicanthus a pour but de raccourcir la partie du tégument situé entre les angles internes des yeux. Il n'est pas nécessaire de pratiquer cette opération dans les premières années de l'enfance, parce qu'il arrive que le raccourcissement se fait spontanément et que le repli disparaît à mesure que le nez de l'enfant devient plus proéminent. Cependant, si ceci n'a pas lieu, que la difformité soit très-prononcée et qu'il en résulte une gène véritable pour le malade, il faut pratiquer l'opération, qui consiste à exciser un lambeau ovalaire et vertical de la peau du dos du nez (rhinorrhaphie d'*Ammon*). Ce procédé doit être employé lorsque l'épicanthus existe des deux yeux ; on l'exécute de la manière suivante :

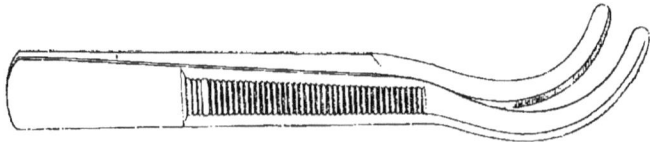

FIG. 129. — Pinces à entropion.

Pour déterminer la grandeur du lambeau cutané à enlever, on saisit entre les doigts ou entre les branches d'une pince à entropion (fig. 129) un pli de la peau assez grand pour faire disparaître l'épicanthus, et l'on circonscrit d'un trait à l'encre la base de ce pli. Cela fait, on peut placer immédiatement les aiguilles munies de fils de soie, qui seront nécessaires pour réunir les lèvres de la plaie après l'excision du lambeau cutané. Dans cette excision, faite au moyen d'un bistouri pointu, il faut porter une attention particulière aux angles de la plaie qu'il faut disséquer soigneusement, pour que le rapprochement des bords de la plaie se fasse partout sans difficulté.

Lorsque l'épicanthus n'existe que d'un côté, on excise le lambeau cutané, non plus au milieu du dos du nez, mais latéralement et plus ou moins près de l'œil affecté.

OPÉRATION DU BLÉPHAROPHIMOSIS. CANTOPLASTIE.

(Voyez planche photographique n° 21.)

Cette opération, indiquée par *Ammon* (1), a pour but d'élargir la fente palpébrale. Elle trouve son application dans certains cas d'ankyloblépharon (voyez plus haut, page 203), ou de rétrécissement cicatriciel de la fente palpébrale ; dans quelques formes d'ectropion avec rétrécissement du bord libre de la paupière et, enfin, lorsqu'on veut diminuer la pression des paupières sur le globe de l'œil, à cause de la présence de granulations palpébrales.

L'opération est exécutée de la manière suivante : on pratique une section de la commissure externe dans toute son épaisseur et dans le prolongement direct de la fente palpébrale. Cette section peut être faite à l'aide d'un bistouri, dont on fait glisser la pointe entre le globe de l'œil et la commissure externe jusqu'au rebord orbitaire. On traverse alors, avec la pointe de l'instrument toute l'épaisseur des téguments de dedans en dehors et, poussant le bistouri en avant, on divise facilement toute la commissure. Cette section se fait peut-être plus commodément encore à l'aide de ciseaux droits, dont on introduit une des branches derrière la commissure ; toujours est-il que la plaie de la peau doit avoir une étendue de quelques millimètres de plus que celle de la conjonctive. La section de la commissure ainsi pratiquée, on fait exercer, par un aide, une traction modérée en haut et en bas sur les bords de la plaie, de sorte que la section horizontale est transformée en une section verticale. L'opérateur saisit alors avec des pinces très-fines la conjonctive au centre de la section, la traverse d'une aiguille très-fine munie d'un fil de soie, ôte la pince,

(1) Voy. *Zeitschrift fuer Ophthalmologie*, t. II, Dresden, 1839.
MEYER.   27

saisit la peau externe également au centre de la section, la traverse à

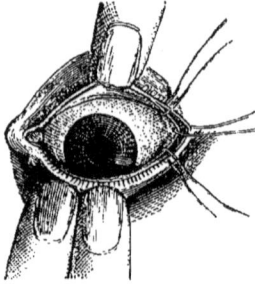

FIG. 130. — Cantoplastie.

cet endroit avec l'aiguille et, en fermant la suture, réunit les bords correspondants de la muqueuse et de la peau. Il applique encore deux sutures de la même manière vers les angles de la plaie (voyez fig. 130), en faisant attention à ce que la muqueuse ne soit pas tiraillée de dedans en dehors et que le fil ne la coupe pas. Pour échapper facilement à cet inconvénient, on fait bien, avant de placer les sutures, de dégager légèrement la muqueuse des paupières, en débridant un peu le tissu cellulaire sous-jacent.

OPÉRATION DE LA TARSORRHAPHIE.

Cette opération est dirigée contre l'écartement anormal de la fente palpébrale. On l'applique encore avec avantage, soit seule, soit combinée avec d'autres procédés, dans certaines formes d'ectropion et dans le lagophthalmos; enfin, lorsqu'il s'agit, en rétrécissant la fente palpébrale, de masquer la propulsion réelle ou apparente du globe de l'œil.

L'opération, indiquée d'abord par *Walther* et modifiée par *de Graefe* (1), doit être exécutée de la manière suivante (voy. fig. 131) : après avoir engagé

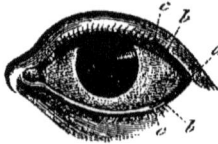

FIG. 131. — Tarsorrhaphie.

le malade à fermer les paupières, on saisit la commissure externe entre les branches d'une pince, ou mieux encore entre le pouce et l'index de la main gauche, de manière à rétrécir la fente palpébrale de la quantité qui semble convenable. On détermine ainsi le point auquel doit correspondre la nouvelle commissure, et, pour plus de sécurité, on indique sur les deux paupières ce point par un trait à l'encre. Après avoir introduit la plaque d'ivoire entre les paupières, on enlève du bord libre de chacune d'elles, et près de la commissure externe, un lambeau ayant en hauteur 1 millimètre et demi, et en longueur 3 à 6 millimètres selon les circonstances. Les deux plaies doivent se réunir

(1) *Archiv fuer Ophthalmologie*, 1857, III, 1, p. 249; et 1858, IV, 2, p. 201.

derrière la commissure (au point *a*), et se terminer en avant perpendiculairement au bord libre des paupières (au point *b*). Le lambeau enlevé doit renfermer tous les bulbes des cils. Pour assurer une réunion plus intime, on avive
encore, tout en ménageant les cils, le bord ciliaire à partir de l'extrémité interne
du lambeau, dans une étendue de 2 à 3 millimètres (de *b* jusqu'à *c*). Ceci
fait, on réunit les bords de la plaie par une ou deux sutures ; on applique un
bandage compressif, on enlève les sutures le deuxième ou le troisième jour, et
on continue l'occlusion des paupières jusqu'à la cicatrisation complète. L'effet,
d'abord excessif, arrive bientôt au degré voulu.

Pour éviter le tiraillement disgracieux de la nouvelle commissure qui se
produit lorsque l'œil se dirige en haut, M. *de Graefe* a proposé de prolonger
l'incision supérieure de 3 à 5 millimètres vers la tempe, tout en l'inclinant
légèrement en bas ; puis il excise de la paupière supérieure un lambeau cutané
triangulaire ayant pour base le prolongement de l'incision supérieure.

Lorsqu'on emploie la tarsorrhaphie contre le lagophthalmos paralytique,
il peut devenir nécessaire d'aviver et de réunir d'une manière analogue les
bords de la commissure interne, en ménageant naturellement les points et les
conduits lacrymaux. Le tiraillement excessif de la commissure externe n'est
guère à craindre dans ce cas, et l'excision d'un lambeau triangulaire de la
paupière supérieure devient alors inutile.

OPÉRATION CONTRE LE DISTICHIASIS ET LE TRICHIASIS.

Le traitement opératoire dirigé contre le distichiasis et le trichiasis a pour
but : tantôt d'arracher les cils déviés, tantôt d'enlever le bord des paupières
qui porte les cils ou la racine de ces derniers, tantôt de déplacer seulement
le bord palpébral de façon à donner aux cils une direction plus favorable.

Pour arracher les cils, on se sert d'une pince particulière (sans dents et avec
des extrémités très-larges), avec laquelle on saisit, après avoir légèrement
retourné la paupière avec la main gauche, chaque cil à sa racine, en exerçant
sur lui une traction lente et progressive ; car, en cherchant à l'arracher d'un
seul coup, on risque de le casser et de laisser en place la racine qui souvent cause encore plus d'irritation que le cil lui-même. Lorsqu'il faut opérer
sur les deux paupières, il vaut mieux commencer par la supérieure. Je fais
suivre habituellement cette épilation d'une cautérisation avec le nitrate d'argent qui me paraît retarder la reproduction des cils. Cependant, il faut
revenir souvent à l'évulsion qui augmente de difficulté, parce que les
nouveaux cils deviennent de plus en plus fins et difficiles à reconnaître et à en-

lever. On a essayé de remplacer ces manœuvres en faisant, sur le bord des paupières, une onction avec le sulfure hydraté de calcium (d'Argentan, Duval) (1), après avoir garanti l'œil du contact de ce médicament au moyen de la plaque d'ivoire. Quelques minutes après, il faut laver les paupières à grande eau. Le docteur *Williams* (2) a proposé, pour la destruction des follicules pileux, d'enfoncer, à l'endroit où l'on a arraché le cil, la pointe d'une aiguille trempée dans la potasse caustique liquéfiée.

Les opérations qui ont pour but d'enlever le champ d'implantation des cils, consistent dans l'ablation complète, soit du bord palpébral tout entier, soit de cette partie du bord qui porte les cils.

L'ablation du bord palpébral, procédé le plus expéditif, consiste à saisir le bord libre au moyen de pinces à griffes et à l'exciser avec des ciseaux dans toute son épaisseur et dans toute sa longueur, en s'arrêtant devant le point lacrymal (Bartisch, Heister) (3). Mais ce procédé expose aux inconvénients d'une cicatrisation vicieuse et de la déformation du bord palpébral. Il devient, en outre, la source d'irritations répétées de l'œil par le contact du tissu cicatriciel formé au bord de la paupière. Par conséquent, ce procédé ne devrait jamais être employé.

Quant aux procédés destinés à détruire les cils par l'extirpation de leur racine, il est vrai que leurs inconvénients sont moins grands ; mais aussi ils ne réussissent pas toujours d'une manière absolue, en ce sens qu'il est difficile de détruire toutes les racines. Enfin, ils causent une difformité assez choquante en privant le bord palpébral de tous les cils.

Pour bien comprendre cette opération, il est important de se rappeler les détails anatomiques suivants : le bord palpébral présente une lèvre antérieure et une lèvre postérieure, près de laquelle se termine les glandes de Meibomius, et, entre ces deux lèvres, une portion intra-marginale, large de 3 à 4 millimètres. Les cils naissent de la lèvre antérieure du bord libre de la paupière, et s'implantent profondément, surtout dans la partie médiane. Les capsules des bulbes ciliaires sont placées presque immédiatement sur le cartilage tarse, sous le muscle et la peau, et s'étendent à une profondeur d'environ 4 millimètres.

Le procédé, appelé d'après son auteur de Vacca-Berlinghieri (4), s'exécutait de la manière suivante : après avoir passé la spatule de corne derrière la paupière à opérer, un aide maintenait la paupière étendue sur la spatule ; le

(1) Voy. *Annales d'oculistique*, t. XXI, p. 155.
(2) Voyez *Royal London Ophthalmic Hospital*, t. III, 210.
(3) Voyez *Institutions chirurgicales*, t. I. Amsterdam, 1739.
(4) *Nuovo metodo di curare la trichiasis*, Pisa, 1825 ; et *Archives générales de médecine*, t. IX, 1825.

chirurgien faisait alors avec un petit scalpel une incision parallèle au bord de la paupière, à environ 1 millimètre de ce dernier, et terminait par deux autres sections perpendiculaires à la première et qui remontent vers le bord orbitaire de la paupière ; cette incision comprenait la peau, le tissu cellulaire et le muscle jusqu'au cartilage tarse. L'opérateur disséquait et soulevait le lambeau ainsi formé et excisait les follicules pileux, ou les détruisait à l'aide d'un pinceau trempé dans l'acide nitrique. Pendant toute la durée de cette opération, il faut qu'un aide éponge constamment le sang qui s'écoule, afin que l'opérateur puisse s'assurer qu'il enlève tous les bulbes. Ces derniers paraissent comme des points noirs qu'il faut saisir avec des pinces et exciser avec des ciseaux. Enfin, on remet le lambeau, renversé jusque-là, en place, et on l'y maintient à l'aide d'une bande de taffetas anglais.

Fr. Jaeger (1), dans le but d'enlever les cils et leurs racines, tout en conservant à la paupière toute sa longueur, se borne à exciser la lèvre externe du bord palpébral et une bandelette large de 2 à 3 millimètres des téguments. Après avoir placé la plaque d'ivoire, le chirurgien fait, avec un petit scalpel, une incision qui commence en dedans, tout près du point lacrymal, et s'écarte de 3 millimètres du bord palpébral ; elle se continue parallèlement à ce dernier, et se termine à une ligne de la commissure externe. L'opérateur saisit ensuite avec des pinces à griffes la bandelette de peau limitée par cette incision, près d'un angle de la plaie, l'écarte du cartilage tarse et la détache de façon à enlever les cils et les bulbes ciliaires, tout en conservant du bord palpébral la lèvre postérieure avec les orifices des glandes de Meibomius. Ce même procédé a été exécuté, mais d'une autre manière, par *M. Flarer,* dont l'ingénieux mode opératoire est devenu le point de départ de la méthode la plus importante d'opérer le trichiasis, et qui est à peu près seul employé actuellement.

M. Flarer (2) est le premier qui divisa, par une incision dans la portion intra-marginale, le bord palpébral en deux portions, dont la partie antérieure doit renfermer tous les bulbes ciliaires, et la partie postérieure la conjonctive, le cartilage tarse et les orifices des glandes de Meibomius. Voilà comment il s'y prenait : après avoir glissé derrière la paupière à opérer la plaque d'ivoire qui doit être maintenue en place par un aide, il saisit avec des pinces à griffes le bord palpébral tout près des cils et pratique, à l'aide d'un scalpel, une incision dans le bord intra-marginal de la commissure externe jusqu'à une courte distance du point lacrymal ; puis il dissèque jusqu'à une profondeur de 4 millimètres, en se tenant toujours à la surface du cartilage tarse, et divise

(1) *Dissertatio sistens diagnosin et curam radicalem trichiasis,* etc., auctore Christiano Hosp. Viennæ, 1818.

(2) Zanerini, *Dissert. sopra trichiasis.* Paris, 1829.

ainsi la paupière en deux portions (voyez figure 132). Une seconde incision allant de la surface externe de la paupière jusque sur le cartilage tarse, sert à circonscrire la portion externe du bord palpébral avec les cils et les follicules pileux. Cette seconde incision se fait de différentes manières, selon que

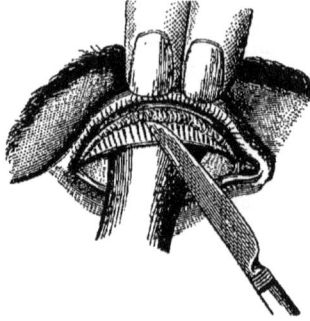

Fig. 132. — Opération du trichiasis de *Flarer* (premier temps).

le trichiasis s'étend plus ou moins vers les commissures. Lorsque la commissure externe n'a pas de cils déviés, cette incision doit être pratiquée de la manière indiquée sur la figure 133, par la ligne ponctuée *a*. Lorsqu'il y a, au contraire, des cils déviés jusque dans la commissure externe, il faut d'abord diviser celle-ci par une incision horizontale et pratiquer la section de la ban-

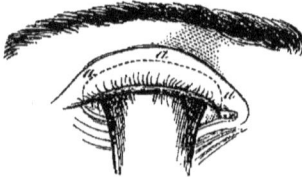

Fig. 133. — Opération du trichiasis, de Flarer (deuxième temps).

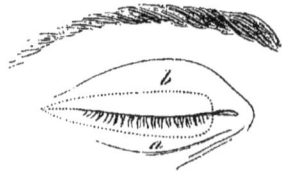

Fig. 134. — Opération du trichiasis, de Flarer. Incision de la commissure externe.

delette longitudinale, de la manière indiquée dans la figure 134, par la ligne ponctuée *b* pour la paupière supérieure, et par la ligne *a* pour la paupière inférieure. Lorsque les cils déviés se continuent jusque dans l'angle interne, il faut commencer l'opération dans cet endroit en divisant la commissure interne, si cela est nécessaire, par une incision horizontale pratiquée pendant qu'un aide écarte les paupières en les attirant en haut et en bas. La bandelette longitudinale de la peau qui renferme les cils et les follicules pileux étant ainsi circonscrite par les deux incisions, on la saisit avec des pinces à griffes et on l'enlève complétement, en disséquant avec des ciseaux ou le bistouri les adhé-rences qui la maintiennent en place. Si, à la surface de la plaie, on voit encore quelques follicules pileux, il faut les exciser soigneusement. La cicatrisation se fait dans quelques jours et habituellement sans suppuration.

Cette méthode, tout en constituant l'avantage de débarrasser l'œil définiti-vement des cils déviés sans raccourcir la paupière, comme cela a lieu par l'ablation du bord palpébral, n'est cependant pas sans inconvénient. D'abord, elle prive l'œil pour toujours de la protection naturelle des cils; ensuite, la cicatrisation peut donner lieu à un renversement de la paupière. Pour ces rai-sons, elle ne doit être employée que dans les circonstances où il est impos-sible de se servir de la méthode de déplacement que nous allons décrire maintenant.

La méthode opératoire qui se propose d'améliorer la direction des cils mal implantés ou déviés, et qui consiste dans le déplacement de leur champ d'implantation, est certainement la meilleure de toutes et mérite d'être prise en considération avant les autres.

Pour modifier la direction vicieuse des cils, on emploie différents moyens ayant tous le même but, à savoir, celui de changer la position du bord palpé-bral qui porte les cils. On obtient ce résultat difficilement par l'application de bandes agglutinatives et de collodion. Un moyen plus efficace, mais qui ne mérite d'être employé que dans des cas de déviations légères et encore sans promettre un résultat durable, consiste dans la cautérisation de la peau à la distance d'environ 3 millimètres du bord ciliaire. Dans ce but, on a employé, tantôt de l'acide sulfurique (Callisen, Helling), tantôt le fer rouge (Abulkasem, Larrey, Dieffenbach, Jobert), tantôt la galvanocaustique (Middeldorpf). On dévie encore le champ d'implantation des cils en excisant une portion de la peau qui avoisine les cils. Ces excisions de plis cutanés, recommandées déjà par Celse, se pratiquent dans diverses directions et dans différentes formes. Les uns préconisent la forme ovalaire (Desmarres), d'autres la forme semi-lu-naire (Aetius), d'autres, enfin, la forme rhomboïdale (Acrel). On les pratique tantôt dans la direction horizontale, tantôt dans la direction verticale, ou même dans les deux directions (Dzondi); tantôt on plaçait avant l'excision les sutures qui devaient réunir les lèvres de la plaie cutanée (Velpeau, Cunier); tantôt après l'excision, ou bien l'on n'en mettait pas du tout pour abandonner la cicatrisation à elle-même (Gendrin, Wenzel, Scarpa, Desmarres). Pour bien déterminer la grandeur du lambeau à exciser et pour saisir la peau, on peut se servir des pinces de Himly ou de Desmarres.

Un autre moyen pour obtenir une meilleure direction des cils est l'emploi des ligatures cutanées soit d'après le procédé de *Gaillard* (1), soit d'après ce procédé modifié par *Rau* (2). Ces ligatures doivent être placées, soit au-dessus ou au-dessous des endroits où les cils sont déviés en dedans, soit vers les angles des paupières, soit juste au milieu de la paupière, selon l'effet que l'on veut produire et dont on peut juger facilement d'avance en soulevant avec les doigts ou les pinces les plis cutanés. Si l'on juge opportun d'en placer plusieurs, on procède de la manière suivante (voy. fig. 135) : Après avoir

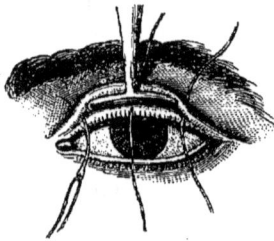

saisi avec des pinces, tout près du bord ciliaire, un repli de la peau de 3 à 4 millimètres de largeur, on le transperce de part en part avec une aiguille munie d'un fil de soie solide et double que l'on tâche de glisser sur le tarse même ; on fait ensuite un nœud que l'on sert fortement, et l'on abandonne l'élimination de la ligature à la suppuration.

Fig. 135. — Ligatures cutanées.

Si l'on veut appliquer les ligatures de Rau au milieu de la paupière, on y soulève un repli cutané avec le pouce et l'index de la main gauche, puis on enfonce en dedans des doigts un fil de haut en bas à travers la base du repli et, à 3 à 4 millimètres plus loin, de bas en haut. On applique de la même manière une seconde ligature en dehors des doigts, et l'on serre fortement les bouts des deux fils, de façon à fixer les replis cutanés par deux ligatures séparées d'un peu plus d'un centimètre l'une de l'autre. On enlève les ligatures après deux ou trois jours. Les fils doivent être assez forts pour éviter qu'ils ne coupent la peau. Il faut conserver les bouts du fil, après avoir serré le nœud, pour faciliter plus tard l'enlèvement de la ligature, qui devient assez difficile à cause du gonflement consécutif de la paupière. Cette opération peut être combinée facilement avec l'opération de la cantoplastie (blépharophimosis), toutes les fois que la trichiasis est compliquée d'un entropion (Pagenstecher). Le gonflement de la peau et les nodosités qui se produisent autour des points occupés par les ligatures constituent une difformité de la paupière, qui diminue sensiblement, il est vrai, mais laisse toujours quelques traces après elle, inconvénient qu'il ne faudrait pas oublier quand on opère des personnes qui attachent de l'importance à cette circonstance.

M. *Snellen* (3) recommande un autre genre de ligature, dont il donne la des-

(1) *Bulletin de la Société de Poitiers*, 1844.
(2) *Archiv fuer Ophthalmologie*, 1855, I, 2, p. 176.
(3) Voy. *Comptes rendus du Congrès d'ophthalmologie*, 1862, p. 237.

cription suivante : « Je me sers d'un fil muni de deux aiguilles, que je passe, après avoir fortement renversé les paupières de dedans en dehors, à travers toute l'épaisseur de la paupière, de façon que l'une d'elles traverse le tarse vers son bord supérieur et que l'autre passe un peu au-dessus de ce bord. Ensuite, j'introduis de nouveau ces mêmes aiguilles dans leur ouverture de sortie, et je les conduis le long de la face externe du tarse, au-dessous du muscle orbiculaire, pour les faire sortir au bord ciliaire, l'une à côté de l'autre, à une distance de 2 millimètres environ. Le bord supérieur du tarse se trouve ainsi entouré d'une anse, et en liant alors extérieurement les fils vers le bord ciliaire, je renverse ce bord en dehors et je l'attire en bas. Il y a deux choses à observer dans l'application de cette ligature : la première, c'est de perforer la conjonctive aussi loin que possible du bord palpébral libre, et ceci s'obtient facilement en renversant fortement la paupière ; la seconde, d'avoir soin que le fil ne vienne pas à jour au-dessous du bord ciliaire, pour que la petite cicatrice qui s'y forme n'occasionne pas de difformité dans la rangée ciliaire de cet endroit. »

Tous les moyens que nous venons d'indiquer ne produisent le déplacement des cils déviés qu'indirectement, pour ainsi dire, par la rétraction cicatricielle des téguments externes de la paupière. La transplantation directe de la lèvre externe du bord palpébral qui porte les cils, et du champ d'implantation de ces derniers, est réalisée par l'opération de *Jaesche* (1), modifiée par *Arlt* (2) ; elle se pratique de la manière suivante : On commence par diviser, d'après la méthode de Flarer, la paupière à opérer en deux portions, dont la portion antérieure porte les cils et renferme les follicules pileux (voyez p. 214, fig. 132) ; puis on excise, à la surface externe de la paupière, un lambeau cutané à l'aide de deux incisions, dont l'une (fig. 13 ɔ, ligne ponctuée *a*), à la distance de 3 ou 4 millimètres du bord palpébral, doit s'étendre parallèlement à ce dernier et un peu plus loin que la section intra-marginale ; l'autre incision (fig. 136, ligne ponctuée *b*), déterminant la hauteur du lambeau, est de forme semi-lunaire, et tous les deux doivent pénétrer jusqu'au cartilage tarse. Ce lambeau (circonscrit dans la figure 136 par les lignes *a b*), dont le diamètre vertical doit être d'autant plus grand que les cils sont plus fortement déviés en dedans, et la peau externe plus flasque, est alors disséqué et enlevé de façon à ménager le muscle orbiculaire le plus possible. On rapproche alors les lèvres de la section par des sutures qui réunissent le bord supérieur de la bandelette garnie de cils, à la lèvre supérieure de la section cutanée, en faisant glisser cette bandelette en haut sur le fibro-cartilage. Il arrive malheureusement parfois

(1) *Medic. Zeitung Russlands,* 1844, n° 9.
(2) *Prager medic. Vierteljahrschrift,* t. VII, 1845.

que la réunion ne se fait pas par première intention, et que cette bandelette se mortifie et se détruit par suppuration. Il faut, en outre, remarquer que cette transplantation a peu d'effet sur les cils situés vers les angles des paupières.

Pour obvier à ces deux inconvénients, *M. de Graefe* (1) a fait subir à cette opération des modifications importantes, en l'exécutant de la manière suivante (voyez fig. 137) :

On pratique deux incisions verticales de 9 millimètres de longueur, qui partent du bord libre, remontent en traversant la peau et le muscle orbiculaire, et délimitent latéralement la partie destinée à être transplantée. Par conséquent, elles doivent commencer, dans un cas de trichiasis complet, d'un côté à la commissure externe, de l'autre, près du point lacrymal qui doit être conservé intact. On procède alors à la section intra-marginale et à la dissec-

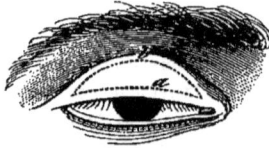

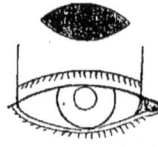

Fig. 136. — Excision d'un lambeau   Fig. 137. — Opération du trichiasis.
cutané.   Procédé de de Graefe.

tion de la paupière en deux couches, dont l'antérieure porte les cils et renferme les follicules pileux, selon le procédé de Flarer (voyez p. 214, fig. 132). Ceci fait, il devient facile de renverser les cils et d'attacher la couche cutanée de manière que le bord ciliaire soit remonté de quatre lignes. Pour augmenter l'effet et pour assurer la direction des cils, on peut exciser un pli ovale de la peau, dont les extrémités n'ont nullement besoin de rejoindre les sections verticales (voyez fig. 137), ou bien on peut se contenter de comprendre, sans excision préalable, un pli analogue de la peau entre deux ou trois sutures.

La transplantation est surtout applicable à la paupière supérieure et dans les cas où le trichiasis est étendu sur tout le bord palpébral. A la paupière inférieure, la conservation des cils est moins importante et l'effet est plus sûr si l'on enlève la lèvre externe du bord palpébral qui porte les cils déviés.

C'est surtout dans les cas de trichiasis ou de distichiasis partiels, que l'on réussit très-bien par l'excision des parties correspondantes de la paupière. Lorsque les cils déviés ne sont pas situés dans les angles de l'œil, on peut, comme dans la

(1) Voy. *Archiv fuer Ophthalmologie*. 1864, X, 2, p. 226.

figure 138, enfoncer un couteau lancéolaire dans le bord intra-marginal, derrière les cils déviés, le long du cartilage tarse, jusqu'à la profondeur de 5 milli-mètres. Ceci fait, on excise à la surface externe de la paupière, par deux inci-sions allant jusqu'au tarse, un lambeau en forme de V (fig. 138 A) qui renferme les follicules pileux des cils déviés ; puis on réunit les bords de la plaie par une ou deux sutures. Lorsque les cils déviés se trouvent juste dans la commissure externe ou interne, on fait les incisions de la manière indiquée par B (fig. 138).

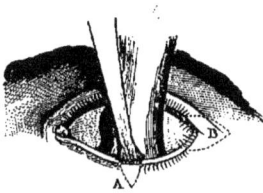

Fig. 138. — Opération de trichiasis partiel.

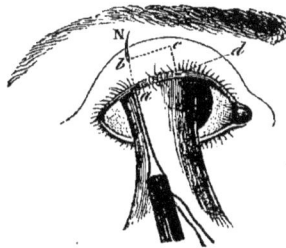

Fig. 139. — Opération de trichiasis (méthode de Herzenstein).

Un autre moyen pour guérir les cas de trichiasis et de distichiasis partiels a été indiqué par M. *Herzenstein* (1); il consiste dans l'introduction d'un séton, qui amène une inflammation et une suppuration qui détruit les follicules pileux. Ce procédé s'exécute de la manière suivante : On introduit une aiguille N (fig. 139) munie d'un fil de soie dans la portion intra-marginale, au point *a*. On l'enfonce sous la peau parallèlement au cartilage tarse et on la fait sortir au point *b*, à la distance de 4 ou 5 millimètres du bord palpébral. On introduit l'aiguille de nouveau au point *b*, en la faisant glisser sous la peau, parallèle-ment au bord ciliaire et dans toute l'étendue des cils déviés. Arrivé au point *c*, on fait sortir l'aiguille, pour l'introduire de nouveau à ce même point, et l'on fait descendre le fil verticalement pour le faire sortir définitivement dans le bord intra-marginal au point *d*. On attache les extrémités du fil à la joue, et l'on recouvre l'œil du bandeau compressif. On enlève le fil aussitôt que de petites taches jaunâtres, signes de la suppuration, apparaissent aux points de ponction.

Dans les cas où un seul cil ou plusieurs cils isolés ont pris une direction déviée, on fait bien de détruire directement le follicule pileux de ce cil. Dans ce but, on enfonce le long du cil dévié un couteau lancéolaire très-étroit ou une

(1) Voy. *Archiv fuer Ophthalmologie*, 1866, XII, 1, p. 76.

aiguille à cataracte, myrtiforme, large et droite, dans l'épaisseur de la paupière; puis on introduit dans la plaie soit un stylet trempé dans de la potasse caustique, soit un fil métallique que l'on fait rougir par la galvano-caustique. Cette manière d'agir est préférable à celle qui consiste à extraire d'abord le cil, puis à introduire le fil rougi; cette dernière méthode étant plus difficile et moins sûre.

OPÉRATION DE L'ENTROPION.

Le traitement opératoire de l'entropion doit varier nécessairement avec la nature et le degré de cette anomalie.

Dans les cas d'affection spasmodique passagère, si l'on réussit à replacer la paupière dans sa situation normale, il suffit, quelquefois, de traiter le blépharospasme par l'emploi des moyens ordinaires (fomentations, atropine, injections sous-cutanées de morphine).

Pour les cas de contractions spasmodiques de l'orbiculaire, on avait proposé de combattre le mal directement par la *myotomie sous-cutanée*. On peut exécuter cette opération d'après la méthode de *Dieffenbach et Cunier* (1), qui procèdent de la manière suivante : la plaque d'ivoire étant introduite sous la paupière supérieure, on pénètre sous la peau, au milieu de la paupière et au-dessus du cartilage avec un ténotome effilé; puis on fait glisser l'instrument en arrière de la peau jusqu'au rebord osseux de l'orbite, et l'on sectionne le muscle sous-jacent à différentes reprises, en retirant l'instrument vers l'endroit de ponction. Pour la paupière inférieure, on enfonce le ténotome au bord extérieur et inférieur de l'orbiculaire, en le faisant glisser jusqu'au bord libre de la paupière, et l'on sectionne le muscle en tirant le couteau en bas. La section des fibres musculaires de dehors en dedans et contre le tarse, paraît, en effet, plus sûre; cependant, on peut l'exécuter aussi de dedans en dehors, en pénétrant avec un ténotome très-effilé dans la portion intra-marginale du bord palpébral, et en poussant l'instrument sous le muscle; puis on dirige la pointe vers la peau, et on achève la section du muscle en retirant le ténotome (2).

Lorsqu'on a à combattre une simple inversion du bord de la paupière, résultant d'une cause passagère, telle que l'application prolongée d'un bandage sur les paupières fortement contractées ou des causes analogues, il suffit d'un pansement avec des bandelettes de taffetas gommé pour renverser la paupière en dehors. Un moyen utile, dans ces cas, est de placer entre le rebord

---

(1) Voy. *Annales d'oculistique*, 1841, t. V, p. 264.
(2) Voy. *Die subcutane Blepharotomie von J. W. Heidenreich*. Auspach, 1844.

orbitaire et la paupière une boulette de charpie et de la fixer dans cette position à l'aide de quelques bandelettes de diachylon. *M. Arlt* (1) conseille le pansement suivant : il prend une bandelette de toile d'un pouce et demi de longueur sur un demi-pouce de largeur, en fixe une extrémité par une couche de collodion au-dessous de l'angle interne, entre le rebord orbitaire et le bord adhérent du tarse. Cela fait, il tend assez fortement la bandelette en la tirant horizontalement de dedans en dehors vers la peau de l'angle externe, que l'on pousse, le plus possible, sous la toile, avant de l'y accoler également avec du collodion. Lorsque la bandelette est bien fixée à ses deux extrémités, on assure et l'on augmente son effet en la recouvrant d'une couche de collodion ; elle s'enroule alors sur elle-même et redresse la paupière.

On peut arriver au même résultat en prenant un repli cutané choisi au voisinage du bord libre de la paupière, entre les branches des serres-fines ou de la pince à ptosis (voy. fig. 140). Mais, il faut le dire, la pression exercée par

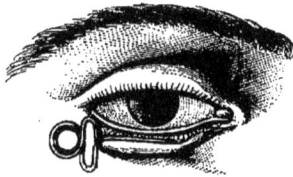

Fig. 140. — Application d'une pince à ptosis contre l'inversion de la paupière inférieure.

ces instruments sur la peau, est difficilement tolérée par les malades, du moins pendant longtemps ; de sorte que l'on est parfois obligé, suivant le conseil de Wardrop, de fendre le ligament palpébral externe, surtout quand le spasme de l'orbiculaire est entretenu par l'irritation de la conjonctive ou de la cornée.

Quant à moi, lorsque j'ai à combattre une simple inversion du bord de la paupière résultant d'une cause passagère chez des personnes qui viennent de subir une opération sur le globe de l'œil, ou chez ceux que je dois opérer, je me sers de préférence d'un moyen que *M. de Graefe* (2) a recommandé dans un autre but : je passe un fil de soie à travers la peau, près du bord libre de la paupière, après avoir soulevé avec les pinces ordinaires un petit pli cutané. Je ferme le nœud et je coupe une des extrémités du fil tout près du nœud, en laissant à l'autre toute sa longueur. Une ligature analogue est placée au-dessous

(1) Voy. *Archiv fuer Ophthalmologie*, 1863, t. II, 1, p. 96.
(2) Voy. *Compte rendu des séances de la Société ophthalmologique de Heidelberg*, session de 1868. :— *Annales d'oculistique*, 1869 mai-juin, p. 265.

et à quelque distance de la première près du bord orbitaire; puis je noue
fils conservés à chaque ligature, et, en les serrant plus ou moins fortement, je
renverse la paupière à volonté. On peut, au besoin, placer une ligature
de ce genre près des deux commissures et, si la paupière se renverse difficilement, interposer entre le bord orbitaire et la paupière une boulette de charpie
sur laquelle on serre les nœuds.

Dans les cas légers et récents d'entropion spasmodique ou sénile (surtout
de la paupière inférieure), on peut essayer d'obtenir la déviation des paupières
en dehors, par la rétraction cicatricielle qui suit la cautérisation, la ligature
ou l'excision de la peau externe près du bord palpébral, d'après les méthodes
que nous avons décrites dans le chapitre du trichiasis (voy. p. 215 et 216).
L'utilité de l'excision d'un ou de plusieurs lambeaux ovalaires ou myrtiformes
dans un sens à peu près vertical (fig. 141) et sans réunion des bords par la
suture, est indiscutable; mais cette manière d'agir fait qu'il est difficile
de tenir d'avance juste compte du degré de rétraction qui résulte de la cicatrisation. Lorsqu'on réunit les bords de la plaie à l'aide de sutures et que l'on obtient la guérison par première intention, le résultat immédiat diminue plus tard
considérablement, et le mal peut revenir comme avant l'opération.

Comme il arrive souvent que, dans les cas chroniques d'entropion, la fente
palpébrale est rétrécie et la commissure externe déplacée, il faut, pour guérir
l'entropion, commencer par élargir la fente palpébrale, en pratiquant la canto-

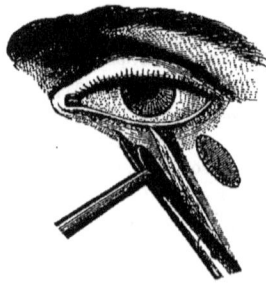

Fig. 141. — Opération de l'entropion par
l'excision de lambeaux cutanés.

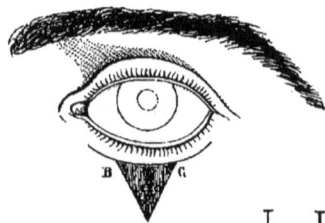

Fig. 142. — Opération de l'entropion. Procédé de de Graefe.

Fig. 143.

plastie (opération du blepharophimosis d'Ammon, décrite page 209). Souvent
cette opération seule suffit pour remettre le bord palpébral à sa place normale;

sinon, on peut la combiner utilement avec les ligatures de Gaillard (p. 216), comme M. Pagenstecher (1) l'a recommandé, ou avec des excisions cutanées à la surface de la paupière renversée.

M. de Graefe (2) a indiqué contre les formes spasmodiques d'entropion un procédé opératoire que j'ai employé plusieurs fois avec un excellent résultat. Voici comment on l'exécute (voy. fig. 142) : On pratique à **3** millimètres de distance du bord palpébral et parallèlement à ce dernier, une section cutanée qui s'avance des deux côtés jusqu'à 3 ou 4 millimètres de la commissure des paupières ; on excise alors un lambeau triangulaire A et l'on dégage légèrement les bords des lambeaux B et C, que l'on réunit au moyen de 2 ou **3** sutures. La plaie horizontale est abandonnée à elle-même. Quant à la largeur et à la hauteur du lambeau à exciser, elles varieront suivant le relâchement des parties cutanées. Sa hauteur est d'ailleurs peu importante ; sa base sera de 6 à 10 millimètres. Si, chez les personnes âgées, le relâchement des parties orbitaires du muscle orbiculaire est très-accusé, M. de Graefe donne au lambeau à exciser une forme en coupole (fig. 143). En cas de raccourcissement de la fente palpébrale, ce procédé peut être combiné avec l'opération du blépharophimosis.

Dans les cas d'entropion spasmodique de la paupière supérieure où le tarse correspondant est sensiblement altéré, *M. de Graefe* ajoute à son procédé une excision partielle du tarse, en procédant de la manière suivante (voy. fig. 144) : Après avoir pratiqué l'excision du lambeau cutané comme nous venons de le décrire, on écarte par traction les lèvres de la plaie ; on incise horizontalement, tout près du bord libre de la paupière, le muscle orbiculaire dont on repousse les fibres en haut, de manière à mettre à nu le cartilage tarse. On excise alors de ce tarse un triangle B tourné en sens inverse du triangle cutané, et dont la base occupe le bord orbitaire du tarse et mesure de 5 à 6 millimètres, tandis que le sommet se rapproche du bord palpébral. Le tarse doit être excisé dans

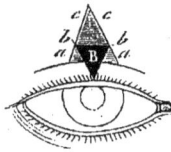

Fig. 144. — Opération de l'entropion. Procédé de de Graefe, avec excision partielle du tarse.

toute son épaisseur, de façon que la conjonctive seule reste. Les suture doivent être placées de manière que la moyenne (*b* dans la fig. 144) comprenne à la fois la peau et les couches superficielles du tarse.

Ordinairement cette opération doit être combinée avec celle du blépharophimosis.

(1) Voy. *Annales d'oculistique*, mars et avril 1862, p. 241.
(2) *Archiv fuer Ophthalmologie*, 1864, X, 2, p. 221.

Il existe, en outre, un certain nombre de cas d'entropion compliqué par la contraction et l'incurvation du cartilage tarse, où il est indispensable de s'attaquer à ce dernier même pour contrebalancer son incurvation. Les procédés qui ont été recommandés dans ce but sont les suivants :

Procédé de Ware (1).—Lorsque l'entropion est dû surtout au raccourcissement transversal du tarse, Ware faisait une incision perpendiculaire dans toute la substance de la paupière du côté temporal ou dans la partie médiane. Parfois, il y ajoutait l'excision d'un repli des téguments. Dès qu'on a fait l'incision verticale, les lèvres de la plaie s'écartent, en formant un V largement ouvert près du bord ciliaire et se terminant en pointe effilée. Il laisse cette ouverture se cicatriser par granulations.

Procédé de Crampton (2). — Au moyen de ciseaux droits, on incise la paupière verticalement dans l'étendue de 6 à 10 millimètres, vers l'angle externe et vers l'angle interne, immédiatement en dehors du point lacrymal ; puis, la paupière étant renversée en dehors, on pratique sur la membrane muqueuse une incision transversale allant de l'extrémité inférieure d'une des sections verticales à celle du côté opposé. La paupière, mobilisée par ces sections, est ramenée dans sa position normale et maintenue dans cette position au moyen de bandelettes agglutinatives, fixées d'une part à la peau de la paupière, et d'autre part à la joue ou au front.

Guthrie (3) a modifié le procédé de Crampton en y ajoutant une incision transversale du cartilage tarse et l'excision d'une partie de la peau qu'il recouvre.

Saunders (4), après avoir incisé la peau et le muscle orbiculaire parallèlement au bord ciliaire, détache le cartilage tarse de toutes ses adhérences et l'excise dans sa totalité, en ménageant le point lacrymal.

Toutes ces opérations, il faut bien le dire, amènent une déformation permanente de la paupière, inconvénient auquel échappe la section horizontale du tarse, telle qu'elle est exécutée d'après la *tarsotomie* préconisée par *de Ammon* (5). Cet auteur, après avoir renversé la paupière, enfonce le couteau de dedans en dehors à 6 millimètres de distance du bord palpébral, et près du point lacrymal qu'il ménage, traverse la paupière dans toute son épaisseur, conduit l'instrument parallèlement au bord palpébral, et achève la section à quelque distance de la commissure externe. Après cette tarsotomie, on peut pratiquer

(1) Voy. Mackenzie, 4ᵉ édit., p. 225.
(2) *Essay on the entropion*. London, 1806.
(3) *Lectures on the Operative surgery of the eye*, p. 34. London, 1825.
(4) *Tractise on some practical points on the Diseases of the eye*, p. 41. London, 1819.
(5) Voy. *Zeis. Handbuch der plastischen Chirurgie*. . 391. Berlin, 1838.

l'excision d'un lambeau cutané, et réunir horizontalement les lèvres de cette plaie pour faire basculer la portion divisée du tarse.

Procédé de Streatfeild (1). — Cet auteur a employé, dans les cas d'incurvation du cartilage sans contraction, le procédé suivant d'*évidement du cartilage.* Voici en quoi il consiste : la paupière étant saisie entre les pinces de Desmarres, de façon que la branche pleine s'appuie sur la muqueuse et l'anneau sur la peau, on pratique, avec un scalpel, une petite incision cutanée, à la distance de 2 millimètres du bord palpébral et parallèlement à celui-ci, de manière à mettre à nu les racines des cils et en évitant de les inciser ; puis, dégageant la peau, on continue cette incision, juste au-dessous des follicules pileux, jusque dans le cartilage, en faisant incliner les extrémités de la section vers le bord palpébral. Ceci fait, on pratique une seconde incision à la distance de 3 ou 4 millimètres au-dessous de la première et parallèlement à celle-ci, en divisant immédiatement les téguments jusque dans le cartilage, et en continuant cette seconde incision des deux côtés jusqu'à ce qu'elle rencontre les extrémités de la première. On excise alors le lambeau, en forme de coin, ainsi circonscrit dans le fibro-cartilage, en le saisissant avec des pinces et en le détachant de toutes ses adhérences, à l'aide du scalpel ou de ciseaux. On enlève, en même temps, la portion correspondante du tégument et, sans l'emploi des sutures, on laisse le travail cicatriciel opérer le mouvement de bascule de la partie du tarse contiguë au bord libre.

M. Sœlberg Wells (2) a réussi à guérir des cas difficiles d'entropion avec contraction et incurvation du cartilage, en combinant d'une manière bien ingénieuse les procédés d'Arlt et de Streatfeild de la manière suivante : il commence l'opération comme celle d'Arlt (page 217), et, après l'excision du lambeau cutané, il fait une incision longitudinale à travers les fibres du muscle orbiculaire jusqu'au cartilage. Ce dernier étant mis bien à nu, il y pratique deux incisions longitudinales (inclinées l'une vers l'autre), en faisant pénétrer la pointe de l'instrument jusque près de la conjonctive. Ces incisions doivent traverser le cartilage obliquement, et non perpendiculairement à sa surface, de manière à se rencontrer à la surface postérieure du cartilage et à circonscrire dans ce dernier un lambeau en coin, dont la base regarde les téguments externes et dont le sommet est dirigé vers la conjonctive. Ce lambeau du cartilage est excisé au moyen d'un bistouri. Sa grandeur doit dépendre du degré et de l'étendue de l'incurvation et de la contraction du cartilage. Les lèvres de l'incision cutanée sont réunies par des sutures qui doivent être passées assez

(1) Voy. *Ophthalmic Hospital Reports*, I, p. 121, et *Annales d'oculistique*, t. XL, p. 212.
(2) *Treatise of the Diseases of the Eye*, p. 703. London, 1869.

profondément pour saisir les fibres du muscle orbiculaire ; mais il est inutile de les faire passer à travers le cartilage.

Ajoutons, d'ailleurs, en terminant, que chacune des méthodes opératoires et des procédés proposés contre l'entropion et que nous venons de décrire, ne remplit toujours qu'une seule ou quelques-unes des indications que présente l'entropion lorsque nous trouvons la fente palpébrale rétrécie, le cartilage tarse altéré, le muscle orbiculaire anormalement contracté, les téguments externes relâchés, la muqueuse raccourcie. Le chirurgien aura donc à examiner attentivement, dans chaque cas d'entropion, quelle est celle de ces conditions pathologiques qui paraît le plus influer sur la position de la paupière. Il devra choisir le procédé opératoire qui combat le plus efficacement cette cause et, au besoin, faire usage des procédés qui combinent d'une manière si ingénieuse les différents moyens à l'aide desquels la médecine opératoire est arrivée à remédier même aux cas les plus graves de cette anomalie.

OPÉRATION DE L'ECTROPION.

Les opérations auxquelles on a recours pour guérir l'ectropion varient autant que les causes susceptibles de donner lieu à cette difformité. Comme telles, nous connaissons l'exubérance et l'épaississement de la conjonctive, la rétraction et les cicatrices de la peau, la déformation du cartilage tarse, la contraction de l'orbiculaire. Selon que l'une ou l'autre de ces causes prédomine dans un cas donné, le procédé opératoire doit remplir une ou plusieurs des indications suivantes : raccourcissement de la conjonctive et destruction du bourrelet conjonctival ; allongement de la peau et destruction des parties rétractées ou cicatricielles ; raccourcissement transversal du bord palpébral, et quelquefois de toute la paupière. Dans certains cas d'ectropion, ces indications ne peuvent être remplies sans laisser sur la paupière une perte de substance qui devra être comblée parfois par un des procédés de la blépharoplastie proprement dite.

Dans les cas aigus d'ectropion sarcomateux, il suffit quelquefois de remettre la paupière dans sa position normale et de l'y maintenir au moyen de quelques bandelettes agglutinatives et du bandeau compressif. Nous voulons, dès le commencement de ce chapitre, appeler l'attention sur un moyen très-précieux de donner au bord palpébral une position quelconque, de le renverser en dehors ou en dedans, de l'amener en haut ou en bas ; et ce moyen n'est autre que celui dont *M. de Graefe* (1) se sert pour amener, quand cela est nécessaire, une occlusion temporaire de la fente palpébrale. Ce moyen consiste à traverser un petit pli de la peau palpébrale par un fil de soie que l'on noue et dont on coupe une des extrémités. On place un nœud semblable sur un point correspondant de la peau de l'autre paupière, du front, ou de la joue, selon l'effet que l'on veut produire, et on lie les deux extrémités conservées à chaque nœud, en serrant les fils autant qu'il est nécessaire. Si les nœuds se détachaient prématurément, il serait facile de les renouveler. Ce moyen très-simple rend les meilleurs services après toutes les opérations de l'ectropion où il devient utile de maintenir, pendant quelque temps, le bord palpébral dans la position normale ; il remplace avantageusement l'emploi des bandes agglutinatives, qui remplissent cette indication d'une manière bien incomplète.

Lorsque la réduction de la paupière rencontre des difficultés, que la paupière est gorgée de sang, ou que la partie orbitaire du muscle orbiculaire est prise de contractions spasmodiques, il est bon de faire précéder l'application du bandeau, soit de scarifications multiples de la conjonctive, soit, au besoin, de la section de la commissure externe. Si ce traitement ne suffit pas, et qu'il existe une hypertrophie considérable de la conjonctive, on pratique sur la muqueuse des cautérisations avec le nitrate d'argent mitigé, puis des scarifications répétées. Ces manœuvres ont généralement pour effet de diminuer bientôt sensiblement l'étendue et l'épaisseur du bourrelet conjonctival. Si, malgré cela, l'exubérance de la conjonctive est encore telle qu'elle empêche la réduction de la paupière déviée, il peut devenir utile d'exciser une bandelette de la conjonctive épaissie, parallèlement au bord ciliaire de la paupière. Pour cela, on éloigne la paupière du globe ; puis on saisit avec une pince un repli de la conjonctive, et on le coupe avec des ciseaux courbes. L'étendue du lambeau doit dépendre naturellement de l'effet que l'on se propose de produire ; car il faut que la rétraction de la conjonctive, après la cicatrisation, ne soit pas assez considérable pour produire un renversement du bord palpébral en dedans, et le soit cependant suffisamment pour ne pas laisser subsister un certain degré d'ectropion. Il faut, en outre, se garder de pratiquer des excisions trop larges et des cautérisations trop fortes, parce qu'elles peuvent donner naissance à un tissu inodulaire très-irritant pour l'œil. On ne doit pas non plus ignorer que, même pour les cas simples d'ectropion, ces tentatives échouent parfois, ou ne sont suivies que d'un résultat passager ; la paupière (et c'est surtout de la paupière inférieure qu'il s'agit ici) retom-

(1) Voy. *Berliner klinische Wochenschrift,* 1867, n° 31.

bant bientôt de nouveau dans sa position vicieuse. Ceci est surtout à craindre quand un ectropion très-prononcé existe déjà depuis quelque temps, que l'individu qui le porte est âgé, ou que le bord palpébral paraît allongé. Dans ces cas, le fibro-cartilage ramolli et distendu ne revient que très-lentement et imparfaitement à son état normal. Le traitement que nous venons d'indiquer exige alors beaucoup de temps et beaucoup de peine et, en fin de compte, ne donne peut-être pas le résultat désiré, du moins d'une manière durable. Il est donc urgent, avant d'entreprendre ce traitement, d'examiner si la paupière renversée paraît être notablement allongée, parce qu'il devient alors indispensable de réduire le volume de la paupière par une intervention chirurgicale, avant de la mettre en position.

L'opération de ces cas d'ectropion ne présente pas de grandes difficultés quand ils ne sont pas compliqués par une rétraction considérable des téguments externes de la paupière, ou par la destruction du bord palpébral et de son voisinage. Le procédé qui réussit le mieux et qui suffit presque pour tous ces cas, est celui de la tarsorrhaphie avec excision d'un lambeau cutané triangulaire. Ce procédé, indiqué déjà par *Dieffenbach* (1) et modifié par *de Graefe* (2), s'exécute de la manière suivante (voy. fig. 145) : On pratique, comme pour la tarsorrhaphie ordinaire, l'incision de la commissure externe et l'avivement des bords palpébraux (voy. p. 210). Cependant, dans notre cas, il faut aviver le bord de la paupière renversée dans une étendue plus grande que celui de l'autre paupière (4 à 6 millimètres en plus). Ceci fait, on excise un lambeau triangulaire (*a,b,c*) ayant pour base l'extrémité de la commissure externe et une largeur de 4 à 6 millimètres.

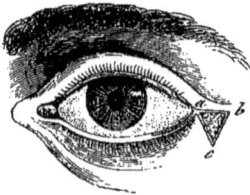

FIG. 145. — Opération de l'ectropion. Procédé de de Graefe.

Avant de réunir les lèvres de la plaie, il faut avoir soin de dégager du tissu sous-jacent la peau qui avoisine le lambeau triangulaire en dehors et en dedans. On applique d'abord les sutures qui doivent réunir en direction verticale les lèvres de la plaie triangulaire ; puis celles de la commissure externe, comme pour la tarsorrhaphie ordinaire.

Pour déterminer la grandeur du lambeau à exciser, ainsi que l'étendue de la tarsorrhaphie, il est utile de mesurer avant l'opération le degré d'allongement du bord de la paupière renversée. Pour cela, on le compare avec l'autre œil,

(1) Voy. *Zeis. Handbuch der plastischen Chirurgie*. Berlin, 1838, p. 380.
(2) Voy. *Archiv fuer Ophthalmologie*, 1858, IV, 2, p. 204.

ou l'on soulève vers l'angle externe de la paupière renversée un repli cutané vertical, jusqu'à ce que les deux paupières paraissent correspondre en longueur ; ce repli cutané indique à peu près l'étendue du lambeau à enlever. De la même manière, on rapproche les bords palpébraux à l'aide de deux doigts, dont l'un doit être appliqué au-dessus et l'autre au-dessous de la commissure externe, en observant dans quelle étendue il faudrait appliquer la tarsorrhaphie pour maintenir la paupière renversée dans sa position normale, et pour relever la commissure externe au niveau de l'angle interne des paupières (*de Graefe*). Il est facile d'apprécier ainsi d'avance, dans une certaine mesure, l'effet de l'opération que nous nous proposons de faire.

On peut d'ailleurs relever ou abaisser à volonté le niveau de la commissure externe en donnant une direction plus ou moins inclinée à la section qui divise la commissure externe et à la base du lambeau qu'on excise.

Dans les cas très-prononcés d'ectropion paralytique, la tarsorrhaphie simple de la commissure externe ne suffit pas toujours pour obvier à la difformité, et il peut devenir nécessaire d'aviver aussi les bords palpébraux près de l'angle interne, en ménageant les points lacrymaux, et de les réunir par une suture.

Une précaution importante pour ces cas d'ectropion, comme pour tous ceux où l'opération ne promet pas une réduction complète de la paupière inférieure à sa position normale, est celle d'inciser les conduits lacrymaux d'après la méthode de Bowman, pour faciliter l'écoulement des larmes par les voies normales, et de faire suivre, au besoin, cette petite opération du cathétérisme du canal nasal.

Lorsque l'ectropion porte en même temps sur les parties externes des deux paupières, de façon que toute la commissure externe se trouve renversée, on peutse servir utilement du procédé primitif de la tarsorrhaphie indiqué par *Walther* (1) en le combinant avec l'opération d'*Adams* (2). On excise (fig. 146) le bord libre des deux paupières dans l'étendue de l'éversion, ainsi que la commissure et un lambeau triangulaire de la peau environnante. La base du triangle ainsi dessiné est tournée vers l'œil, le sommet vers la tempe. L'auteur de cette méthode réunit immédiatement les lèvres de l'excision par deux sutures, comme l'indique la figure 147. Nous croyons urgent d'y ajouter les considérations suivantes :

Il est inutile d'enlever une partie du tarse, comme le conseillait Walther ; mais il faut enlever avec soin tous les bulbes pileux et ne comprendre dans la section qu'une faible partie de la muqueuse. Il est, en outre, important de

---

(1) Journal de de Graefe et de Walther, 1826, X.
(2) Journal de de Graefe et de Walther, 1828, I, et *System der Chirurgie*, 1828, VI, p. 166.

prolonger de quelques millimètres l'avivement du bord libre des paupières, comme dans la tarsorrhaphie simple, en n'excisant dans cette partie que la lèvre interne du bord palpébral et en y conservant les cils et les bulbes

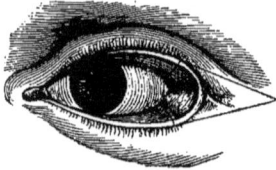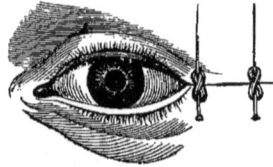

Fig. 146.   Fig. 147.

Opération de l'ectropion par les procédés combinés de *Walther* et d'*Adams.*

pileux. Le procédé de Walther, que nous venons de décrire, n'est, pour ainsi dire, qu'une application aux deux paupières de l'ancien procédé d'Adams, modifié par de Ammon, tel qu'il avait été proposé par ces auteurs contre le renversement d'une seule paupière.

Adams (1) excise, pour ramener la paupière à sa position normale, un lambeau triangulaire comprenant toute l'épaisseur de la paupière, comme l'indique la figure 148. Lorsque le lambeau est excisé, la paupière est ramenée à sa place, et les bords de la plaie réunis par une suture entortillée (fig. 149). Ce

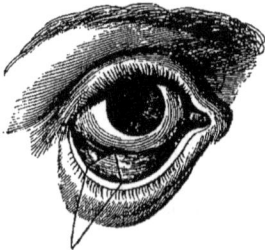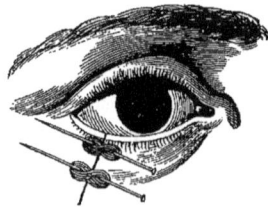

Fig. 148.   Fig. 149.

Opération de l'ectropion. Procédé d'*Adams.*

procédé expose au danger d'un coloboma de la paupière, si la réunion ne se fait pas de la manière désirée, ou, au moins, à l'inconvénient d'une cicatrice difforme. Pour y obvier autant que possible, *de Ammon* (2) a placé le lambeau triangu-

(1) *Practical observations on ectropium or eversion of the eyelids*, p. 4. London, 1812.
(2) *Zeitschrift fuer Augenheilkunde*, 1, p. 529.

laire de façon que son côté externe soit le prolongement de la commissure externe (voy. figure 150).

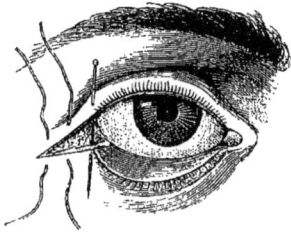

Fig. 150. — Opération de l'ectropion. Procédé de *de Ammon*.

Les procédés opératoires que nous venons de décrire seraient tout à fait insuffisants pour les variétés d'ectropion où la paupière renversée est retenue dans cette position par une rétraction des téguments ou par une bride cicatricielle. Contre ce genre d'ectropion, on se sert des opérations que nous allons décrire maintenant et qui peuvent servir de types susceptibles d'être modifiés suivant les nécessités des différents cas.

Le procédé le plus simple est l'ancienne incision de Celse, qui consiste à faire une incision semi-lunaire à travers les téguments rétractés, à détacher complétement la peau palpébrale du tissu sous-jacent, de manière à lui donner une grande mobilité, à ramener ainsi le bord palpébral à sa position normale, et à laisser guérir la plaie par une large cicatrice. Cette opération, qui n'est certainement applicable que lorsque la perte de substance de la peau a été très-peu considérable, et qui expose au danger de voir l'ectropion se reproduire par la rétraction graduelle de la cicatrice, devrait être suivie, en tout cas, d'un pansement maintenant le bord palpébral dans sa position normale d'une manière permanente et pendant un temps prolongé. On pourrait se servir dans ce but des ligatures décrites plus haut (page 227).

Procédé de Fr. Jaeger (1). — Cette opération commence par l'incision de Celse (voy. fig. 151) et par le dégagement de la peau. Cela fait, on excise du bord palpébral une portion quadrangulaire d'une étendue égale à l'allongement du bord palpébral renversé (voy. fig. 152), et l'on réunit les bords de la plaie verticale par une suture entortillée. Puis on dégage la peau à l'endroit de l'adhérence cicatricielle et tout du long de l'incision semi-

(1) J. F. Dreyer, *Nova blepharoplast. Methodus*, p. 40. Vindobonæ, 1831.

lunaire dans une certaine étendue (voy. fig. 153), et l'on réunit les lèvres de l'incision horizontale par des sutures simples (voy. fig. 154).

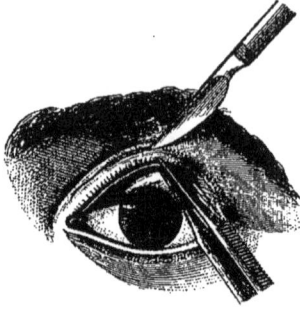
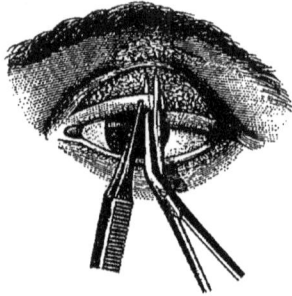

Fig. 151. — Opération d'ectropion cicatriciel. Procédé de Fr. Jaeger. Incision de Celse.

Fig. 152. — Procédé de Fr. Jaeger. Excision d'une portion du bord palpébral.

Ce procédé peut être employé dans les mêmes circonstances que celui de Celse ; mais il remédie en même temps à l'allongement du bord palpébral.

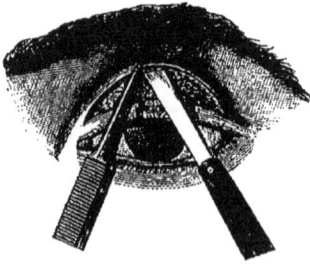
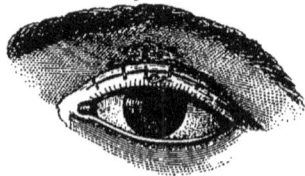

Fig. 153. — Dégagement de la peau palpébrale.

Fig. 154. — Réunion des lèvres de la plaie.

Procédé de Wharton Jones (1). — Lorsqu'une cicatrice a raccourci la peau palpébrale et renversé la paupière, on la circonscrit, comme dans la figure 155, par deux incisions convergentes qui commencent près des angles de l'œil et

(1) *Traité pratique des maladies des yeux,* par *Wharton Jones.* Édition française, par *Foucher,* p. 618.

viennent se rejoindre sur la joue ou sur le front, au delà de la cicatrice. Cette section affecte la forme d'un V. Cela fait, on détache soigneusement le lambeau cutané ainsi circonscrit, de son sommet vers sa base, en disséquant toutes les adhérences qui seraient un obstacle à la mobilité du lambeau. Enfin on ramène le bord palpébral à sa position naturelle, on dégage dans une certaine étendue la peau près des bords de l'incision pour faciliter la coaptation, et l'on réunit, comme l'indique la figure 156, les lèvres de la plaie qui prend alors la forme d'un Y.

Cette opération est surtout avantageuse pour la paupière inférieure ; elle l'est moins pour la paupière supérieure où le sommet du lambeau pourrait inté-

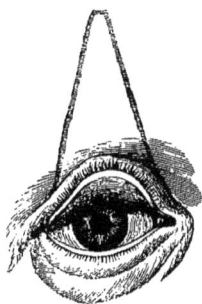 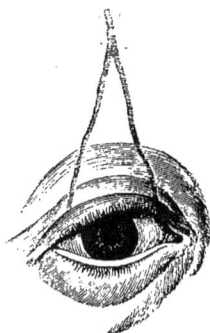

Fig. 155.　　　　　　Fig. 156.

Opération de l'ectropion. Procédé de Wharton Jones.

resser les sourcils. Elle peut aussi s'employer avec avantage dans les cas de déplacements cicatriciels de la commissure externe ; mais comme elle ne remédie pas à l'allongement du bord palpébral, et comme elle ne peut ni abaisser ni relever le niveau de la commissure externe, il peut devenir nécessaire de la combiner dans ces cas avec la tarsorrhaphie (Stellwag).

Procédé de de Graefe (1). — M. *de Graefe* emploie dans les cas plus prononcés d'ectropion de la paupière inférieure, accompagnés d'altération dans la texture du bord palpébral, le procédé suivant : Après avoir soigneusement nettoyé la paupière renversée, on tâche de découvrir le point d'implantation des cils et l'on pratique une incision horizontale derrière ces points,

(1) *Archiv für Ophthalmologie*, 1864, X, 2, p. 221.

c'est-à-dire, dans la partie de la paupière qui constitue le bord intra-marginal. Cette incision doit aller du point lacrymal inférieur jusqu'à la commissure externe (voy. fig. 157 D E.); des extrémités de cette incision on fait descendre deux sections verticales D B. E F. de 1 centimètre et demi à 2 cen-

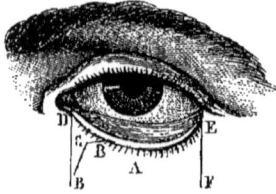

Fig. 157. — Opération de l'ectropion. Procédé de *de Graefe*.

timètres de longueur. Le lambeau quadrangulaire que l'on obtient ainsi est dégagé dans toute son étendue et au besoin au delà des extrémités inférieures des sections verticales, lorsque la rétraction cutanée est notable. On saisit alors ce lambeau par son bord supérieur, au moyen de deux pinces larges, pour l'attirer fortement vers le front, et l'on fait dans cette position la réunion des sections verticales, en commençant les sutures par en bas. Les extrémités du lambeau dépassent maintenant de beaucoup les angles de la paupière et doivent être raccourcies autant que cela est nécessaire. M. de Graefe conseille de pratiquer ce raccourcissement au moyen de deux sections B, B. qui se réunissent à l'angle obtus C, et de fixer cet angle dans le point occupé précédemment par l'angle interne du lambeau. Plus le point C se trouve placé près du bord palpébral, plus la section raccourcit le bord, moins il relève le lambeau, et *vice versa*. Les grandeurs exactes de ces sections dépendent naturellement des particularités que présente chaque cas; elles sont faciles à trouver au moment où le lambeau dégagé est attiré en haut dans la position nouvelle que l'on veut lui donner. On termine l'opération par la réunion de la section horizontale, en ayant soin de saisir dans les sutures peu de conjonctive et beaucoup de peau. On conserve les fils des sutures pour les fixer au front, après les avoir attirés fortement en haut. Il va sans dire, ajoute M. de Graefe, qu'une réunion par première intention doit être recherchée par-dessus tout. Par conséquent l'écoulement du sang doit être tout à fait arrêté avant la coaptation du lambeau, et une immobilité complète dans les premiers jours après l'opération est de rigueur. On applique avec avantage un bandeau compressif pendant les premières vingt-quatre heures. Les cicatrices que laissent les sections verticales ne sont pas plus visibles que dans les procédés analogues.

Lorsque l'ectropion résulte d'une cicatrice adhérente à l'os, on peut se servir de différents procédés. Il suffit quelquefois de détacher la cicatrice de l'os par la méthode sous-cutanée et de mobiliser ainsi toute la paupière; quand cette dernière est remise dans sa position normale, on peut l'y maintenir faciement, au moyen de ligatures passées par la peau palpébrale que l'on attache au front ou à la joue.

Lorsque la cicatrice est large, on emploie avantageusement le *procédé de Ammon*, qui propose d'opérer de la manière suivante : il circonscrit par une incision la cicatrice de la peau qu'il laisse adhérente à l'os (voy. fig. 158) ; puis il détache les téguments voisins, tout autour de l'incision, de manière à mettre la paupière en liberté, et à permettre au malade de fermer l'œil. Il rapproche ensuite les lèvres de la plaie par-dessus l'ancienne cicatrice préalablement avivée (voy. fig. 159). Si la cicatrice était plus étendue en lar-

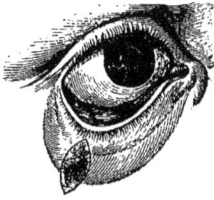 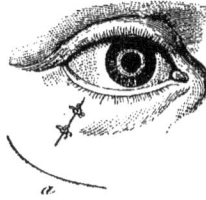

Fig. 158.   Fig. 159.

Opération de l'ectropion cicatriciel. Procédé de Ammon.

geur qu'en hauteur, l'incision prendrait la forme d'un ovale couché; et lorsque la cicatrice a une certaine dimension, il peut devenir nécessaire, pour faciliter la réduction de la paupière, de pratiquer au-dessous de la cicatrice, à la distance de 4 à 6 millimètres, une incision parallèle au bord orbitaire, et de détacher la peau de cette incision vers la cicatrice (voy. fig. 159 *a*).

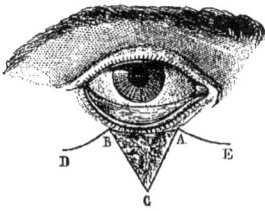 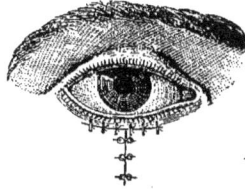

Fig. 160. — Opération de l'ectropion cicatriciel.   Fig. 161. — Opération de Dieffenbach. —
Procédé de Dieffenbach.   Réunion des lèvres de la plaie.

Dieffenbach (1) entourait les cicatrices de ce genre par une section triangu-

(1) Voy. *Zeis, Handbuch der plastischen Chirurgie*, etc., p. 378. Berlin, 1838.

laire ayant sa base tournée vers le bord palpébral, et l'extirpait en totalité (voy. fig. 160) ; ensuite il prolongeait des deux côtés l'incision horizontale qui représente la base du triangle. Il dégageait ensuite la peau tout autour de la section pour en faciliter le glissement, et après avoir placé la paupière dans la position normale, il appliquait les sutures, comme l'indique la figure 161.

Lorsque les téguments externes de la paupière renversée sont changés dans toute leur épaisseur en un tissu cicatriciel, de sorte que la rétraction est très-intense et le glissement de la peau qui entoure la cicatrice très-difficile, les procédés décrits jusqu'ici sont souvent insuffisants.

Dans ces cas, après avoir divisé la peau rétractée, détruit les adhérences cellulaires ou excisé la cicatrice, quand on ramène le bord de la paupière à sa position normale, on reconnaît que le tégument cutané fait défaut, parfois, dans une étendue trop considérable, pour que la plaie puisse être couverte par le glissement de la peau circonvoisine. D'autre part, on ne peut abandonner cette plaie à la guérison par granulation, de crainte que la rétraction ultérieure du tissu cicatriciel ne produise de nouveau un renversement de la paupière. Une perte de substance analogue suit l'extirpation des tumeurs étendues des paupières. Pour combler cette lacune dans les téguments, on est alors obligé d'emprunter des lambeaux aux parties circonvoisines, et de les transplanter sur la paupière. Nous entrons ainsi dans l'étude des opérations autoplastiques, et nous renvoyons, pour les considérations générales qui doivent y servir de règles, au chapitre suivant qui traitera de la blépharoplastie. Ici nous voulons indiquer seulement les procédés de Fricke et de Dieffenbach qui peuvent servir de types, moyennant quelques modifications d'après les indications particulières de chaque cas.

Procédé de Fricke (1). — On entoure la cicatrice de deux incisions semi-elliptiques, et on l'excise (voy. fig. 162). Dans le cas d'une cicatrice étroite, on pratique une simple incision parallèle au bord libre de la paupière; puis on coupe les brides cicatricielles, on dissèque la peau avec beaucoup de soin jusqu'au bord ciliaire de la paupière, et on arrive ainsi à la rendre aussi mobile que possible. Ceci fait, on remet la paupière dans sa position normale, en exerçant une traction continue dans la direction de la fente palpébrale, et en détachant soigneusement toutes les adhérences qui paraissent s'opposer à la réduction complète de la paupière. Il s'établit ainsi une ouverture considérable dans les téguments externes, d'une largeur variable et qu'on essaye de combler par un lambeau cutané pris dans le voisinage. Pour la paupière supérieure, c'est généralement sur la tempe qu'on va le chercher, et sur la joue

(1) *Die Bildung neuer Augenlieder* (Blepharoplastik), von J. C. G. Fricke. Hamburg, 1829.

pour la paupière inférieure. Comme dans la figure 162, on dessine un lambeau ayant la même forme que l'ouverture qu'il doit combler, tout en lui donnant deux millimètres de plus en longueur et en largeur, en prévision de la rétraction qu'il montre une fois détaché. Ce lambeau, préalablement mesuré et

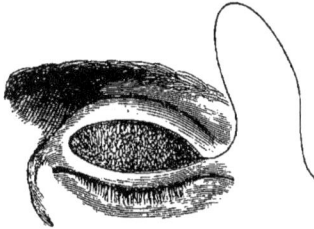

Fig. 162. — Procédé de Fricke.

tracé, est disséqué des parties sous-jacentes avec le plus de tissu cellulaire possible, et de manière qu'il reste en rapport avec la région de son origine par un très-large pédicule.

Ce n'est que lorsque le sang aura cessé de couler et que tout caillot sanguin aura été enlevé de l'ouverture de la paupière et de la surface du lambeau, que l'on adaptera ce dernier à l'espace laissé vide par l'écartement des lèvres de la plaie palpébrale. Pendant cette adaptation on a soin d'éviter tout tiraillement de la peau, en prolongeant au besoin l'incision qui limite le lambeau en dehors, et en dégageant la peau circonvoisine. Enfin, on réunit le lambeau au bord de l'ouverture par des sutures ordinaires, et on essaye de rapprocher, autant que possible, les lèvres de la plaie pratiquée sur la tempe ou sur la joue.

Procédé de Dieffenbach. — Pour la paupière inférieure, Dieffenbach donnait à la plaie palpébrale consécutive à la dissection de la rétraction cutanée ou à l'excision d'une cicatrice, la forme d'un triangle ayant sa base tournée en haut (voy. fig. 163 *a*, *b*, *c*). Cet espace triangulaire est alors comblé par un lambeau qu'on obtient par deux incisions, dont l'une est le prolongement direct de l'incision horizontale qui forme la base du triangle, et dont l'autre est parallèle au bord externe de ce dernier (voy. fig. 163 *bd* et *de*).

La longueur de la ligne *b*, *d*, doit dépasser de quelques millimètres celle de la base du triangle. L'écoulement du sang arrêté, on fait glisser le lambeau détaché sur l'ouverture qu'il est destiné à combler, et on l'y adapte soigneusement, à l'aide de simples sutures (voy. fig. 164). Les lèvres de la plaie de la

joue où le lambeau a été pris peuvent être rapprochées, autant que possible, par des sutures ; le reste doit se cicatriser par granulation. Pour les

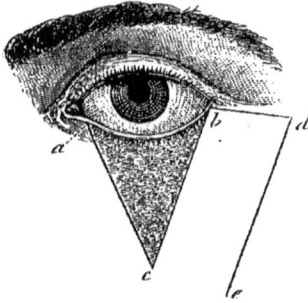

Fig. 163 (1). — Blépharoplastie. — Procédé
de Dieffenbach.

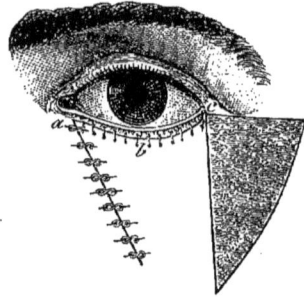

Fig. 164. — Procédé de Dieffenbach. Réunion
des lèvres de la plaie.

soins à donner pendant le traitement consécutif, nous renvoyons au chapitre
de la blépharoplastie.

DE LA BLÉPHAROPLASTIE.

§. La destruction des paupières soit par la gangrène, comme après la pustule
maligne et les brûlures, soit à la suite d'un lupus ou d'un épithélioma, soit
enfin après l'extirpation des tumeurs dans cette région, exige des opérations
plastiques pour combler la perte de substance ou même pour remplacer entièrement la paupière perdue. Avant de décrire les procédés ingénieux qui ont été
inventés dans ce but, nous voulons indiquer quelques considérations générales
applicables à tous ces cas de blépharoplastie, et dont l'observation attentive
augmente les chances de succès. Ainsi il est de la plus haute importance de
conserver la plus grande partie possible de l'ancienne paupière, principalement
de son bord libre, et de ménager la muqueuse complétement si cela se peut.
La grandeur du lambeau à transplanter doit toujours dépasser celle de l'ouverture dans laquelle il doit être placé : d'abord en prévision de la rétraction

(1) L'incision représentée dans cette figure par la ligne *bd* est de beaucoup trop courte. Elle doit
mesurer quelques millimètres de plus que la longueur de la ligne *ab*.

qui survient une fois le lambeau détaché, et puis pour qu'il puisse être adapté aux bords de l'ouverture sans efforts et sans tension.

Il faut prendre soin également que la peau voisine, après la coaptation, ne soit pas trop tendue, et, au besoin, il faut la dégager par des incisions superficielles pratiquées vers la base du lambeau, et en enlevant de bonne heure les sutures qui paraissent occasionner la tension.

La base du lambeau doit être toujours assez large pour assurer la vitalité de la peau transplantée. Cette vitalité est en outre influencée par la bonne adaptation de la surface saignante du lambeau aux surfaces sous-jacentes. Sous ce rapport, le pansement des parties opérées joue un rôle important. Le bandage doit être fait de manière à assurer le contact intime de toutes ces parties, tout en évitant une pression trop forte du lambeau contre l'os sous-jacent. Il va sans dire que les chances du succès sont d'autant plus grandes que le lambeau transplanté est plus près d'une région de peau saine et dépourvue de toute altération inflammatoire ou cicatricielle.

Parmi les méthodes opératoires qui doivent être rapportées ici, nous avons déjà décrit, à l'occasion de l'ectropion, celles indiquées par *Fricke* et *Dieffenbach* (voy. p. 236). Le procédé de ce dernier, qui consiste dans la transplantation immédiate d'un lambeau triangulaire pris dans le voisinage de la plaie à couvrir, a l'inconvénient de laisser tout près de la nouvelle paupière une plaie dont la cicatrisation doit être abandonnée en partie à elle-même. Cette cicatrisation s'opère presque toujours de manière à attirer les parties voisines, et il est facile de comprendre que la nouvelle paupière sera le plus sujette à suivre ces tractions.

On évite en grande partie cet inconvénient en employant le procédé si ingénieux de M. *Burow* (1), qui s'exécute de la manière suivante :

On commence, comme dans l'opération de Dieffenbach, par donner à l'ouverture de la peau palpébrale, une forme triangulaire (fig. 165 ABC.). Après quoi on prolonge l'incision horizontale en ligne droite vers la tempe, et on la donne pour base à un autre triangle ADE, dont le sommet est dirigé en haut. La longueur de l'incision qui sert de base à ce triangle circonscrit dans la région temporale, doit être égale à celle du lambeau triangulaire de la paupière ; les incisions verticales peuvent être plus courtes. Pour la paupière supérieure, le sommet du triangle latéral doit être dirigé en bas.

Le lambeau temporal *b* étant excisé, on saisit la peau près du point A, et on la dissèque dans une étendue assez grande pour mobiliser complétement le lambeau cutané ACD ; puis on l'attire en dedans, de sorte que son angle A se place

(1) *Beschreibung einer neuen Transplantationsmethode*, Berlin 1856.

en B et que le bord du lambeau AD forme le bord libre de la paupière inférieure. On dégage également la peau près de l'incision ED, et l'on réunit par la

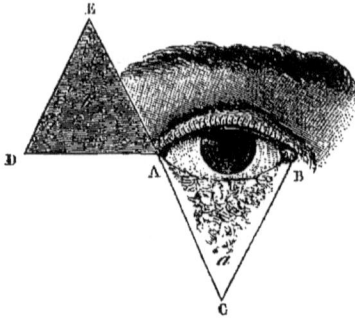

FIG. 165. — Blépharoplastie. — Procédé
de Burow

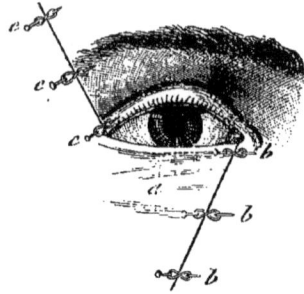

FIG. 166. — Procédé de Burow. Réunion
des lèvres de la plaie.

suture le bord CA avec CB, et DE avec AE, de sorte que les deux pertes de
substance produites sont habilement dissimulées (voy. fig. 166).

M. *Burow* conseille d'employer pour la suture entortillée des aiguilles anglaises
ordinaires qu'on a repassées au feu, détrempées, rendues flexibles, et dont on
aplatit les pointes de manière à leur donner une forme lancéolaire. Ces
aiguilles, auxquelles on peut donner la courbure voulue, s'introduisent plus
facilement que les épingles ordinairement en usage pour la suture entortillée ;
lorsqu'on veut les enlever, on les tourne une ou deux fois autour de
leur axe et on les attire à soi, en les saisissant par leur extrémité lancéolaire. M. Burow se sert, pour la suture, de fils de soie ou de coton. Il recouvre
chaque suture entortillée, de ses extrémités jusqu'à une certaine distance de la
plaie, avec une couche de collodion, et aussitôt que cette dernière est desséchée,
il enlève les aiguilles, parce qu'il croit que pour obtenir avec plus de sûreté la
réunion par première intention, il y a beaucoup d'avantage à enlever les
aiguilles le plus tôt possible. Si les parties réunies sont si fortement tiraillées
que l'on peut supposer que le collodion seul ne suffira pas pour maintenir
la coaptation, il faut procéder d'une autre manière. On ne recouvre de
collodion que les sutures placées aux endroits les moins tiraillés, et, aussitôt
le collodion desséché, on enlève ces aiguilles ; les autres sutures qui n'ont
pas de collodion sont laissées en place pendant vingt-quatre heures. Comme,
pendant ce temps, la soie ou le coton que l'on a employés seraient tellement

imprégnés par la sérosité qui s'écoule de la plaie, que le collodion n'y aurait plus de prise, on enroule sur les aiguilles, avant de les retirer, quelques tours de soie, et on les enduit alors d'une couche de collodion.

Pour combattre le tiraillement, qui s'oppose si souvent à la réunion des lambeaux dans les opérations autoplastiques, M. Burow conseille le procédé suivant : il enfonce à la distance d'un pouce et demi à deux pouces de chaque côté de la plaie, une épingle dirigée parallèlement à cette dernière, de telle sorte que les points de ponction et de contre-ponction soient séparés par une portion de la peau longue de 12 à 16 millimètres. On enroule ensuite, autour de ces épingles, un fil de soie non tordu, en forme de 8 de chiffres, en serrant plus ou moins les circonvolutions, selon que la plaie est plus ou moins tiraillée. J'ai cru pouvoir remplacer cette manière d'agir par deux procédés, l'un et l'autre plus inoffensifs que celui de M. Burow que je viens de décrire. A la place des épingles, j'ai traversé la peau par de petites ligatures, à quelque distance des parties tiraillées, et je fais cesser ces tiraillements, en réunissant dans un nœud les fils de ces ligatures que je peux ainsi rapprocher à volonté. D'autres fois, j'ai pris deux bandelettes de toile sur lesquelles étaient attachées de petites agrafes. A l'aide de collodion, j'ai attaché une de ces bandelettes près des parties tiraillées, l'autre sur la peau du front et de la joue, de manière à ce que les ouvertures des agrafes soient tournées en direction opposée. Puis j'ai enroulé autour des agrafes un fil de caoutchouc que je noue, après l'avoir serré plus ou moins fortement, selon qu'il est nécessaire de rapprocher plus ou moins les parties sur lesquelles les bandelettes de toile ont été collées.

Les procédés de Fricke, de Dieffenbach et de Burow peuvent être employés

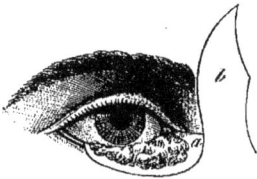

FIG. 167. — Blépharoplastie (procédé de Blasius). Le lambeau est pris dans le front au-dessus du nez.

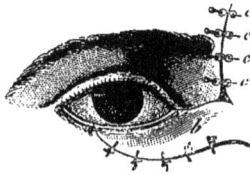

FIG. 168 — Procédé de Blasius. Réunion des lèvres de la plaie.

pour combler une perte de substance au milieu des paupières, et même pour restaurer une paupière tout entière. Dans ce dernier but, *Blasius* (1) et *Hasner*

(1) *Berliner medic. Zeitschrift*, mars 1842.

d'*Artha* (1) ont indiqué des procédés qui permettent de refaire la paupière inférieure par des lambeaux pris dans la peau du front ou du nez. Les figures 167 et
168, 169 et 170, 171 et 172 indiquent l'opération de *Blasius* suffisamment, sans
qu'une description plus détaillée soit nécessaire. Rappelons seulement qu'il faut

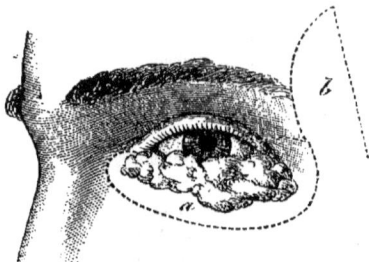

Fig. 169. — Blépharoplastic (procédé de Bla-   Fig. 170. — Application des sutures.
sius). Le lambeau est pris dans la tempe et le
front.

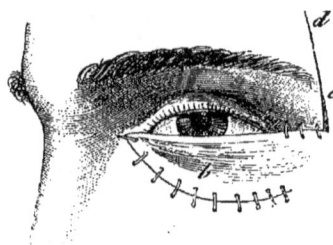

avoir la précaution de donner au lambeau des dimensions qui dépassent de quelques millimètres celle de la perte de substance, et qu'il est nécessaire de réunir,
autant que possible, les bords des plaies produites par l'excision des lambeaux.

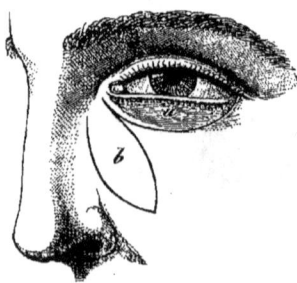

Fig. 171. — Blépharoplastic (procédé de Blasius).   Fig. 172. — Déplacement du lambeau *b*.
Le lambeau est pris dans la joue.

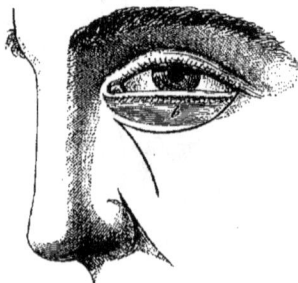

M. *Knapp* (2) s'est servi d'un procédé bien ingénieux qui lui avait été suggéré
par un de ses élèves, le docteur Fr. Pagenstecher de Heidelberg, pour restaurer
en partie la paupière inférieure, d'où il avait extirpé une tumeur cancroïde

(1) *Entwurf einer anatomischen Begründung der Augenheilkunde.* Prag, 1847, p. 182.
(2) Voyez *Archiv für Ophthalmologie*, 1867, XIII, 1, p. 183.

(voy. fig. 173). Après avoir donné aux bords de la plaie la forme rectiligne indiquée dans] la figure, il prolongea les incisions horizontales du côté du nez, et disséqua dans cette région un lambeau quadrangulaire. Il pratiqua ensuite une incision dans la direction de la fente palpébrale et en partant de la commissure externe, à travers la peau de la tempe; puis une autre qui continuait l'incision horizontale inférieure sur la joue, en donnant aux extrémités de ces deux incisions une direction légèrement divergente. Il forma ainsi un lambeau allongé et qui s'élargissait assez considérablement vers sa base ;

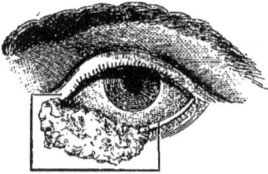

Fig. 173. — Extirpation d'une tumeur de la paupière inférieure.

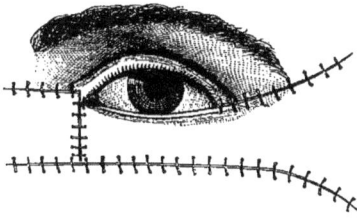

Fig. 174. — Blépharoplastie. Opération de Knapp.

ce lambeau fut détaché du tissu sous-jacent et réuni avec son bord vertical au bord vertical du lambeau interne. Les deux lambeaux assez tendus recouvraient parfaitement la perte de substance et furent réunis très-soigneusement par un certain nombre de sutures, comme l'indique la figure 174.

Lorsqu'il s'agit de restituer une perte de substance qui embrasse les commissures de la fente palpébrale, on peut se servir des méthodes opératoires

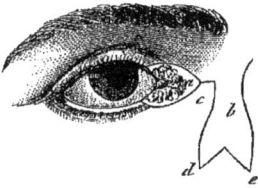

Fig. 175. — Blépharoplastie. Réparation de l'angle interne des paupières.

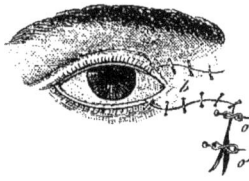

Fig. 176. — Application des sutures.

suivantes indiquées par M. *Hasner d'Artha* : On circonscrit de la manière habituelle la partie malade par deux sections elliptiques, comme cela est indiqué dans la figure 175 *a*. On sectionne alors dans le tégument du nez un lambeau dont la base doit être séparée de six millimètres à peu près de l'extrémité interne de la plaie. Ce lambeau se termine par une extrémité bifurquée destinée à la réparation de l'angle même. Après avoir coupé le pont du lambeau *b* et détaché ce dernier jusqu'à sa base du tissu sous-jacent, on le met en place et on l'y attache à l'aide de sutures (fig. 176). Afin de couvrir aussi complétement que possible la plaie produite à l'endroit où on a disséqué le lambeau, on attire en bas et en dedans le lambeau constitué par le pont sectionné.

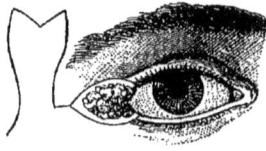

Fig. 177. — Blépharoplastie. Réparation de l'angle externe des paupières.

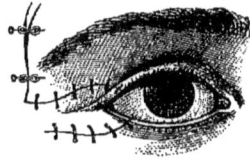

Fig. 178. — Application des sutures.

Pour la commissure externe, on procède d'une façon tout à fait analogue en disséquant le lambeau dans la région de la tempe (voy. fig. 177 et 178).

La restauration simultanée des deux paupières paraît difficile à obtenir, d'après la méthode de Dieffenbach. M. *Hasner d'Artha* l'a exécutée de la manière suivante : la commissure interne et la plus grande partie des deux paupières étaient détruites par une tumeur, comme la figure 179 l'indique. Le chirurgien pratiqua une première incision *d* qui commençait près de l'extrémité de la portion saine de la paupière supérieure et se dirigeait à travers les sourcils, vers le front, pour se terminer vers la racine du nez. Ensuite, il fit une seconde incision *b* qui entourait la tumeur, ainsi que la troisième *c*, et enfin une quatrième *f*. Après avoir extirpé la partie malade dans les limites des incisions *b c*, il détacha du tissu sous-jacent, les lambeaux *e* et *g*, jusqu'à leur base. Ceci fait, il déplaça le lambeau inférieur *g* en haut et le lambeau supérieur *e* en bas, vers l'œil, de façon que l'extrémité *i* du lambeau inférieur, que l'on raccourcit selon le besoin, s'adaptât au bord palpébral inférieur, et l'extrémité *h* du lambeau supérieur, également raccourci, à celui de la paupière supérieure. La commissure interne est alors formée par l'extrémité du lambeau inférieur et par la base du lambeau supérieur.

Pour fixer les lambeaux aux endroits indiqués, on dégage la peau du front et de la joue dans le voisinage des lambeaux, pour rendre ces derniers aussi mobiles que possible; puis on réunit le bord convexe des lambeaux avec les bords de la plaie (voyez fig. 180). On commence à placer les sutures par le

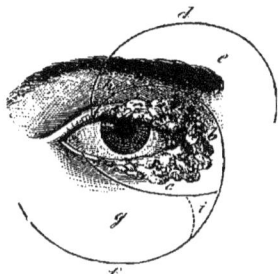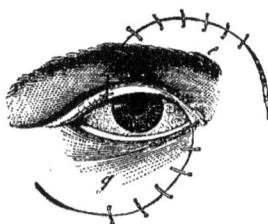

Fig. 170.   Fig. 180.

Blépharoplastie. Restauration des deux paupières et de l'angle externe.

sommet des lambeaux, et l'on continue vers la base aussi loin que la tension des lambeaux le permet.

Après cette coaptation, il reste une petite plaie près de la racine du nez, une autre à la joue, enfin une troisième entre les lambeaux déplacés et le globe ; mais ces petites plaies se remplissent vite de granulations, lorsque la guérison se fait d'une manière satisfaisante.

En décrivant les diverses opérations autoplastiques des paupières, nous n'avons eu d'autre but que d'indiquer les règles générales d'après lesquelles on peut restaurer les pertes de substance dans la région palpébrale. Nous avons voulu également décrire quelques procédés types qui peuvent servir dans divers cas, selon que l'on aura à reconstituer une paupière en partie ou en totalité, ou les commissures palpébrales, ou enfin, les deux paupières. C'est à la sagacité et à l'expérience du chirurgien à choisir, parmi ces procédés celui qui convient le mieux dans un cas donné et à le modifier au besoin d'après la grandeur et l'emplacement de la perte de substance et d'après l'état de la peau circonvoisine. Il ne faudrait pas oublier, non plus, les dangers d'une mauvaise adaptation des lambeaux, de leur chute immédiate ou de leur rétraction ultérieure. Enfin, dans les cas où l'on a à restaurer une paupière tout entière, un lambeau cutané, si bien qu'il soit tracé, si bien qu'il ait guéri, ne pourra guère remplacer la paupière munie de son cartilage, de son appareil glandulaire, de ses cils et de sa muqueuse.

Malgré tous ces dangers et toutes ces difficultés, la blépharoplastie est formellement indiquée lorsqu'un œil est mis en péril par une exposition constante au contact de l'air. Elle est de toute nécessité dans le cas où l'on a été contraint d'extirper des tumeurs des paupières qui ont laissé une perte de substance considérable. Tout en se mettant en garde contre les illusions exagérées des malades qui, espérant une restitution intégrale, seront difficilement satisfaits par le résultat définitif, nous pouvons dire, cependant, sans crainte d'exagérer, que la blépharoplastie a rendu souvent de très-grands services, en conservant un organe aussi important que l'œil, et en remédiant à des difformités vraiment hideuses. Il n'est donc que trop juste de rappeler ici les noms de *de Graefe* (*père*) (1), de *Dzondi* (2), de *Dieffenbach* (3), auxquels revient le mérite d'avoir essayé les premiers de remédier à l'absence des paupières.

OPÉRATION DU PTOSIS.

La chute de la paupière supérieure, par suite de la paralysie du muscle releveur, ne devient le sujet d'une intervention chirurgicale que lorsqu'on ne peut d'aucune façon espérer le rétablissement de l'innervation et que l'affection est dans un état de stabilité parfaitement caractérisée. L'opération est encore indiquée lorsque le ptosis résulte d'une insuffisance du muscle releveur, que cette insuffisance ait pour cause un défaut anatomique congénital ou acquis, ou une augmentation du poids de la paupière, ou enfin une action exagérée du muscle orbiculaire, antagoniste du releveur.

L'opération la plus vulgaire que l'on ait recommandée, consiste à exciser un repli cutané de la paupière abaissée ; mais cette opération est complétement insuffisante dans la plupart des cas. Si l'on n'excise pas un repli très-large, l'effet est minime, ou bien on risque, si l'on donne à l'excision une grande étendue, de défigurer le malade ou de produire une insuffisance de la paupière supérieure qui empêche l'occlusion de la fente palpébrale. Cette circonstance, jointe à l'impossibilité d'abriter alors, comme il faut, le globe de l'œil, devient la cause d'irritations pénibles et d'inflammations dangereuses du globe oculaire.

L'excision d'un repli cutané ne peut avoir du succès que lorsque la paupière a réellement augmenté de largeur par le relâchement de la peau et par l'hypertrophie du tissu cellulaire, comme on le rencontre chez des personnes très-âgées ou après des affections palpébrales chroniques avec turgescence des tissus. Dans ces cas, la paupière devient pour ainsi dire un fardeau trop lourd pour le

(1) *Rhinoplastie*, etc., 1818, p. 15, et *Journal de de Graefe et de Walther*. t. II, p. 8.
(2) *Hufland's Journal*, novembre, 1818, p. 99.
(3) *Casper's Wochenschrift*, 1835, n° 1, p. 8.

muscle releveur, lors même qu'il aurait sa force normale. On saisit alors, à l'aide des pinces de de Graefe, une portion des téguments assez grande pour faire disparaître la chute de la paupière, lorsque le malade regarde devant lui, tout en prenant garde de ne pas lui donner des dimensions telles que l'occlusion de l'œil en soit gênée. Ce repli est excisé, et l'on réunit par quelques points de suture les lèvres de la plaie.

Il est beaucoup plus fréquent que le ptosis dépende d'un trouble dans l'équilibre musculaire entre l'orbiculaire et le releveur, et contre cet état de choses l'excision d'un repli cutané ne pourrait certainement rien. Pour y remédier on a pensé à donner au muscle affaibli (le releveur) une insertion plus favorable au développement de sa force (analogue à la pratique de la strabotomie) ; mais ces tentatives faites par de Graefe et Bowman sont restées sans résultat. *M. de Graefe* (1) a eu alors l'idée très-heureuse de diminuer autant que possible la résistance que le releveur rencontre dans les contractions de son antagoniste, le muscle orbiculaire. Il a réussi, en effet, à affaiblir l'action de l'orbiculaire en opérant de la manière suivante : il pratique une incision transversale dans la peau de la paupière supérieure, à la distance de six millimètres de son bord libre, d'une commissure à l'autre. Il écarte alors fortement les lèvres de la plaie par des tractions en haut et en bas, et dissèque légèrement le tissu sous-cutané près des lèvres de la plaie. Le muscle orbiculaire ainsi mis à découvert, il en saisit avec des pinces à griffes une portion large de huit à dix millimètres qu'il excise avec des ciseaux courbes ou avec le bistouri, en prenant garde de ne pas inciser l'aponévrose sous-jacente. Si, par hasard, on coupait cette aponévrose, il en résulterait une hernie du tissu graisseux de l'orbite que l'on pourrait exciser, si elle est considérable, ou réduire par la suture de l'aponévrose. Immédiatement après l'excision de l'orbiculaire, il procède à la réunion des lèvres de la plaie par deux ou trois sutures qui doivent comprendre les bords de la plaie musculaire aussi bien que ceux de la plaie cutanée. L'application de ces sutures exige la plus grande exactitude et doit être pratiquée de la manière suivante : on enfonce d'abord l'aiguille dans la lèvre inférieure de la plaie cutanée, puis on saisit la lèvre inférieure de la plaie musculaire avec des pinces et on y enfonce l'aiguille qui pénètre ainsi dans la profondeur de la plaie ; cela fait, on prend avec les pinces le bord supérieur de la plaie musculaire, on y enfonce l'aiguille de dedans en dehors, et, après avoir traversé la lèvre supérieure de la plaie cutanée, on ferme la suture. Il suffit d'en appliquer trois de cette manière, et, en cas de besoin, de réunir encore par quelques autres la plaie cutanée seulement.

Par cette opération on produit un raccourcissement de la portion sous-

(1) *Archiv für Ophthalmologie*, 1863, IX, 2, p. 57.

cutanée de la paupière supérieure et un affaiblissement du muscle orbiculaire. Les dimensions de la portion du muscle orbiculaire à exciser doivent dépendre du degré du ptosis, et, si ce dernier est compliqué d'un allongement anormal de la paupière (ce que l'on reconnaît par la comparaison avec celle de l'autre côté, pendant que le malade dirige son regard en bas), on peut combiner l'excision d'un lambeau cutané avec l'opération que nous venons de décrire,

Ces tentatives opératoires doivent nécessairement échouer dans les cas

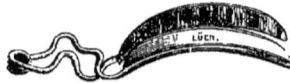

Fig. 181. — Pinces à ptosis.

extrêmes de ptosis où il existe une paralysie complète du releveur. On peut alors maintenir la paupière relevée à l'aide de petites pinces à ptosis dont nous donnons ci-jointe la figure (fig. 181).

OPÉRATION DES TUMEURS PALPÉBRALES.

Les tumeurs des paupières, qui d'ailleurs sont de nature très-variable, sont aussi opérées de différentes manières.

L'*orgeolet* : Lorsqu'à la suite de la suppuration un point de la peau s'est aminci et menace d'une rupture spontanée, il peut être incisé pour permettre l'écoulement libre du pus.

Le *milium* ou millet, si toutefois son opération est requise, doit être ponctionné ou incisé avec une aiguille ou un petit bistouri pointu, et son contenu extrait avec la pointe de cet instrument ou avec une petite curette. Si la petite tumeur est de dimension plus notable, on fera bien d'exciser au moyen de ciseaux courbes la paroi de la petite poche. On agit de même avec les autres kystes à contenu suffisamment liquide. D'autres fois, on pratique l'excision avec cautérisation consécutive de la petite poche.

Le *chalazion* est opéré, ou par extirpation (énucléation), ou par l'incision avec évacuation de son contenu, suivie ou non de la cautérisation de la poche.

Cette dernière méthode sert de préférence pour les chalazions dont le contenu s'échappe sans peine, et dont les parois sont peu épaisses. On renverse alors la paupière et l'on incise dans toute sa largeur la petite tumeur qui fait saillie à la surface de la muqueuse. Si le contenu ne s'échappe pas spontanément, il suffira d'exercer une pression plus ou moins forte sur la paupière renversée, soit à l'aide des doigts, soit à l'aide du manche du bistouri appliqué en arrière de la petite tumeur. On termine l'opération en introduisant dans la plaie un crayon très-pointu de nitrate d'argent. Lorsque le chalazion forme un kyste à contenu très-dense, situé entre le tarse et les téguments externes, il peut paraître plus simple de l'extraire à travers une incision cutanée. Dans ce cas, la paupière étant tendue entre deux doigts, on incise la peau transversalement au-dessus de la petite tumeur, et dans une étendue suffisamment grande pour l'extraire facilement. Il faut se garder d'ouvrir, pendant cette incision, le kyste lui-même. L'incision faite, on dégage la peau du kyste sous-jacent que l'on saisit avec des pinces ; puis on l'attire au dehors et on le détache soigneusement de ses adhérences avec le tissu cellulaire environnant, en faisant attention de laisser la muqueuse intacte.

On peut réunir au besoin la plaie cutanée par une suture.

Les pinces de Desmarres (fig. 182) appliquées comme l'indique la figure ci-jointe, peuvent servir dans ces procédés opératoires pour faciliter la dissection des tumeurs de la paupière, et pour prévenir l'écoulement gênant du sang, par la compression qu'elles exercent autour de la tumeur ; mais il faut ajouter que leur application est assez douloureuse.

Les *tumeurs érectiles (nævi materni vasculaires)*, souvent congénitales et dont le siège de prédilection est sur la paupière supérieure dans le voisinage du bord orbitaire, peuvent être opérées de différentes manières. Lorsqu'elles sont d'un très-

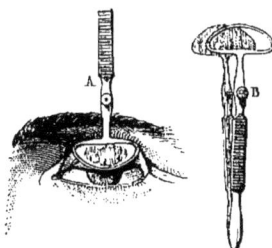

Fig. 182. — Pinces de Desmarres.

petit volume, elles disparaissent quelquefois après de simples cautérisations avec le nitrate d'argent, avec les acides nitrique ou chlorhydrique appliqués à l'aide d'une petite tige de verre. On a vu aussi des résultats heureux de l'inoculation du virus vaccin dans les petits *nævi materni* des jeunes enfants. L'injection du perchlorure de fer, après la publication des cas où cette injection a été suivie d'une terminaison funeste, ne sera plus essayée, je crois, contre les tumeurs érectiles des paupières. Le séton et la ligature ne sont applicables qu'aux tumeurs de moyenne grandeur. La ligature peut être circulaire ; elle étrangle alors la tumeur au-dessous d'une ou deux aiguilles que l'on a enfoncée préalablement à sa base. On peut aussi comprendre dans la ligature une portion de la tumeur seulement, et répéter l'opération à plusieurs reprises. Un moyen excellent et qui s'est montré souvent très-efficace, consiste en l'application de l'électrolyse et dans celle de la galvanocaustique pratiquée soit avec un fil de platine, soit avec des aiguilles que l'on enfonce dans la tumeur sur plusieurs points. Les grands avantages de l'électrolyse sont l'absence de douleur, de tout danger, et d'une difformité cicatricielle notable.

Pour des tumeurs érectiles d'un volume trop considérable pour être attaquées directement, on a tenté la compression et même la ligature de la carotide du côté malade.

Quant aux *autres tumeurs* des paupières telles que le molluscum, les tumeurs sébacées, les fibromes, les lipomes et les simples verrues, on les enlève soit par l'excision avec ou sans cautérisation, soit par la ligature, soit par une simple incision.

Le *dacryops*, tumeur des plus rares et qui résulte de la dilatation d'un des conduits excréteurs de la glande lacrymale, disparaît rapidement lorsqu'on incise la paroi du kyste et que l'on empêche la cicatrisation immédiate des lèvres de la plaie, en les écartant à l'aide d'une sonde à plusieurs reprises. M. *de Graefe* (1) s'est servi, dans le même but, de l'opération suivante : après avoir dilaté avec un stylet conique l'orifice très-fin du kyste, il y introduisit une aiguille courbe munie d'un fil de soie et appliqua une ligature comprenant 4 millimètres de la paroi du kyste. Après dix jours, il enleva la ligature et divisa avec des ciseaux la partie de la paroi que la ligature n'avait pas complètement séparée. Enfin il écarta les lèvres de la plaie à l'aide d'une petite sonde jusqu'à ce que la cicatrisation des bords permît de considérer l'ouverture du kyste comme définitive.

Le traitement des *tumeurs malignes* de la paupière (*épithéliomes ou cancroïdes*), consiste dans l'extirpation par le bistouri ou dans la destruction par les caustiques. Lorsque la tumeur est d'une étendue modérée et nettement limitée, de façon que l'on puisse espérer de l'enlever dans sa totalité, l'extirpation est indiquée. Il faut avoir soin de pratiquer les incisions dans les parties saines de la peau, et après avoir enlevé la tumeur, on donne à la perte de substance la forme d'un V dont on réunit les bords par de simples sutures, où dans laquelle on transplante un lambeau de la peau circonvoisine. D'autres chirurgiens préfèrent abandonner la plaie à la cicatrisation par granulation.

Comme caustiques on emploie surtout la potasse, la pâte au chlorure de zinc et l'acide nitrique.

M. *Bergeron* a employé avec un succès remarquable du chlorate de potasse intus et extra (2). Il applique sur la tumeur des plumasseaux de charpie imprégnés de la solution suivante : eau distillée, 115 grammes ; chlorate de potasse, 19 grammes ; à l'intérieur il le donnait à la dose de 2 grammes par jour.

(1) Voy. *Archiv für Opthalmologie*, 1860, VII. 2, p. 2.
(2) Voy. *Bulletin de thérapeutique*, t. XLVI, p. 12.

Le docteur *Broadbent* a recommandé l'acide acétique (une portion d'acide pour quatre portions d'eau, en injections et en badigeonnage), et ce traitement a donné d'excellents résultats entre ses mains et celles d'autres chirurgiens (1).

On a fait d'ailleurs dans ces derniers temps des tentatives analogues avec d'autres substances telles que le nitrate d'argent, le chlorure de zinc, etc.

OPÉRATION DU BLÉPHAROSPASME.

Le blépharospasme ne peut devenir l'occasion d'une intervention chirurgicale que dans des circonstances bien déterminées. Provoquées par la présence d'un corps étranger dans le sac conjonctival ou par certaines inflammations de la conjonctive et de la cornée, les contractions forcées des paupières persistent quelquefois, même après l'extraction du corps étranger, ou après la guérison de la maladie qui les a provoquées ; d'autres fois le blépharospasme empêche cette guérison. Il a été observé que le spasme limité d'abord à l'orbiculaire, s'étend à d'autres muscles de la face et même aux extrémités (2). Cette dernière forme s'est présentée aussi comme provenant d'une névrose réflexe de la cinquième paire, et on a remarqué qu'il existait alors un point précis où la compression du nerf contre l'os sous-jacent suffisait pour arrêter ou du moins pour modérer le blépharospasme et les mouvements convulsifs des autres muscles atteints.

Dans le traitement de cette affection, il importera avant tout d'en déterminer exactement la cause. Si l'examen du sac conjonctival et de l'œil malade est indispensable, on sera souvent obligé d'employer le chloroforme pour vaincre la résistance du spasme musculaire. Reconnaît-on alors la présence d'un corps étranger ou une affection de la cornée qui peuvent expliquer le blépharospasme, on dirigera le traitement contre ces causes. Si le blépharospasme persiste même après la disparition des accidents inflammatoires, ou s'il s'oppose à la guérison de la maladie de la cornée, ou enfin s'il est déterminé par une névrose d'une branche de la cinquième paire, il faut examiner si la compression exercée sur le trajet d'un de ces nerfs ne réussit pas à faire cesser ou à modérer les contractions spasmodiques. Le nerf sus-orbitaire est celui qui

---

(1) *Power, on Diseases of the Eye*, p. 103.

(2) Voy. *A. de Graefe* : Observation de blépharospasme avec convulsions générales, guéri par la section du nerf sus-orbitaire, etc. (*Archiv für Ophthalmologie*. 1854, 1, 1, p. 440).

contribue le plus à la sensibilité du muscle orbiculaire, et c'est par lui que nous commençons nos essais de compression ; mais l'expérience a prouvé qu'il ne faut pas s'arrêter là, et tenter également l'effet de la compression sur le sous-orbitaire, la branche temporale du malaire, le nerf dentaire inférieur (1), etc. Quand on a ainsi déterminé le point où la compression du nerf agit favorablement sur les contractions, on commence le traitement du blépharospasme par des *injections sous-cutanées* pratiquées à ces mêmes endroits.

Ce genre de traitement trouve un si large emploi en ophthalmologie, abstraction faite de la maladie qui nous occupe, que je crois utile d'ajouter ici quelques détails empruntés à un travail de M. *de Graefe* sur ce sujet (2). Ces injections se font de préférence avec une solution de sulfate ou d'hydrochlorate de morphine (au vingtième), dont on injecte de 8 à 16 gouttes, ou la capacité de 8 à 16 divisions de la seringue de *Pravaz*, modifiée par *Lüer*. Cette dernière a l'avantage que la canule se termine par une pointe creuse et par conséquent sert en même temps comme trocart ; il faut aussi remarquer que le piston de cette seringue ne s'avance pas à l'aide de tours de vis mais par un simple mouvement vers le point d'arrêt, ce qui abrége notablement la durée de cette petite manœuvre chirurgicale.

Si l'endroit de l'injection est déterminé par le point où la compression du nerf se montre salutaire, il ne faudra pas oublier que le résultat dépend souvent de ce que la solution doit être portée exactement sur ce point et injectée dans la direction centrifuge du nerf. Des exemples frappants m'ont prouvé que les insuccès doivent être souvent attribués à des erreurs commises à cet égard. Lorsqu'on veut employer le traitement par les injections sous-cutanées dans des cas où l'on n'a pas trouvé d'indication spéciale pour tel ou tel endroit, on choisit de préférence la tempe. On n'y observe ni ecchymoses étendues, ni irritation de la peau, même après des centaines d'injections pratiquées avec des intervalles de un ou deux jours. La sensibilité paraît aussi moindre à la tempe qu'à d'autres parties de la peau. Enfin il est facile d'y soulever un pli cutané, le tissu cellulaire qui sépare la peau du fascia étant très-lâche ; pour la même raison, ce tissu permet l'injection même d'une assez grande quantité de solution, sans produire une tension désagréable de la peau.

Avant l'injection, il faut soulever fortement un pli de la peau temporale, et enfoncer résolûment la pointe de la canule dans le tissu cellulaire. Lorsqu'on sent qu'elle s'y meut librement, on abandonne le pli cutané et on pousse le piston en avant. Si l'on continue de soulever la peau au moment de l'injec-

(1) Voy. A. de Graefe : *Compte rendu des séances de la Société médicale de Berlin* du 16 décembre 1863 et du 6 avril 1864.

(2) Voy. *Archiv für Ophthalmologie*. 1863, IX, 2, p. 62.

tion, la pression que les doigts exercent sur le tissu cellulaire, peut devenir la cause qu'une partie de la solution injectée s'échappe, lorsqu'on retire la canule.

Dans un certain nombre de cas de blépharospasme, les injections de morphine suffisamment répétées produisent une guérison complète ; d'autres fois, elles ne sont suivies que d'une amélioration passagère ; d'autres fois, enfin, elles ne se montrent efficaces que comme moyens palliatifs et indiquent la nécessité d'autres essais thérapeutiques dirigés sur le point où la compression du nerf et l'injection de la solution calmante ont fait cesser passagèrement ou du moins ont modéré les contractions spasmodiques. C'est alors que nous sommes autorisés à avoir recours à la *névrotomie*. Des observations nombreuses de blépharospasme guéri par ce moyen, ont prouvé l'efficacité de la section dans un certain nombre de cas, bien qu'il soit difficile d'expliquer l'effet de cette section sur les nerfs moteurs du muscle.

Le choix du nerf à sectionner dépend naturellement de la recherche préalable des points sur lesquels la compression de certaines branches de la cinquième paire réussit à arrêter le blépharospasme ; parmi ces branches nous devons citer, en commençant par les moins fréquentes, le nerf dentaire inférieur (1), qu'on sectionne dans la bouche en dirigeant le névrotome contre la branche montante de l'os maxillaire inférieur ; la branche temporale du filet malaire que l'on atteint dans la fossette temporale même ; enfin le nerf sus-orbitaire dont la section a été pratiquée déjà un très-grand nombre de fois avec des résultats différents, selon la cause qu'il fallait attribuer au blépharospasme (2).

L'exécution exacte de cette opération exige l'emploi du chloroforme, surtout pour les enfants. L'opérateur placé en face du malade ou derrière lui, relève fortement de la main gauche le sourcil, en tendant la peau en haut et en dehors ; puis il enfonce le ténotome de dehors en dedans sous la peau, et le fait glisser le long du bord de l'arcade orbitaire. Arrivé à 25 millimètres environ en dehors de la racine du nez, un peu en dedans de l'union du tiers interne avec les deux tiers externes du rebord orbitaire supérieur, il tourne le tranchant de l'instrument vers l'os et y pratique une incision, en pénétrant jusque dans le périoste. Si l'on examine la sensibilité cutanée immédiatement après l'opération, on ne trouve parfois qu'une anesthésie assez imparfaite et très-restreinte, même lorsque la section du nerf a été complète ; mais cette anesthésie augmente dans le courant de la journée ou du lendemain qui suit l'opération.

(1) Voy. *A. de Graefe* dans le *Compte rendu des travaux de la Société médicale de Berlin*, séances du 16 décembre 1863 et du 6 avril 1864.

(2) Voy. *A. de Graefe* : Observation de section du nerf sus-orbitaire, avec remarques sur les résultats obtenus par cette opération (*Archiv für Ophthalmologie*, 1858, IV, 2, p. 184.

Il est utile d'appliquer un bandeau compressif serré pour empêcher la formation d'ecchymoses sous-cutanées ; généralement les malades peuvent quitter la chambre quelques jours après l'opération. La sensibilité de la peau, détruite par la section du sus-orbitaire, ne revient que très-lentement, mais cette anesthésie partielle gêne fort peu les malades.

DES OPÉRATIONS

QUI SE PRATIQUENT

SUR LES VOIES LACRYMALES

(Voyez planche photographique n° 22).

Les opérations que l'on pratique sur les voies lacrymales ont presque toujours pour but d'obvier aux différents obstacles qui empêchent l'écoulement normal des larmes. Ces obstacles ayant pour siége, tantôt les points et les conduits lacrymaux, tantôt le sac lacrymal ou le canal nasal, c'est à ces différents endroits que l'intervention chirurgicale s'applique. C'est aussi en suivant cet ordre anatomique que nous allons exposer dans ce chapitre les procédés opératoires dont ils sont l'objet.

Les *points lacrymaux* peuvent cesser de remplir leurs fonctions par suite de changements survenus dans leur situation ou dans leur structure. Lorsqu'il n'y a que simple déplacement du point lacrymal, sans altération de sa structure ou de celle du conduit lacrymal, on doit se proposer ou de lui rendre sa position normale, ou, si cela n'est pas possible, de transformer le conduit lacrymal en une gouttière qui lui permette d'entraîner les larmes à mesure qu'elles arrivent vers l'angle interne.

L'orifice du point lacrymal qui, à l'état normal, doit être en contact avec le globe oculaire, peut subir un déplacement dans un double sens. Nous pouvons le voir, en effet, se diriger en haut ou même en avant, à la suite d'une éversion plus ou moins prononcée du bord palpébral, état qui survient très-souvent après les ophthalmies chroniques. D'autres fois, le point lacrymal, tout en conservant la direction normale, se trouve refoulé à une distance plus ou moins grande de l'œil ; refoulement dont il faut chercher la cause dans le gonflement de la caroncule ou dans l'épaississement de la paupière et de la conjonctive palpébrale. Dans ces derniers cas, on peut essayer si les médicaments topiques indiqués pour ces cas réussissent à produire la résolution de l'engorgement, ou on peut enlever avec avantage une portion de la caroncule. Mais dans la grande majorité des cas, il faut fendre, comme M. *Bowman* (1)

(1) Voy. *Medico-chirurgical Transactions*, 1851, t. XXXIV, p. 337.

l'a enseigné le premier, le point et le conduit lacrymal ; car, le contact des larmes qui ne peuvent s'écouler par les voies ordinaires, entretient la maladie et empêche l'efficacité des autres moyens que nous pourrions employer.

DILATATION ET SECTION DES POINTS ET CONDUITS LACRYMAUX.

L'opération par laquelle on fend les conduits est des plus simples. M. *Bowman* l'exécute avec une petite sonde cannelée et un bistouri étroit et pointu. Voici la manière dont il se sert de ces instruments : appliquant un doigt de la main gauche au-dessous de l'angle externe de l'œil, il tend la paupière inférieure en l'attirant vers la tempe ; de cette façon, le bord palpébral prend une direction entièrement horizontale. Un autre doigt de la même main étant placé dans l'angle interne, au-dessous du conduit lacrymal, il renverse ce dernier légèrement en dehors. Alors la sonde introduite, à l'aide de la main droite, pénètre facilement dans le conduit et peut être poussée en avant jusqu'au niveau de la caroncule lacrymale. Ceci fait, la sonde est placée entre l'index et le pouce de la main gauche, qui la maintiennent dans une position horizontale, pour redresser et tendre le canal. On pousse alors la pointe du bistouri le long de la cannelure, et le conduit est fendu. L'opération ainsi exécutée n'est cependant pas exempte de difficultés, surtout lorsqu'on a affaire à un malade craintif qui contracte l'orbiculaire, et que l'on est dépourvu d'aides. Il peut arriver alors qu'au moment où l'on passe la sonde, d'une main à l'autre, un mouvement quelconque du malade chasse la sonde, et tout est à recommencer. Pour cette raison, il était déjà bien avantageux de se servir du petit instrument construit par M. *Lüer* (fig. 183), où l'on trouve réunis la sonde

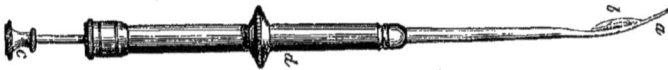

Fig. 183.

et le bistouri. On l'introduit dans le conduit inférieur en procédant de la même manière que pour la sonde dont j'ai parlé plus haut ; puis, en pressant sur l'extrémité (c) de l'instrument, on fait glisser en avant le petit couteau (b) qu'il renferme. Ce petit instrument, d'un maniement très-commode, me sert encore aujourd'hui pour les malades qui sont effrayés par l'aspect de tout instrument tranchant.

Habituellement j'emploie une paire de ciseaux (fig. 184) dont les pointes, bien tranchantes, sont arrondies à leur extrémité, pour qu'elles n'aillent pas s'enfoncer dans la muqueuse qu'elles déchireraient. Une des branches, que j'ai fait faire très-étroite, est introduite dans le canal en suivant la même direction que si l'on introduisait la sonde. Alors, pendant que la paupière est tendue à l'aide de la main gauche, on rapproche vivement les deux branches et l'on incise le canal d'un seul coup. Ce procédé est certainement le plus aisé, et je

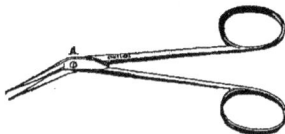

Fig. 184.

le préfère, pour la paupière inférieure, à l'emploi d'un très-petit couteau bou-tonné (1), (couteau de *Weber* fig. 185) qui est cependant préconisé par beau-coup de chirurgiens. On en fait glisser l'extrémité arrondie dans le canal, et l'on

Fig. 185.

sectionne ce dernier en relevant le manche du couteau. Pour obtenir un bon résultat dans cette manœuvre, il faut opérer une légère traction du conduit en bas, c'est-à-dire, dans le sens opposé à celui dans lequel agit le couteau. Il peut arriver facilement, si le malade s'agite, que le couteau glisse hors du canal ; pour éviter cet inconvénient, il faut pousser le couteau jusque dans le sac la-crymal et appuyer l'extrémité boutonnée contre la paroi interne. Cette ma-nœuvre m'a paru toujours plus douloureuse pour les malades que la section à l'aide des ciseaux.

Si l'on éprouvait quelques difficultés à introduire la pointe mousse des ciseaux, du couteau ou de la sonde cannelée dans l'orifice du conduit, qui est parfois très-rétréci, on dilaterait préalablement cet orifice au moyen d'un petit stylet conique que l'on pousserait dans le conduit jusqu'à une certaine distance, et que l'on ferait rouler plusieurs fois entre le pouce et l'index.

Quel que soit, d'ailleurs, le procédé que l'on emploie pour sectionner le con-duit lacrymal, il importe beaucoup de n'inciser la muqueuse que dans l'é-tendue où l'on coupe toute l'épaisseur du canal ; sans cela, on pourrait produire un rétrécissement traumatique qui obstruerait pour toujours le passage. Il faut aussi sectionner le canal de manière que la fente artificielle soit dirigée, autant que possible, en dedans, c'est-à-dire vers le globe de l'œil, ce à quoi

(1) Voy. *Archiv für Ophthalmologie*, 1861, VIII, 1, p. 107.

MEYER.   33

on réussit facilement en renversant, comme nous l'avons dit plus haut, le bord palpébral en dehors. Si, malgré cette précaution, l'épaississement de la paupière et le gonflement de la muqueuse refoulaient tellement les parties, que, même après avoir été fendu, le canal restât renversé en dehors, et que les larmes qui ne pouvaient arriver jusqu'à lui s'échappassent encore sur la joue, il faudrait suivre le conseil de M. *Critchett* (1). Ce chirurgien saisit, en pareil cas, une portion de la paroi postérieure du canal et la retranche d'un coup de ciseaux. Ceci permet d'atteindre le triple but, d'attirer le canal plus en dedans vers la caroncule, de former un réservoir dans lequel se rendent les larmes et d'empêcher la réunion des parties. Lorsqu'on n'a pas dû avoir recours à cette excision, on empêche la réunion des lèvres de la plaie en les écartant tous les jours, jusqu'à ce que les bords de l'incision se soient cicatrisés isolément. Dans le cas où la réunion s'est effectuée, il suffit d'introduire une sonde mince qui sépare aisément les lèvres de l'incision. Dans certains cas, on observe une grande tendance à la réunion et l'on voit, malgré toutes les précautions, la fente diminuer de dehors en dedans, de sorte qu'elle ne reste plus ouverte que dans sa moitié ou son tiers interne, formant alors une ouverture fistuleuse qui suffit au passage des larmes.

Lorsqu'il n'y a que déplacement du point lacrymal, qu'il est tourné en haut, en dehors ou en dedans, l'incision du conduit amène ordinairement une guérison radicale du larmoiement, en permettant aux larmes de s'écouler par la gouttière que l'on a ainsi établie. De toutes les cures du stillicidium que nous aurons à examiner, c'est celle-ci qui donne les résultats les plus brillants et en fort peu de temps.

Lorsque le point lacrymal est fermé et le canal rétréci, le traitement est plus compliqué. Il est alors quelquefois bien difficile de découvrir l'orifice, qu'il faut cependant rechercher soigneusement, même avec une loupe, et si on le retrouve, on peut généralement y pénétrer à l'aide d'une sonde fine. Si l'on n'y réussit pas, on doit, suivant M. *Juengken*, enlever d'un coup de ciseaux la portion de la conjonctive qui recouvre le conduit lacrymal et chercher dans la plaie l'ouverture, pour y pénétrer avec une sonde. D'après M. Bowman, on courrait, en faisant cette incision obliquement, moins de risques de voir se fermer l'orifice. Après avoir pratiqué ainsi une nouvelle ouverture, il devient facile de fendre le conduit comme d'habitude.

Un simple rétrécissement du conduit lacrymal peut toujours être franchi, si l'on se sert d'un stylet conique assez fin. Son emploi cependant exige la plus grande précaution pour éviter la déchirure de la muqueuse dont la

(1) Voy. *Leçons sur les maladies de l'appareil lacrymal* (*Annales d'oculistique*, t. LI, p. 79).

cicatrisation ne tarderait pas à rétrécir davantage le passage. On peut alors produire la dilatation successive, en employant des stylets de plus en plus gros ou un petit instrument à valves mobiles (dilatatorium de Bowman ou de Desmarres) (fig. 186), construit dans ce but.

Si, lorsque le conduit a été converti en une gouttière permanente, les larmes coulent encore sur la joue, c'est une preuve qu'il existe une obstruction dans un

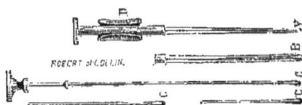

Fig. 186.

point plus éloigné des voies lacrymales. Le siége de cette obstruction est parfois près de l'orifice interne du conduit lacrymal, à l'endroit où ce dernier s'ouvre dans le sac. On peut s'en assurer en poussant une petite sonde à bout olivaire dans le conduit et en la dirigeant vers le sac, c'est-à-dire en dedans et légèrement en haut. Dès que l'on arrive sur le rétrécissement, on sent une résistance élastique, et à mesure que l'on pousse la sonde, on voit les téguments externes de la paupière qui avoisinent ce point, se mouvoir avec la sonde. Au contraire, si la sonde pénètre sans obstacle dans le sac, la peau externe reste immobile et l'instrument arrive de suite contre la face interne dure et résistante du sac. En cas d'obstruction du conduit inférieur, on peut explorer le conduit supérieur, le fendre (voyez plus loin) et s'il suffit à l'écoulement des larmes, s'en tenir là. Si l'on ne peut faire pénétrer une sonde mince dans le sac par aucun des deux canaux, et si le malade est trop gêné par le larmoiement, pour qu'on laisse les choses dans cet état, je me sers du procédé suivant : j'introduis dans le conduit lacrymal, aussi loin que possible, une petite sonde creuse renfermant

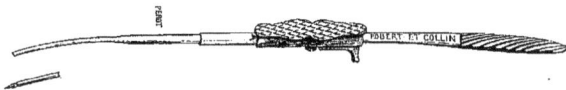

Fig. 187.

un trocart (voy. fig. 187) ; dès que j'arrive sur le rétrécissement, je fais saillir la pointe du trocart hors de sa canule, et tout en exerçant une forte tension sur la paupière à l'aide des doigts de la main gauche, je pénètre dans le sac. Ayant ainsi franchi l'obstacle je retire le trocart, et j'empêche l'occlusion de l'ouverture en y introduisant tous les jours une sonde. Si cette introduction, pratiquée avec soin et persévérance rencontre trop de difficultés, j'agrandis l'ouverture à l'aide d'un bistouri, et souvent je réussis à établir ainsi une communication défi-nitive entre la conjonctive et le sac lacrymal.

Pour les cas où l'orifice d'un conduit seulement est complétement oblitéré et tout à fait invisible, M. *Streatfeild* (1) a proposé, de fendre l'autre conduit lacrymal, d'introduire à travers ce dernier, une petite sonde dans le sac, et de là dans l'autre conduit que l'on peut ainsi rendre visible pour l'ouvrir plus facilement. M. *Bowman* a même donné le conseil de tenter le rétablissement du conduit, en ouvrant le sac, au-dessous du tendon de l'orbiculaire lacrymal, pour pénétrer de là dans le conduit. Je dois dire qne je n'ai jamais essayé ni l'un ni l'autre. Ayant toujours tenté, dans les cas d'oblitération du conduit inférieur, d'établir, à l'aide du trocart ou du bistouri, une communication directe entre la conjonctive et le sac lacrymal. Pour combattre la tendance à l'occlusion de la nouvelle ouverture, tendance qui constitue toute la difficulté du traitement, j'y introduis une petite sonde dont l'extrémité supérieure est recourbée de manière à se placer sur la commissure interne des paupières (voyez plus loin la description et la figure de cette sonde), et que je peux laisser à demeure, en la changeant de temps en temps, jusqu'à la cicatrisation des lèvres de la plaie conjonctivale.

CATHÉTÉRISME DU CANAL NASAL.

Le traitement chirurgical qui convient aux diverses altérations du *sac lacry-mal* et du *canal nasal* est entré dernièrement, grâce à M. *Bowman*, dans une ère nouvelle. Les anciennes méthodes consistaient à ouvrir le sac lacrymal au-dessous du ligament palpébral interne, et à introduire par là des cordes à boyaux, des fils ou des clous de plomb que l'on laissait souvent dans le canal nasal pendant un temps fort long. On pratiqua même l'oblitération du sac lacrymal comme méthode générale, contre toutes ces maladies. Les premiers de ces moyens, pauvres en résultats, sont aujourd'hui complétement abandonnés par tous les esprits judicieux, et il serait inutile de nous étendre ici longue-ment sur les causes de cet abandon. En effet, ces procédés laissent tout à fait de côté les causes du mal (rétrécissements ou oblitérations) qui peuvent siéger entre le sac lacrymal et l'orifice conjonctival des conduits lacrymaux. Quant à la dilatation du canal nasal qui est l'unique but de ces moyens, nous verrons immédiatement que nous pouvons l'obtenir bien plus sûrement à l'aide d'un

(1) Voy. *Royal London Ophthalmic Hospital Reports*, II, 4.

autre traitement qui ne laisse pas de cicatrice externe, et qui rejette l'emploi des clous et des canules dont les méthodes anciennes faisaient un usage si étendu pour le rétablissement du canal nasal.

La destruction du sac lacrymal n'est pour nous qu'un dernier moyen à employer lorsque nous prévoyons que les autres moyens rationnels devront nécessairement échouer, ou lorsqu'ils sont absolument inapplicables. Nous devons dire cependant que des praticiens éminents, et entre autres, nos excellents confrères espagnols, MM. Cervera et Delgado (1), ont conservé l'oblitération du sac comme méthode générale, et affirment ne pas rencontrer, à la suite de ce traitement, le larmoiement fâcheux que nous redoutons tant pour les malades ainsi opérés. D'ailleurs, tous les observateurs ont constaté que l'on rencontre des différences individuelles très-considérables dans l'abondance de la sécrétion des larmes et de la sérosité conjonctivale, liquides qui lubréfient la surface antérieure du globe de l'œil. Il est très-probable que le climat influe encore sur l'abondance de ces sécrétions, ce qui explique de la part de nos confrères espagnols, les observations favorables à l'oblitération du sac.

Revenons maintenant au moyen chirurgical employé aujourd'hui généralement dans les affections du sac et du canal nasal. Notre premier soin est toujours de rétablir la perméabilité des voies lacrymales, et de prévenir la stagnation des liquides. Le problème à résoudre consistait à obtenir un accès dans le sac lacrymal qui permît d'abord l'expulsion facile des matières qu'il contient, et qui permît aussi l'introduction d'une sonde d'un volume modéré, pour examiner l'état du canal nasal et pour le dilater en cas de rétrécissement. *M. Bowman* a triomphé de cette difficulté par un procédé qu'il a exposé dans les *Ophthalmic Hospital Reports* d'octobre 1857 (2).

Ce procédé est le suivant : on commence par ouvrir le conduit lacrymal inférieur, comme nous l'avons décrit plus haut, page 256; la communication que l'on établit ainsi avec le sac lacrymal permet de le vider facilement par une pression exercée extérieurement, et empêche ainsi l'accumulation des matières.

Pour examiner l'état du canal nasal, on choisit une des plus fines sondes de Bowman dont la série comprend six numéros. Ces sondes faites d'argent malléable ont leur calibre gradué, de telle sorte que le numéro 1 présente les dimensions d'un crin très-fort, tandis que le numéro 6 a un peu plus d'un millimètre de diamètre. Je me sers de préférence des sondes à bout olivaire qui me paraissent pénétrer plus facilement, et qui sont peut-être moins sujettes à déchirer la muqueuse et à faire fausse route. On donne à la sonde dont on veut se servir, la courbure jugée utile

(1) Voy. *Compte rendu du congrès ophthalmologique de 1867*, p. 46 et 47.
(2) Voy. aussi *Annales d'oculistique*, t. XXXIX, p. 78.

pour pénétrer à travers la continuité des voies lacrymales. L'introduction de
cette sonde par le conduit lacrymal inférieur, se fait de la manière suivante :
de la main gauche on tire le bord palpébral en dehors, puis on introduit la
sonde dans le canal du conduit fendu dans lequel on la fait glisser doucement
vers le sac, en dirigeant son extrémité en dedans et un peu en haut. On
s'avance ainsi, sans secousses, jusqu'à ce que la sonde rencontre une partie
ferme et résistante. La sonde a pénétré alors dans le sac, et il est temps d'en
changer complétement la direction. Son extrémité restant dans le sac, on
imprime à son manche un mouvement circulaire, jusqu'à ce qu'elle se trouve
en ligne droite avec la direction du canal nasal ; en même temps on ne quitte
pas la paroi postérieure du sac le long de laquelle la sonde doit glisser dans
le canal. On cherche alors l'orifice supérieur de ce canal, et dans la plupart
des cas, si l'on a bien suivi les règles que nous venons d'indiquer, on n'aura
pas de difficulté à y pénétrer. Cependant, lorsque la muqueuse est fortement
gonflée, la sonde s'égare parfois entre les plis qui entourent cet orifice. Il faut
bien se garder d'employer la force pour y pénétrer. Toutes les fois que l'on
sent un obstacle, il faut retirer un peu la sonde, la replacer dans la bonne
voie et la pousser de nouveau doucement en avant, jusqu'à ce qu'on la sente

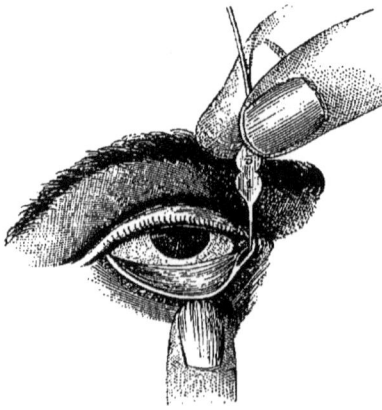

FIG. 188. — Cathétérisme du canal nasal (méthode de Bowman)

glisser dans l'ouverture. En agissant autrement, on s'exposerait à irriter la
muqueuse ou même à la perforer et à faire fausse route. Si, malgré tous ces
soins et la patience nécessaire pour ces manœuvres délicates, on ne trouve pas
l'ouverture du canal, il vaut mieux s'abstenir et renouveler la tentative le len-

demain. Lorsqu'une fois on a pénétré dans le canal, il ne reste plus qu'à pousser doucement l'instrument de haut en bas (voy. fig. 188), en augmentant progressivement la pression, si l'on éprouve quelque résistance, mais en évitant d'imprimer à la sonde la moindre secousse. Le plus souvent on franchit sans difficulté l'obstacle, quand il réside uniquement dans un gonflement modéré de la muqueuse, ou même dans la présence d'un léger rétrécissement cicatriciel. Lorsqu'on se sent arrêté par un rétrécissement de ce genre, on fait bien de retirer la sonde de quelques millimètres et de la pousser de nouveau en avant, en essayant de passer à travers l'obstacle, par une pression progressive et continue. Cependant, il n'est pas prudent de forcer le cathétérisme, et il vaut mieux renouveler les tentatives de jour en jour. Si l'on sent que l'instrument vient frapper contre un corps dur, c'est qu'il a fait fausse route et se trouve en contact avec la paroi osseuse. Il faut alors le retirer un peu, en changer la direction et lui imprimer un mouvement de rotation en divers sens, jusqu'à ce qu'on sente un point qui cède ou ne donne que la sensation d'une résistance élastique qu'une légère pression permet de surmonter. Dès que l'on a traversé le point rétréci, la sonde descend généralement avec facilité jusque sur le plancher des fosses nasales, et l'on doit la laisser en place pendant cinq ou dix minutes. On retire l'instrument avec les mêmes précautions que nous avons indiquées pour l'introduction; et on renouvelle le cathétérisme tous les jours ou tous les deux jours, selon l'exigence du cas. La première sonde que l'on introduit est généralement d'épaisseur moyenne (numéro 2 ou 3 de Bowman); mais quand le rétrécissement est considérable, on est obligé d'avoir recours au numéro 1.

Lorsque l'on veut pratiquer le cathétérisme du canal nasal d'après la méthode de *Weber* (1), en introduisant la sonde par le conduit lacrymal supérieur, on se sert, pour fendre ce dernier, du couteau de Weber (voy. fig. 185, p. 257). On introduit la pointe arrondie dans le point lacrymal supérieur, pendant que de la main gauche on tire l'angle interne en haut et que l'on tourne le bord palpébral légèrement en dehors. On pousse alors le petit couteau en bas jusque dans le sac, et l'on sectionne le conduit, en abaissant le manche. Si l'on veut en même temps pratiquer la section du ligament palpébral interne, section qui facilite beaucoup l'introduction des sondes, on fait glisser la pointe mousse du couteau de Weber le long de la paroi postérieure du sac, en arrière du ligament, on tourne le tranchant en avant et, le pressant fortement contre le ligament, on sectionne ce dernier en faisant basculer le manche de l'instrument d'arrière en avant. M. Weber se sert aussi pour le cathétérisme de sondes particulières : ce sont des bougies élastiques dont la

---

(1) Voy. *Archiv für Ophthalmologie*, 1861, VIII, 1, p. 94.

plus fine correspond au numéro 5 de Bowman, et s'il ne réussit pas du premier coup à introduire celle-ci, il emploie préalablement, pour forcer le rétrécissement, une sonde conique plus mince, munie d'une extrémité arrondie (fig. 188).

Quelle que soit la sonde dont on s'est servi pour le cathétérisme, il est bon
de faire suivre son emploi d'injections d'eau fraîche dans le sac et dans le canal
nasal. Pour être bien sûr que l'injection remplisse le but proposé, on fait bien
d'employer, comme le conseille M. Necker, des sondes creuses auxquelles on
adapte une seringue. La sonde introduite dans le canal, on applique la seringue, et l'on fait passer le courant d'eau à travers la sonde que l'on retire
progressivement du canal et du sac. On peut employer ainsi des injections

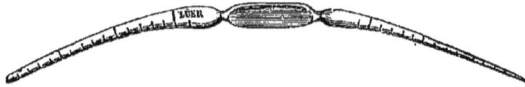

Fig. 189. — Sondes de Weber.

d'eau tiède pour nettoyer le canal nasal et pour diminuer l'engorgement de la
muqueuse. Mais on peut injecter aussi de la même manière des liquides astrin-
gents comme la solution de sulfate de zinc ou de cuivre. Pendant l'injection, il
faut engager le malade à incliner sa tête en avant pour que le liquide, arrivé
dans la cavité du nez, s'écoule par les narines.

Il y a quelques années, M. Critchett a recommandé pour la dilatation du canal
l'usage de sondes fabriquées avec la tige desséchée d'une plante marine, la
Laminaria digitata, substance qui a la propriété de se gonfler par l'humidité.
Mais l'emploi de ces sondes demande une surveillance très-grande, parce que
le gonflement arrivant assez rapidement rend leur extraction très-difficile et
même dangereuse pour l'intégrité de la muqueuse.

Le cathétérisme du canal nasal doit être continué, pendant plusieurs semaines, et même lorsque l'inflammation est arrêtée, lorsque les larmes repren-
nent leurs cours régulier et que le malade se trouve notablement soulagé, l'on
fera bien de ne pas cesser le traitement tout d'un coup, mais d'espacer de plus
en plus l'introduction des sondes, et de combattre ainsi la tendance à la récidive
qui survient fréquemment. Habituellement, je n'emploie pas de sondes plus
fortes que les numéros 4 ou 5 de Bowman, et chez les malades qui ne sont pas
dans la position de se présenter assez souvent à la consultation ou chez ceux
chez lesquels une application de quelques minutes ne paraît pas suffisante, j'ai
pris pour habitude de laisser les sondes pendant un ou plusieurs jours en
place. Je me sers alors de petites sondes à bouts olivaires et dont l'autre
extrémité très-mince est courbée à angle droite et repose dans le conduit la-

crymal inférieur. Si cet attouchement irrite la conjonctive, je courbe cette extrémité flexible dans un angle aigu qui s'appuie sur la peau de la commissure interne. MM. Bowman, Critchett et Schweigger ont employé des sondes pareilles, et n'ont eu qu'à se louer de cette dilatation permanente du canal nasal. Cependant, si le résultat se fait trop attendre, j'essaye pendant quelques jours l'introduction des sondes les plus fortes de Bowman et de Weber, et je continue leur usage selon l'effet produit. Si, malgré cela, le larmoiement ne discontinue pas, je cherche à me rendre compte de la cause de cet état qui, il faut bien le dire, est exceptionnel. Quelquefois la continuation du larmoiement est due au volume exagéré de la caroncule lacrymale qu'il faut alors réduire à son volume normal par une ablation partielle (A. de Graefe). D'autres fois, je combats l'état de la muqueuse par des injections astringentes dans le canal, et par une injection d'une solution de nitrate d'argent dans le sac lacrymal. Il faut prêter aussi une attention toute particulière à l'altération qu'a subie le sac sous le rapport de ses dimensions. Lorsque, par exemple, le sac a été très-dilaté et ses parois fortement amincies, distendues par le séjour prolongé des matières qui s'y sont accumulées, il arrive souvent, après que l'on a triomphé du rétrécissement du canal, que le sac, dont les parois sont relâchées et dilatées, ne reprenne pas ses dimensions normales. Cette dilatation du sac peut devenir un obstacle sérieux à la guérison du malade. On a construit pour remédier à cet état de choses, différentes pelotes qui, fixées par un ressort d'acier, compriment d'une façon permanente la paroi antérieure du sac ; mais leur emploi est assez difficilement toléré par les malades et elles ont, en outre, l'inconvénient de se déplacer facilement.

Dans ces cas, il faut recommander au malade de vider fréquemment le sac avec le doigt, et de le comprimer aussi souvent et aussi longtemps que possible afin de ne plus permettre qu'il se remplisse de nouveau. Pour combattre cette réplétion pendant la nuit, on peut avoir recours à une compression à l'aide de quelques compresses superposées que l'on fixe d'une manière convenable, au moyen de bandelettes agglutinatives ou d'un bandeau compressif. Je ne me suis jamais servi ni du moyen conseillé par M. Bowman et qui consiste à enlever par la dissection une portion de la paroi antérieure du sac, ni de celui de M. Critchett qui ouvre largement le sac et applique à son intérieur de la potasse à la chaux, de façon à en détruire une portion considérable sans endommager la peau. M. Weber, dans le but d'empêcher pendant quelque temps l'entrée des larmes dans le sac, produit une éversion temporaire du conduit lacrymal inférieur, à l'aide d'une ligature dans laquelle il comprend le point lacrymal et un petit repli de la peau externe. La faradisation du muscle orbiculaire paraît activer aussi le retour du sac à ses anciennes dimensions.

Dans la grande majorité des cas la combinaison de ces différents moyens combat efficacement l'affection contre laquelle ils sont dirigés ; mais il faut avouer cependant que nous rencontrons des cas, rares il est vrai, où malgré un retour apparent des voies lacrymales à leur état normal, un certain degré de larmoiement persiste encore. Il faut, en outre, remarquer que, dans un certain nombre de cas, le cathétérisme du canal nasal doit être continué pendant longtemps et qu'un traitement de plusieurs semaines, de plusieurs mois même n'est pas possible dans toutes les circonstances, et n'est pas toujours suivi par les malades. Nous ne devons donc pas passer sous silence un nouveau procédé opératoire dont M. Warlomont a vanté dernièrement encore les bons résultats (1).

Ce nouveau procédé dont l'auteur est M. *Stilling*, de Cassel, consiste dans l'incision interne des rétrécissements du canal nasal, et s'exécute de la manière suivante : le malade étant assis sur une chaise en face du jour, la tête soutenue contre la poitrine d'un aide, on incise tout d'abord le conduit lacrymal, et l'on introduit dans le canal une sonde exploratrice pour préciser le siége du rétrécissement. Après avoir retiré la sonde, on introduit le petit couteau de Stilling (fig. 190) avec son tranchant en avant, et on glisse l'instrument jusqu'au

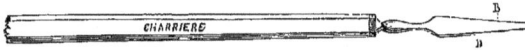

Fig. 190. — Couteau de Stilling.

rétrécissement. Si l'on sent distinctement celui-ci, on enfonce l'instrument jusqu'au manche; puis on le retire un peu, et l'on pratique des incisions dans trois directions différentes jusqu'à ce que l'instrument, qui d'abord était emprisonné, puisse être tourné sur lui-même dans tous les sens. On retire le couteau, et l'opération est terminée. On peut s'assurer cependant, en introduisant une sonde, s'il n'existe plus de rétrécissements à la partie inférieure du canal. S'il en existait on les inciserait de la même manière que les premiers. Rarement il survient autre chose qu'un peu d'ecchymose de la paupière inférieure qui se résorbe promptement.

DES OPÉRATIONS QUI SE PRATIQUENT SUR LE SAC LACRYMAL.

Dans les cas de phlegmons du sac lacrymal, où ce dernier rempli de pus proémine sous forme de *tumeur*, vers l'angle interne de l'œil, il est indispensable de débarrasser d'une manière ou d'une autre le sac de son contenu puru-

(1) Voy. *Annales d'oculistique*, oct. 1868.

lent. Autrefois, on pratiquait dans ce but, une incision à travers les téguments externes ; on vidait le sac et l'on profitait de l'ouverture ainsi faite pour appliquer sur la muqueuse du sac les médicaments nécessaires. Actuellement nous ménageons, autant que possible, les téguments externes du sac et nous réussissons à le débarrasser de son contenu morbide en ouvrant un des conduits lacrymaux, et en sectionnant le ligament interne, ce qui permet au pus de s'échapper librement par l'ouverture conjonctivale. L'application de compresses chaudes favorise l'écoulement du pus et, au besoin, on emploie ultérieurement des injections dans le sac, et le cathétérisme du canal (voy. le chapitre précédent).

En cas de *fistules* du sac lacrymal, il faut avant tout rétablir par le cathétérisme pratiqué à travers les conduits lacrymaux, l'écoulement des larmes par les voies normales. Ceci seul suffit, dans un certain nombre de cas, pour amener l'occlusion de la fistule. Si, cependant, cette dernière restait ouverte malgré le rétablissement de l'état normal dans l'excrétion des larmes, il faudrait avoir recours à un des procédés opératoires qui tendent à fermer le trajet fistuleux et son orifice externe. Ces procédés consistent dans l'incision du trajet fistuleux, dans l'excision de la membrane qui le tapisse à l'intérieur, et dans la réunion des bords de la plaie par une ou deux sutures. J'ai tiré, dans ces cas, un grand avantage de l'emploi de la galvonocaustique, en introduisant dans le trajet fistuleux un fil de platine recourbé sur lui-même et qu'on ne fait chauffer que lorsqu'il est bien mis en place et que les téguments externes sont soigneusement préservés du contact des fils. J'ai été obligé, quelquefois, d'appliquer cette méthode à plusieurs reprises ; mais même dans ces conditions, je la préfère à toute autre, parce que les malades n'éprouvent pas la moindre douleur, et peuvent retourner immédiatement après cette petite opération à leurs occupations ordinaires.

La destruction du sac lacrymal est réservée pour les cas les plus graves dans lesquels l'intégrité des parties est tellement compromise, que l'on ne peut plus espérer de rétablir, même incomplétement, la liberté du canal nasal. Ce sont les cas où l'os et le périoste sont attaqués, où le sac a été le siége d'inflammations répétées et qu'il existe une suppuration continue des trajets fistuleux, où la peau est décolorée et altérée, et où enfin on ne découvre plus de traces du canal nasal.

Les procédés pour la destruction du sac sont multiples ; mais en somme pour être rationnels ils doivent tous aboutir aux mêmes points, à savoir : 1° à oblitérer les conduits lacrymaux, pour empêcher les larmes d'arriver jusque dans le sac ; 2° à détruire la muqueuse du sac, pour amener son oblitération. Pour détruire les conduits, je me sers de deux moyens dont j'ai vu le premier réussir souvent entre les mains de M. de Graefe. J'introduis dans les conduits jusque dans le sac, de petites sondes très-minces ou des cordes à boyaux très-fines, enduites d'une couche de nitrate d'argent. Je renouvelle l'application de ces sondes de temps en temps ; on laisse les cordes à demeure en les changeant tous les jours jusqu'à l'établissement de la suppuration qui précède l'occlusion des conduits. Dans ces derniers temps, je me suis servi pour obtenir le même but, de la galvanocaustique avec un excellent résultat. Le fil de platine recourbé sur lui-même est introduit dans les conduits et chauffé à blanc ; on presse alors le fil contre la paroi interne du conduit jusqu'à ce que celle-ci soit détruite ; l'occlusion se fait ainsi rapidement, et, au besoin, cette manœuvre peut être répétée.

Pour déterminer dans la muqueuse du sac lacrymal une inflammation suppurative étendue qui amène l'oblitération du sac, on peut se servir du cautère actuel sous forme du fer chauffé à blanc ou du fil de platine des appareils galvanocaustiques, ou des caustiques solides, tels que la pâte de Vienne, la pâte de Canquoin, ou le nitrate d'argent. D'une manière ou d'une autre, il faut ouvrir d'abord largement la paroi antérieure du sac lacrymal, de façon à ce que, les bords de l'ouverture écartés, on puisse porter la cautérisation sur tous les points de la muqueuse. La cautérisation avec le fer rouge, d'après le procédé de Desmarres, se fait à l'aide d'un petit fer rougi à blanc dont la forme est celle d'un stylet coudé qui porte à quelque distance de son extrémité libre un renflement sphérique destiné à conserver la chaleur. Pendant qu'on l'applique soigneusement d'abord sur l'embouchure des conduits, sur la coupole du sac et sur l'entrée du canal nasal, on protége l'œil par une compresse imbibée d'eau fraîche, et l'on éloigne les lèvres de l'ouverture extérieure au moyen d'érignes ou de petits râteaux d'acier à pointes mousses. Cette méthode qui n'est pas sans effrayer le malade, détermine facilement une lésion du périoste ou des os. Elle donne, en outre, naissance à une cicatrice enfoncée, qui imprime au grand angle de l'œil une déviation disgracieuse.

L'emploi du fer rouge a été donc presque complétement abandonné pour celui de la galvanocaustique. On se sert d'un fil de platine recourbé sur lui-même, et enveloppé d'un manche de bois. Ce fil porte à son extrémité libre une petite boule que l'on introduit dans le sac. Les deux rhéophores communiquent à l'autre extrémité du manchon de bois et l'on peut interrompre à volonté le courant électrique au moyen d'un ressort métallique établi au milieu du manche et muni d'un bouton mobile.

De toutes manières, il faut opérer avec soin sur les orifices internes des conduits lacrymaux, et promener légèrement le cautère sur le reste de la muqueuse. Cette cautérisation n'excite presque aucune douleur et ne donne pas lieu à une réaction excessive que l'on pourrait toujours prévenir d'ailleurs, en appliquant des compresses froides et un bandeau compressif. Lorsqu'on veut se servir pour la destruction du sac des caustiques solides, on peut employer avec avantage le porte-caustique de M. *Delgado* (1). Les valves mobiles de cet instrument fournissent un écartement considérable des lèvres de l'ouverture, et permettent de porter directement le caustique sur l'embouchure des conduits. Au bout de quarante-huit heures il faut enlever l'escharre épaisse qui recouvre la muqueuse et appliquer un bandage assez serré pour rapprocher les surfaces du sac.

L'insuccès de la cautérisation dépend quelquefois de l'altération de la muqueuse épaissie sur laquelle le caustique agit difficilement. Il peut devenir nécessaire alors de faire précéder la cautérisation de l'excision de la membrane qui tapisse le sac. — M. *Berlin*, de Stuttgart, a publié dernièrement quelques cas dans lesquels il avait obtenu l'oblitération du sac par l'excision de la muqueuse seule, qu'il a enlevée tantôt dans sa totalité, tantôt par petits lambeaux et en plusieurs séances (2).

Quant aux méthodes instituées pour établir artificiellement un canal de communication entre le sac lacrymal et les fosses nasales, par la perforation de l'os unguis, méthodes qui ont été reprises dernièrement par MM. Foltz et Giraud-Teulon, leur efficacité n'a jamais été démontrée, et il ne paraît pas utile d'insister longuement sur ces essais qui, d'après nos connaissances actuelles de l'anatomie histologique et pathologique des os, ne promettent pas de résultats satisfaisants.

OPÉRATIONS PRATIQUÉES SUR LA GLANDE LACRYMALE.

L'opération de la fistule de la glande lacrymale, ne présente pas d'autres difficultés que celles d'obtenir d'une manière définitive, l'oblitération du trajet fistuleux. On s'est servi dans ce but de sondes munies de nitrate d'argent fondu, et d'aiguilles chauffées à blanc introduites dans la fistule.

On a tenté également la méthode galvanocaustique, des injections corrosives dans le trajet et la réunion de l'ouverture fistuleuse par des sutures, après l'avivement ou l'excision des bords. M. *Bowman* (3) a obtenu une fois

(1) Voy. *Annales d'oculistique*, t. LV, p. 236.

(2) Voy. *Compte rendu des séances de la Société ophthalmologique de Heidelberg* (session de 1868) dans les *Annales d'oculistique* de janvier-février 1869, p. 63.

(3) Voyez *London Ophthalmic Hospital Reports*, I, p. 288.

un succès complet, en établissant une ouverture artificielle à la surface conjonc-tivale de la paupière supérieure. Il procéda de la façon suivante : un fil de soie simple fut armé d'une aiguille à chacune de ses extrémités ; l'une de ces aiguilles fut introduite par l'orifice fistuleux de la face externe de la paupière et dirigée un peu en haut, puis on lui fit traverser la paupière et la conjonctive, de manière à la faire ressortir, en entraînant une extrémité du fil, à la face interne de la paupière. La même manœuvre fut exécutée avec l'autre aiguille en tra-versant la conjonctive, à la distance d'un demi-centimètre à peu près de la première et un peu plus près du bord adhérent de la paupière. Les extrémités du fil furent ramenées en dehors sur la commissure externe, et fixées à la tempe. Dix jours après, introduction d'un fil plus gros qui amena un peu plus d'irri-tation que le premier. Enfin, on ferma l'ouverture extérieure de la fistule, en excisant la petite portion de peau qu'elle traversait, et on rapprocha la plaie au moyen de deux serres-fines. Quatre jours après, le fil fut retiré et la plaie était cicatrisée.

L'extirpation de la glande lacrymale est nécessitée par le développement des tumeurs dans la glande elle-même ou dans son voisinage, et par l'hyper-trophie et l'induration de cette glande ; enfin elle a été conseillée et pratiquée dans ces derniers temps, pour obvier à un larmoiement rebelle à tout autre traitement (*Z. Laurence*) (1). Lorsqu'il existe une hypertrophie ou une tumeur, l'opération commence par une incision de la peau pratiquée au-dessus de la tumeur parallèlement au bord de l'orbite ; elle doit être assez longue pour mettre à nu la partie antérieure de la tumeur que forme la glande altérée. On peut aussi avant l'incision attirer la paupière fortement en bas, et porter le couteau dans la peau du sourcil soigneusement rasé. Si la grandeur de la tumeur l'exige, on peut fendre, d'après le conseil de Velpeau, la commissure externe jusque vers la tempe, en mettant ainsi à découvert les deux tiers externes de la circonférence orbitaire. La glande ainsi mise à nu doit être saisie avec un crochet ou une pince à griffe, attirée en avant et séparée de ses adhérences avec le bistouri ou des ciseaux. En cas d'induration de la glande, il est préférable de la dégager à l'aide des doigts et du manche du scalpel. Après avoir enlevé la tumeur, il faut soigneusement explorer avec le doigt, la cavité où elle était contenue, afin de s'assurer s'il ne reste aucune induration. Lorsque le sang a cessé de couler, on nettoie la plaie de tous les caillots, et l'on en rapproche les bords par des sutures. Un bandeau compressif ramène le globe à sa position normale, et rapproche les parois de la cavité qui contenait la tumeur.

Le procédé de M. *Laurence* pour l'extirpation de la glande lacrymale saine est le suivant : après avoir complétement anesthésié le malade, on divise la

(1) Voyez *Compte rendu du congrès ophthalmologique de Paris de* 1867, p. 35.

peau avec un scalpel étroit et long, immédiatement au-dessus du bord orbitaire
dans son tiers externe. On incise ensuite le fascia et l'on pénètre dans l'orbite
à l'endroit de la glande lacrymale. Cette dernière peut être sentie facilement,
sous forme d'un corps lisse arrondi et consistant, lorsqu'on glisse le petit
doigt le long du plancher de l'orbite. Si l'on éprouve quelques difficultés à sentir la glande, M. Laurence conseille de diviser la commissure externe par une incision horizontale qui se réunirait à la première;
on forme ainsi un lambeau cutané triangulaire dont le sommet est tourné
en dehors et l'on découvre bien plus facilement la glande. Celle-ci doit
être saisie alors avec un crochet double, attirée en avant et détachée avec
l'extrémité du scalpel. L'hémorrhagie qui suit cette opération doit être arrêtée
par une irrigation d'eau fraîche, et ce n'est que lorsque le sang a cessé de
couler, que l'on doit réunir les lèvres de la plaie par quelques sutures.

FIN.

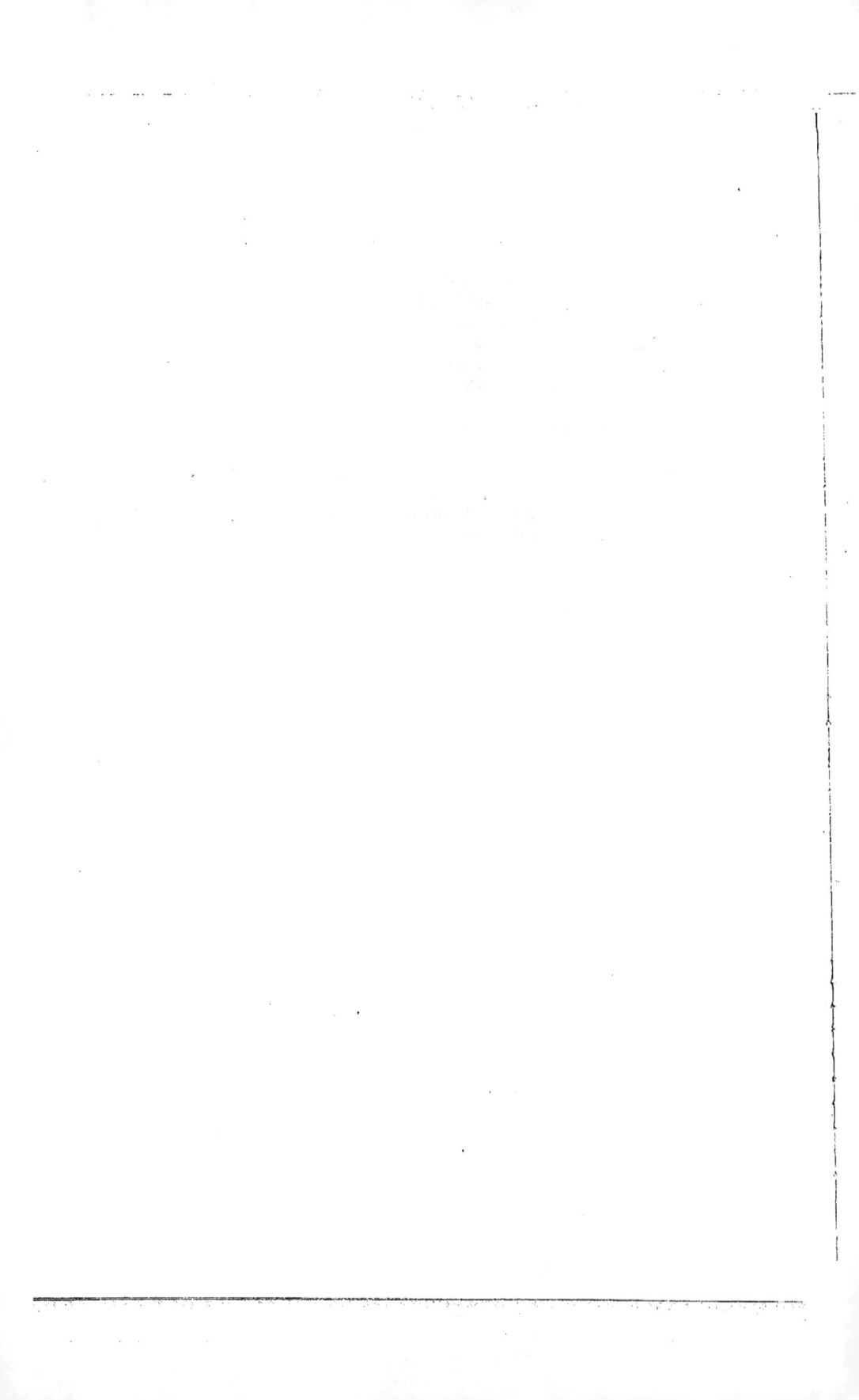

TABLE DES MATIÈRES

MAYER.   35

FIN DE LA TABLE DES MATIÈRES.

Paris. — Imprimerie de E. MARTINET, rue Mignon, 2.

www.ingramcontent.com/pod-product-compliance
Lightning Source LLC
Chambersburg PA
CBHW070255200326
41518CB00010B/1790